U0668563

感染性疾病的管理与治疗精要

主 编 代先慧 黄俊谦 冷 玲 焦栓林 张 波 李保胜

GANRANXING JIBING DE GUANLI
YU ZHILIAO JINGYAO

黑龙江科学技术出版社

图书在版编目（CIP）数据

感染性疾病的管理与治疗精要 / 代先慧等主编. --
哈尔滨：黑龙江科学技术出版社，2018.2
ISBN 978-7-5388-9651-0

Ⅰ.①感… Ⅱ.①代… Ⅲ.①感染—疾病—诊疗
Ⅳ.①R4

中国版本图书馆CIP数据核字(2018)第061375号

感染性疾病的管理与治疗精要
GANRANXING JIBING DE GUANLI YU ZHILIAO JINGYAO

主　　编	代先慧　黄俊谦　冷　玲　焦栓林　张　波　李保胜
副 主 编	胡勤明　曹春玉　乔　杰　周　艳
	武珍珍　董丽华　宫少燕
责任编辑	李欣育
装帧设计	雅卓图书
出　　版	黑龙江科学技术出版社
	地址：哈尔滨市南岗区公安街70-2号　邮编：150001
	电话：（0451）53642106　传真：（0451）53642143
	网址：www.lkcbs.cn　www.lkpub.cn
发　　行	全国新华书店
印　　刷	济南大地图文快印有限公司
开　　本	880 mm×1 230 mm　1/16
印　　张	11
字　　数	333 千字
版　　次	2018年2月第1版
印　　次	2018年2月第1次印刷
书　　号	ISBN 978-7-5388-9651-0
定　　价	88.00元

前　言

　　感染病学是一门研究感染性疾病在人体内发生、发展与转归的原因、规律及其诊断和防治措施，达到控制感染性疾病的发生、发展和流行的科学。随着医学的发展，感染病学涉及更广泛的相关医学基础和临床理论，因它具有明确的病原，并有传染性、流行性和病后的免疫性，而与流行病学、呼吸病学、免疫学、寄生虫学和生物化学等临床和基础医学具有密切的联系。

　　本书着重介绍了感染性疾病的医院管理与常见感染性疾病的防治，主要包括医院感染管理与监测、门诊与急诊的医院感染管理、医院消毒灭菌管理、结核病感染与控制措施、消毒隔离技术规程及感染控制、抗感染药物。

　　在编写的过程中，虽力求做到写作方式和文笔风格一致，但由于各位作者的临床经验及编书风格有所差异，加之时间仓促，篇幅有限，书中疏漏在所难免，希望广大同仁不吝赐教，使我们得以改进和提高。

编　者

2018 年 2 月

目　录

第一章

感染性疾病概述

感染性疾病（infectious diseases）是人体感染性疾病原体（pathogens）所引起的一类疾病，包括感染性疾病（communicable diseases）和非传染性感染性疾病（noncommunicable infectious diseases）。病原体指感染人体后可导致疾病的微生物和寄生虫。感染性疾病是由病毒、支原体、立克次体、细菌、真菌、螺旋体等病原微生物，以及原虫、蠕虫、医学昆虫等寄生虫感染人体引起的有传染性，在一定的条件下可造成流行的疾病。感染性疾病临床表现多样，可表现为隐性感染、显性感染、病原携带状态或潜伏性感染等多种形式。虽然经典感染性疾病发病率已大幅下降，感染性疾病在我国已不再是引起死亡的首要原因，但感染性疾病流行形势仍然相当严峻。尤其值得重视的是，一些基本控制的感染性疾病重燃，新发感染性疾病（emerging infectious diseases，EID）还可随时流入，以及已经存在流行的新感染性疾病尚未被认知等。感染性疾病的防治研究，任重道远。本章重点阐述感染性疾病的发病机制、流行病学、疾病特征、诊断、治疗和预防与控制原则。

第一节 感染性疾病的发病机制

一、概述

不同种类病原体感染的发生机制可有不同；同一种病原体引起的感染，发生机制也可有差异。通常情况下，病原体经多种途径侵入机体突破防御功能后可引起局部炎症，如未能及时有效治疗可进一步扩散至远处器官或全身各组织脏器，导致毒血症状（toxemic symptom）和病理改变，引起相应的临床表现。

二、感染性疾病的发生与发展

感染性疾病发生与发展具有阶段性。发病机制中的阶段性与临床表现的阶段性多数相互吻合。

（一）入侵门户

病原体入侵的途径或门户（portal）适当时才能黏附于易感细胞，这是引起感染的第一步。许多细菌及白色假丝酵菌等真菌、支原体、螺旋体都可借助于其表面的某些分子或细胞器作为黏附素（adhesin），与组织上皮细胞的相应受体结合，然后定植、生长、繁殖。如破伤风杆菌须进入深部伤口，在厌氧环境中才能发芽与生长繁殖；脑膜炎奈瑟菌经呼吸道吸入感染；志贺菌等须经消化道感染等。病原体入侵门户可为一个，也可有多个，如结核杆菌经呼吸道、消化道、皮肤创伤等侵入均可引起感染。

（二）机体内定位

病原体入侵机体后在具有适合其生长繁殖的微环境部位致病，这种定位也与其对组织亲嗜性（tropism）密切相关，如肝炎病毒对肝组织的亲嗜性；脊髓灰质炎病毒主要破坏脊髓前角运动神经细胞等。病原体各有其定位的组织或器官即靶器官（target organ）。病原体定植后可在入侵部位直接引起病变，如恙虫病的焦痂；也可在远离入侵部位引起靶器官的病变，如甲型肝炎病毒（hepatitis A virus，HAV）、新型隐球菌脑膜炎等。病原体定位可是一个，也可多个，如细菌、真菌以及结核杆菌等均可引起全身各系统、各部位感染等。

（三）排出途径

感染性疾病都有病原体排出的途径（route）。某些感染性疾病随病原体排出，病情趋于稳定或改善，如急性志贺菌痢疾等。有些病原排出途径单一，如 HAV 通过粪便排出；脑膜炎奈瑟菌经呼吸道排出等。有的病原可有多种排出途径，如人类免疫缺陷病毒（human immunodeficiency virus，HIV）可通过精液、阴道分泌物、血液等排出体外。有些病原存在于血液中，虫媒叮咬或输血等才离开人体，如疟原虫等。病原体排出体外的持续时间有长有短，因而不同感染性疾病有不同的感染期。

三、组织损伤的发生机制

（一）直接损伤

病原体侵入细胞内可直接引起细胞损伤或死亡，如 HAV 感染早期可使肝细胞轻微破坏；HIV 感染免疫细胞后快速增殖，可使 CD4$^+$T 细胞溶解破坏等；腺病毒等可增殖成熟释放大量子代病毒造成细胞破坏死亡；疟原虫裂殖子在宿主红细胞内大量发育为裂殖体导致成批红细胞破裂等。病原体可通过机械运动，如蛔虫幼虫从侵入肠道，到经肝、肺移行，发育至成虫，均可直接引起组织损伤等。病原体可分泌溶组织酶溶解破坏组织、细胞，如阿米巴肠病、肝脓肿；或经细胞病变致细胞溶解，如脊髓灰质炎等。蚊、蜱、革螨、恙螨等昆虫叮咬常直接引起损伤等。

（二）毒素作用

病原体释放外毒素或内毒素可杀伤细胞，或释放酶降解组织成分，或损伤血管。外毒素是细菌生长繁殖时分泌的蛋白质或多肽。某些外毒素，如金黄色葡萄球菌中毒性休克综合征毒素 1（toxic shock syndrome toxin 1，TSST1）和 A 群链球菌致热外毒素（streptococcal pyrogenic exotoxin，SPE）等可充当超抗原，导致单核 - 吞噬细胞活化、T 细胞激活，引起剧烈的炎症反应。有些病原能分泌毒力很强的外毒素，选择性损害靶器官，如肉毒杆菌的神经毒素等；或引起严重的功能紊乱，如霍乱肠毒素等。内毒素主要是革兰阴性杆菌细胞壁的脂多糖（lipopolysaccharide，LPS）。衣原体的内毒素样物质（endotoxin - like substance，ELS）与革兰阴性脂多糖有相似毒性。LPS 在血液中与结合蛋白形成复合物，最终引起单核 - 吞噬细胞等合成大量的炎性细胞因子和炎症介质，参与感染性疾病的发生与发展。

（三）免疫机制

病原体导致机体免疫反应，由免疫介导引起组织损伤。有些病原体能抑制细胞免疫，如麻疹等；或直接破坏 T 淋巴细胞，如艾滋病等；更多的病原体经变态反应导致组织损伤。最常见的是病原体抗原与相应抗体形成的免疫复合物（Ⅲ型变态反应）致病，如肺炎支原体肺炎等。由致敏 T 淋巴细胞与相应抗原相互作用引起的Ⅳ型变态反应也较常见，如结核病等。

（四）其他机制

病原体荚膜可对抗宿主免疫而起致病作用，如肺炎球菌、新型隐球菌等。病原体形成的生物膜（biofilm）可抵抗机体防御机制的清除作用，常引起难治性慢性感染，如导管相关感染等。

四、感染的扩散过程

（一）病原体扩散

1. 直接扩散　可向局部的邻近组织散布。由于受结缔组织基质的限制，病毒颗粒不易扩散，细菌能产生扩散因子（spreading factor），如 A 群链球菌的透明质酸酶可分解细胞间质透明质酸利于其扩散至远处。在呼吸道、消化道等感染，病原体可借助于黏膜上皮层覆盖的液体向各处扩散其感染面，如肺炎继发胸膜炎，阑尾炎继发腹膜炎等。

2. 经淋巴管扩散　淋巴结是宿主与病原体相互斗争的场所，如病原体毒性强，或侵入病原体数量多，则淋巴结过滤作用降低；或淋巴结被破坏，病原体可经输出淋巴管扩散，如播散性结核病等。

3. 经血流扩散 血流扩散可引起全身各部位病变。病原体侵入血液 1～2min 即可沿血流散布至全身有血管床的组织。不少病毒可经淋巴结或淋巴管迅速到达血流，起初病毒量少时无任何症状称为初发病毒血症（primary viremia）；到达远处靶器官生长繁殖后，再扩散到血流出现继发性病毒血症（secondary viremia），这时才出现明显症状，如麻疹等。类似情况常见于菌血症与脓毒症等。

4. 其他途径 腮腺炎病毒等可越过脑膜或脉络膜的血－脑脊液交接处到达脑脊液引起病毒性脑膜炎。流感嗜血杆菌等致病菌可经这种扩散引起脑膜炎。由周围神经扩散可使某些病毒或毒素到达中枢神经系统，如破伤风等。

（二）炎症扩散机制

炎症可局限于感染局部组织。病原体扩散、炎症介质释放，可形成全身炎症反应综合征（systemic inflammatory response syndrome，SIRS）。体外入侵与体内病原体移位均可活化炎症细胞。活化的炎症细胞和介质有：①活化的单核－吞噬细胞：可产生和促进 TNF，IFN，IL－1，IL－6，IL－8，血小板活化因子（platelet activating factor，PAF），LTB$_4$，血栓烷 A$_2$（thromboxane A$_2$，TXA$_2$），溶酶体酶，活性氧，组织因子的活性等。②活化的中性粒细胞：可产生和促进活性氧，溶酶体酶，LTB$_4$，LTC$_4$，LTD$_4$，LTE$_4$，TNF，PAF，表达黏附分子如 β$_2$ 整联蛋白（integrin）即 CD11，CD18 及 L－选择素的活性等；③活化内皮细胞：主要表达 TNF，NO，PAF，组织因子、P 选择蛋白、E 选择蛋白等。④活化血小板：主要释放血小板因子（PF$_3$，PF$_4$）、二磷酸腺苷（ADP）、TXA$_2$ 及 P 选择蛋白。⑤其他：活化核转录因子－kappa B（nuclear transcription factor－kappa B，NF－κB）及 IL－17 家族的活性等。

炎症细胞大量活化可传播到远处靶器官形成炎症或脓肿。炎症介质进一步活化炎症细胞可导致炎症持续放大，形成迟发双向型 SIRS 第二次攻击的主要因子（表 1－1）。

表 1－1 参与 SIRS 的主要促炎介质及其作用

促炎介质	来源	主要作用
TNF	吞噬细胞，淋巴细胞	活化内皮细胞、嗜中性多核白细胞（PMN）、吞噬细胞，发热
IL－1	吞噬细胞	活化内皮细胞、吞噬细胞，发热
IL－2	淋巴细胞	活化 T 淋巴细胞、吞噬细胞
IL－6	吞噬细胞	活化内皮细胞、吞噬细胞
IL－8	吞噬细胞	PMN 趋化、释放整合素（CD11/CD18）
IL－17	记忆性 CD4$^+$淋巴细胞	活化 T 淋巴细胞、单核细胞
IFN	吞噬细胞，淋巴细胞	活化内皮细胞，抗病原微生物
LTB4	中性粒细胞	PMN 趋化
LTC4D4E4	中性粒细胞	平滑肌收缩
PAF	白细胞、血小板、内皮细胞、吞噬细胞	活化血小板、PMN、吞噬细胞、内皮细胞
AM	白细胞、内皮细胞、血小板	促进白细胞、血小板与内皮细胞黏附
活性氧	内皮细胞、PMN、吞噬细胞	损伤血管内皮细胞，杀灭病原微生物
溶酶体酶	PMN、吞噬细胞	杀伤弹性纤维、胶原纤维
组织因子	内皮细胞、单核细胞、吞噬细胞	促进凝血
TXA$_2$	血小板、吞噬细胞	血小板聚集和活化，血管收缩
血浆源介质	XII 活化血浆前体物质	促进凝血、纤溶、激肽、补体活化

五、重要的病理生理变化

（一）发热

发热常见于各种感染性疾病，但并非感染性疾病所特有。感染性疾病发病阶段因外源性或内源性物质即发热激活物刺激产生致热性细胞因子导致发热。发热激活物主要是病原体及其产物、免疫复合物、异性蛋白、大分子化合物等，本身并不作用于体温中枢，称为外源性致热原（exogenous pyrogen），但可激活单核 – 吞噬细胞、内皮细胞和 B 淋巴细胞等，释放内源性致热原（endogenous pyrogen），如 IL – 1，TNF，IL – 6 和 IFN 等。内源性致热原刺激体温调节中枢，释放前列腺素 E_2（prostaglandin E_2，PGE_2），使体温调定点调高，产热超过散热引起体温上升。

（二）代谢变化

急性感染性疾病发生的代谢改变（metabolizer change）由多种原因引起，恢复期各种物质代谢逐渐恢复正常。

1. 蛋白质代谢　在 TNF – α 等致热细胞因子作用下，刺激外周组织蛋白质、糖原、脂肪分解代谢，引起组织消耗。体温升高 1℃ 可使基础代谢率升高约 13%。患者摄入量减少，血浆蛋白下降、肌肉消瘦。此外，被病原体激活的吞噬细胞可释放递质合成新的蛋白质，如 C – 反应蛋白、补体等。

2. 糖代谢　急性感染早期葡萄糖生成加速出现高血糖，糖耐量暂时下降。病情发展可出现明显糖原分解加速。糖原大量分解，代谢率加大，使部分组织相对缺氧，血乳酸增加。营养不良、肝功能衰竭等患者，可因糖生成下降出现低血糖。

3. 水、电解质代谢　急性感染水钠代谢紊乱最常见。急性感染因发热、呕吐、腹泻等，导致钠、氯丢失，加上水潴留，引起低钠血症。可因钾摄入减少而经胃肠道排出增多，导致低钾血症。

4. 酸碱平衡　急性感染性疾病程中可出现各种类型酸碱平衡紊乱。严重腹泻可导致大量丢失含 HCO_3^- 的碱性肠液；高热动用大量脂肪供能可致酸性物质增多；缺氧导致细胞内糖无氧酵解增加可引起乳酸增多；肾功不全影响排泄磷酸、盐酸等，可发生代谢性酸中毒。病毒性脑炎、重症肺炎等可因呼吸中枢抑制或呼吸肌麻痹或广泛性肺部炎症引起呼吸性酸中毒。剧烈呕吐导致含 HCl 的胃液大量丢失，可发生代谢性碱中毒；急性呼吸窘迫综合征（acute respiratory distress syndrome，ARDS）等可发生低氧血症导致呼吸性碱中毒。临床可存在两种以上酸碱平衡紊乱。

（三）内分泌改变

病原及其代谢产物可成为应激原导致感染者出现神经 – 内分泌反应。急性感染应激原刺激后，下丘脑的室旁核（paraventricular nucleus，PVN）分泌促皮质素释放激素（corticotrophin – releasing hormone，CRH）导致垂体的促肾上腺皮质激素（adrenocorticotropic hormone，ACTH）释放增加，使血中肾上腺糖皮质激素（glucocorticoid，GC）升高。GC 可抑制多种促炎介质及抗炎介质基因表达而起抗炎作用。急性感染应激反应也可使其他内分泌变化，如腺垂体合成的 β – 内啡肽（β – endorphin）在血中升高；儿茶酚胺作用于胰岛 α 细胞上的 β 受体使胰高血糖素分泌增多；血管升压素分泌增加，应激时肾血管收缩可激活肾素 – 血管紧张素 – 醛固酮系统，引起血浆醛固酮水平升高。以上这些变化都可引起肾小球对钠、水重吸收增加，尿量减少，有利于感染状态下应激时维持血容量。

（代先慧）

第二节　感染性疾病的流行病学

一、概述

感染性疾病的流行病学（epidemiology of infectious diseases）是现代流行病学的重要组成部分。感染性疾病在人群中发生、传播和终止的过程即为感染性疾病的流行过程。感染性疾病在人群中的传播必须具备感染源、感染途径和易感人群 3 个基本条件。感染性疾病流行各个环节之间的相互作用受到生产、生活中所处条件的影响，即自然因素和社会因素的影响。如能切断任何一个环节，则感染性疾病的流行可以不发生或可以终止。

二、流行过程的基本条件

（一）感染源

病原体在体内生长繁殖并能将其排出体外的人和动物即为感染源（source of infection）。主要为患者、隐性感染者、病原携带者和受感染动物。

1. 患者　多数感染患者是重要的感染源。通常临床症状期感染性大，因这时排出病原体数量多。病愈后病原也随着消失，如麻疹、急性细菌性痢疾等。某些感染性疾病在潜伏期即具有感染性，如甲型肝炎等。急性患者及其症状（如咳嗽、呕吐、腹泻等）而促进病原的播散；慢性患者可长期污染环境；轻型患者数量多而不易被发现等，均具有重要的流行病学意义。

2. 病原携带者　无临床症状而能排出病原体的个体称为病原携带者（pathogen carriers），是重要的感染源。按病原携带时间可分为潜伏期病原携带者、病后病原携带者和健康病原携带者。后两者称暂时病原携带者，超出 3 个月为慢性病原携带者。病原携带者作为感染源的意义取决于排出病原体的数量、携带时间、携带者的职业、人群生活环境和卫生习惯等。

3. 隐性感染者　在某些感染性疾病，如流行性脑脊髓膜炎、脊髓灰质炎等，隐性感染者是重要的感染源。隐性感染虽无临床症状，但体内有病原生物孳生繁殖，并可经一定途径排出体外。

4. 受感染动物　作为感染源的动物即为受感染动物（infected animals），以啮齿类最重要，其次是家畜家禽。有些动物本身发病，如狂犬病、鼠疫等；有些动物不发病，为带病原状态，如地方性斑疹伤寒等。

（二）感染途径

病原体从感染源排出后再侵入其他易感者所经过的途径称为传播途径（route of transmission）。各种感染性疾病有各自的传播途径。

1. 呼吸道传播　也称空气传播（air borne transmission）包括飞沫、尘埃传播因子的传播，主要见于以呼吸道为进入门户的感染性疾病，如百日咳等。当患者咳嗽、打喷嚏等时，从鼻咽部喷出大量含病原体的黏液飞沫若被易感者吸入，即可造成感染。

2. 消化道传播　包括经水的传播（water - borne transmission）和食物传播（food - borne transmission）。水源受病原体污染，可发生感染性疾病流行。不少肠道感染性疾病，如霍乱、伤寒等，可经水传播。钩体病等可经疫水接触传播。动植物食品在贮藏、运输和加工过程中被病原体污染，以及患病动物的肉、蛋、奶及其制品，鱼、蟹、蚶等水产品本身携带病原。当人生吃或食半熟含病原或被病原污染的食物被感染即为食物传播，如沙门菌、痢疾等。食物污染可引起聚餐者发生食物型暴发。

3. 接触传播　与被污染的水或土壤接触而获得感染称为接触传播（contact transmission），如痢疾、破伤风等。性传播属于接触传播，不洁性接触可传播艾滋病等。被狂犬所咬，接触带状疱疹和单纯疱疹患者等，经皮肤黏膜感染也是直接接触传播。

4. 血液传播　病原存在于携带者或患者的血液中，经输血及血制品、单采血浆、器官和骨髓移植传播，称为血液传播（blood transmission）。未使用一次性或消毒的注射器，医疗检查、治疗和手术器械及针灸等使用后消毒不严，可将病原注入或经破损伤口侵入易感者传播，如乙型肝炎病毒（hepatitis B virus，HBV）感染等。

5. 虫媒传播　节肢动物如蚊、蚤、螨等叮咬吸血传播某些感染性疾病称为虫媒传播（arthropod borne），如疟疾、黑热病等。虫媒传播的疾病，根据节肢动物的生活习性，有严格的季节性，有些病例还与患者的职业与地区有关。

6. 医源性传播　在医疗、预防工作中造成某些感染性疾病的传播称为医源性传播（iatrogenic transmission）。其中一类是易感者在接受治疗、预防或检验措施时引起的传播，如乙型肝炎等；另一类是药厂或生物制品受污染引起的传播，如用因子Ⅷ制剂引起艾滋病等。

7. 垂直传播　有血缘关系的亲代将携带的病原传播给下一代称为垂直传播（vertical transmission），

如母婴传播 HBV、HIV、丙型肝炎病毒（hepatitis C virus，HCV）等。母婴传播又包括宫内感染胎儿，产程感染新生儿和生后哺乳密切接触感染婴幼儿。发生在产前的传播常称为宫内感染。婴儿经母亲或父亲获得的感染称为先天性感染（congenital infection），如梅毒、弓形虫病等。

有的感染性疾病仅一个传播途径，如伤寒只经消化道传播；有的可有多种传播途径，如疟疾可经虫媒传播、血液传播及母婴传播。

（三）易感者

对某一感染性疾病缺乏特异免疫力的人称为易感者（susceptible），易感者在某一特定人群中的比例决定该人群的易感性。易感者在人群中达到一定水平时，如又有感染源和合适的传播途径，则容易发生感染性疾病流行。某些病后免疫力较巩固的感染性疾病（如麻疹），经一次流行之后，要过几年，当易感者比例再次上升至一定水平，才发生另一次流行。在普遍推行人工自动免疫的干预下，可把易感者水平降至最低，就能使流行不再发生。

三、影响流行过程的因素

（一）自然因素

自然环境中的各种因素，如地理、气象和生态等，对感染性疾病流行的发生和发展有重要影响。寄生虫病和虫媒感染性疾病对自然条件依赖性尤为明显。感染性疾病的地区性和季节性与自然因素密切相关，如我国北方有黑热病地方性流行区、南方有血吸虫病地方性流行区及乙型脑炎的严格夏秋季发病分布都与自然因素有关。自然因素可直接影响病原体在外环境中的生存能力，如钩虫病少见于干旱地区；机体非特异性免疫力降低可促进流行过程的发展，如寒冷可减弱呼吸道抵抗力，炎热可减少胃酸的分泌等。某些自然生态环境为感染性疾病在野生动物之间的传播创造了良好的条件，如鼠疫等，人类进入这些地区时亦可受感染，称为自然疫源性感染性疾病或人畜共患病（zoonosis）。

（二）社会因素

社会因素包括社会制度、经济和生活条件，以及文化水平等，对感染性疾病流行过程有很大影响。社会因素对传播途径的影响十分明显，钉螺的消灭、饮水卫生、粪便处理的改善，使血吸虫病、钩虫病等得到控制就是明证。开发边远地区、改造自然、改变利于感染性疾病流行的生态环境，可有效防治自然疫源性感染性疾病，说明社会因素又作用于自然因素而影响流行过程。

四、流行的传播方式

（一）共同来源传播

一组感染者同时暴露于共同的感染源，并经相同传播途径而引起感染性疾病的传播称为共同来源传播，有下列 3 种情况。

1. 同源一次暴露　易感者在相同时间内暴露，发病时间也集中于同一个潜伏期内，发病数骤然上升并迅速达到高峰，随后很快下降。多见于水或食物的一次性污染所致的感染性疾病暴发流行。

2. 重复暴露　同一暴露因素间隔一定的时间再次发生，每暴露一次出现一个发病高峰。如一次强降雨可能导致 1 次钩体病暴发，2 次或多次的强降雨会导致多次暴发。

3. 同源持续暴露　同一暴露因素在一段时间持续存在，发病时间持续较长，病例数骤然升高并持续较长时间后逐渐下降。

（二）连续传播

致病性病原从一个易感者体内传至另一易感者体内，不断形成新感染者的过程即为连续传播。最初病例称为原发病例，其后一个最短潜伏期内发病者为同发病例，经一个最短潜伏期之后发病者为续发病例。在连续传播中常有"代"现象，即为原发病例的易感者接触发病后作为新的感染源实现新的传播过程。潜伏期较短的感染性疾病发生连续传播时，流行曲线呈波浪形，"波"代表连续传播的"代"，两个波峰之间的间隔为平均潜伏期。潜伏期较长的感染性疾病，病例数缓慢增多，整个流行过程持续时间较长，流行曲线呈较宽的高峰波形或不规则形。

（三）混合传播

共同来源传播与连续传播的结合型称为混合型传播，即在一次共同来源传播之后，患者作为感染源，引起连续传播。如一次水型伤寒暴发后，常继续发生以日常生活接触为主要传播途径的连续传播，常见于卫生条件差的地区。

（代先慧）

第三节　感染性疾病的特征

一、概述

感染性疾病的基本特征是感染性疾病所特有的征象，感染性疾病的临床特点是其他疾病所不具备的。这两点可作为诊断以及与其他疾病鉴别的主要依据。但对于这些特征或特点，应综合看待而不能孤立考虑。

二、基本特征

（一）有病原体

感染性疾病均由病原体所致。病原体包括引起感染性疾病的病原微生物（pathogenic micro - organism）和寄生虫。病原微生物占绝大多数，包括病毒、衣原体、立克次体、支原体、细菌、螺旋体和真菌等；寄生虫主要有原虫和蠕虫等。机体遭病原体侵袭后是否发病，取决于机体免疫力和病原体致病性强弱与侵入数量的多寡。通常数量愈大，发病的可能性愈大。尤其致病性较弱的病原体常需较大数量才可能致病。少数微生物致病性相当强，少量感染即可致病，如鼠疫、狂犬病等。免疫力降低时，耐甲氧西林金黄色葡萄球菌（Methicillin - resistant Staphylococcus aureus，MRSA），以及产超广谱 β - 内酰胺酶（extended spectrum β - lactamase，ESBL）包括产 CTX - M 型 ESBL，或产碳青霉烯酶 - 新德里金属 β - 内酰胺酶 - 1（New Delhi metallo - beta lactamase 1，NDM - 1）革兰阴性细菌常引起感染，且治疗较困难。

（二）有传染性

所有经典的感染性疾病患者或病原携带者能排出病原并传给他人引起疾病的特性称为传染性（infectivity）或感染性。如耳源性脑膜炎和流行性脑脊髓膜炎都表现为化脓性脑膜炎，但前者无传染性，无须隔离，后者传染性强，必须隔离。感染性疾病有感染性的时期称为感染期。感染期可作为隔离患者的重要依据之一。

（三）流行病学特征

在一定条件影响下，感染性疾病具有下列流行病学特征（epidemiological feature）。

1. 流行性　按照感染性疾病流行过程的强度及广度，可为散发性发病、暴发、流行和大流行。

（1）散发：感染性疾病在人群中散在发生称为散发（sporadic）。散发可能因人群对某种感染性疾病的免疫水平较高，或某病的隐性感染率较高（如脊髓灰质炎、乙型肝炎），或某病不容易传播等。感染性疾病在某地的常年发病情况或常年一般发病率水平称为散发发病率。

（2）流行：某地区某种感染性疾病的发病率显著超过常年发病率水平或为散发发病率的数倍时称为流行（epidemic）。还应根据不同疾病在不同地区、不同历史条件下具体区分散发与流行。

（3）大流行：某种感染性疾病在一定时间内迅速传播，波及全国各地，甚至超过国界或洲界，称为大流行（pandemic）。如 2003 年的传染性非典型肺炎大流行；2009 年的甲型 H_1N_1 流感大流行；2014 年非洲西部埃博拉出血热（Ebola hemorrhagic fever，EHF）流行波及几内亚、塞拉利昂、利比里亚、尼日利亚多个国家等。

（4）暴发：某局部地区或集体单位在短期内出现很多同类感染性疾病患者称为暴发流行（epidemic outbreak）。这些患者多为同一感染源或同一感染途径，如流行性感冒、细菌性食物中毒等。

2. 季节性　部分感染性疾病的发病率每年在一定的季节有升高，称为季节性。主要与气温高低和昆虫媒介相关。呼吸道感染性疾病常发生寒冷的冬春季，肠道感染性疾病多发生于炎热的夏秋季。夏秋季的温度与湿度有利于蚊虫的生长繁殖，因此疟疾、乙型脑炎等虫媒性感染性疾病容易流行。

3. 地方性　部分感染性疾病因存在中间宿主、地理条件、气候条件、人民生活习惯等多种因素影响，其发生常局限于一定的地理范围内，称为地方性感染性疾病。如血吸虫病、恙虫病、丝虫病、并殖吸虫病、疟疾等。主要以野生动物为感染源的自然疫源性疾病也属于地方性感染性疾病。

4. 外来性　有的感染性疾病可经过外来人口或物品从流行区带入。

感染性疾病的流行病学特征也包括发病率在不同人群（性别、年龄、职业）中的分布等。

（四）有免疫性

人体感染性疾病原后多数都能产生针对病原及其产物（如毒素）的特异性免疫，称为感染后免疫（post infection immunity）。保护性免疫常经过特异性抗体（如抗毒素、中和抗体等）检测而获知。感染后获得的免疫力与疫苗接种一样，属于主动免疫；经注射或从母体所获得抗体的免疫力，属于被动免疫。机体获得的免疫状态在不同的感染性疾病中有所不同。细菌性痢疾、阿米巴病、钩体病等患病后免疫持续较短，一般为数月至数年。蠕虫病后常无免疫性。麻疹、水痘等少数感染性疾病，一次患病后几乎不再感染，称为持续免疫。由于免疫状态的差异，临床可出现下列情况。

1. 复发　感染性疾病初次发病后病情已进入恢复期或痊愈初期，体温已降至正常一段时间，由于残存于体内的病原再度繁殖，导致临床症状重现，体温再次上升，称为复发（relapse），可见于疟疾、细菌性痢疾、伤寒等。

2. 再燃　初次发病后病情已经进入缓解期，体温尚未降至正常，由于潜伏于血液或组织中的病原再度繁殖，使体温再次升高，初发病的症状、体征再度出现，称为再燃（recrudescence），但一般为期较短，可见于伤寒等。

3. 再感染　同一感染性疾病在痊愈后，经过长短不同的间隙期再次感染，称为再感染（reinfection），如细菌性痢疾、流行性感冒等。

4. 重复感染　感染性疾病尚在持续过程中，同一种病原体再次侵入而感染称为重复感染（repeated infection），如血吸虫病、并殖吸虫病、丝虫病等。重复感染是疾病发展为重症的主要原因，晚期血吸虫病、丝虫病象皮肿均为重复感染的结果。

三、临床特点

（一）病程发展的阶段性

感染性疾病发展过程有一定的规律性，即从一个阶段进展到另一阶段。每一种感染性疾病的发生、发展与转归，大多可以分为几个时期：

1. 潜伏期　从病原体侵入人体到出现临床症状为止之前的一段时间称为潜伏期（incubation period）。不同感染性疾病的潜伏期不同，同一种感染性疾病的潜伏期也有一定范围的变动，多呈常态分布。潜伏期的长短，与病原体的种类、数量、毒力和人体的免疫力强弱有关，短者仅数小时，如细菌性食物中毒；多为数日以内，如白喉、猩红热、细菌性痢疾、人感染高致病性禽流感等；有的可为数月，如狂犬病；长者可数年或更长，如艾滋病、麻风等。了解潜伏期有助于感染性疾病的诊断、检疫和流行病学调查。潜伏期相当于病原体在体内定位、繁殖和转移，引起组织损伤和功能改变导致临床症状出现之前的整个过程。

2. 前驱期　从起病至症状明显开始为止的时期称为前驱期（prodromal period）。在前驱期，病原体繁殖产生的毒性物质，使患者出现非特异性的症状，如头痛、发热、疲乏、食欲减退和肌肉酸痛等，为众多感染性疾病所共有，一般持续 1~3d。一般感染性疾病的前驱期已具有感染性。并非所有感染性疾病都有前驱期，起病急骤者可无前驱期。

3. 症状明显期　某些急性感染性疾病患者在度过前驱期后出现明显的临床症状阶段称为症状明显期（period of apparent manifestation）。该期是各种感染性疾病所特有的症状、体征随病程发展陆续出现。症状常由轻而重，由少至多，逐渐或迅速达到高峰。随着机体免疫力的产生与提高趋向于恢复。此期间常可表现疾病所特有的症状及体征，如皮疹、黄疸、肝大、脾大和脑膜刺激征等。但在脊髓灰质炎、流行性乙型脑炎等某些感染性疾病，大多数可随即进入恢复期称为顿挫型（abortive type），仅少部分进入症状明显期。

4. 恢复期　感染性疾病患者机体免疫力增长至一定程度，体内病理生理过程基本终止，病原体完全或基本消灭，病变修复，临床症状陆续消失的时间称为恢复期（convalescent period）。该期患者体内可能有残余的病理改变，如伤寒等；或生化改变，如病毒性肝炎等；病原体尚未被完全清除，如细菌性痢疾、霍乱等。该期患者食欲和体力逐渐恢复，血清中的抗体效价亦逐渐上升至最高水平。体内病原体大多被清除，不再感染他人，但伤寒、病毒性肝炎等患者，仍能继续排出病原体。

有些感染性疾病在恢复期可出现复发（如细菌性痢疾等）或再燃（如伤寒、疟疾等）。有的感染性疾病恢复期结束后，某些器官功能长期未能恢复正常者称为后遗症（sequela），多见于以中枢神经系统病变为主的感染性疾病，如脊髓灰质炎、流行性脑脊髓膜炎、乙型脑炎等。

（二）常见症状及体征

1. 发热　多数感染性疾病由于病原体及其产物激活单核－吞噬细胞、内皮细胞和 B 淋巴细胞等，释放内源性致热原引起发热。因病种不同，发热程度、过程与热型均可有明显的差异。

1）发热程度：测体温的部位可在口腔舌下、腋下或直肠。其中，口腔和直肠需要测 3min，腋下需要测 10min。如以口腔温度为标准，发热程度可分：体温 37.5~37.9℃ 为低热；体温 38.0~38.9℃ 为中度发热；体温 39.0~40.9℃ 为高热；体温 41℃ 以上为超高热。

2）发热过程：感染性疾病发热可出现下列 3 个阶段。

（1）体温上升期：在病程中体温上升的时期称为体温上升期（effervescence）。如体温逐渐升高，可出现畏寒，可见于伤寒等；如体温急剧上升达 39℃ 以上，常伴有寒战，可见于疟疾、脓毒症等。

（2）极期：体温上升至一定的高度后，持续一段较长的时间称为极期（fastigium）。感染性疾病发热的极期可持续数日或数周。

（3）体温下降期：升高的体温缓慢或快速下降的时期称为体温下降期（defervescence）。伤寒、结核病等患者的体温下降期可为数天或更长时间；疟疾、脓毒症等可在数十分钟内体温降至正常水平，同时患者常伴有大量出汗。

3）热型及其意义：热型是感染性疾病的重要特征之一，具有一定的鉴别诊断意义。

（1）稽留热：体温升高达 39℃ 以上并且 24h 波动不超过 1℃ 称为稽留热（continuous fever），可见于伤寒等疾病的极期。

（2）弛张热：高热状态 24h 体温波动相差超过 2℃ 且最低点未达到正常水平称为弛张热（remittent fever），是感染性疾病常见热型，可见于副伤寒、肾综合征出血热、各种化脓性感染等。

（3）间歇热：24h 体温波动于高热与正常之间，或高热期与无热期（不超过 2d）交替出现，称为间歇热（intermittent fever），可见于疟疾、脓毒症等。

（4）回归热：高热骤起持续数日后自行消退，但数日后又再次发热，称为回归热（relapsing fever），可见于回归热、布鲁菌病。如病程中多次重复出现回归热型并持续数月之久称为波状热（undulant fever），可见于布鲁菌病等。

（5）不规则热：发热的体温曲线无一定规律性的热型称为不规则热（irregular fever），可见于流行性感冒、脓毒症、阿米巴肝脓肿等。

2. 皮疹　不少感染性疾病在发热的同时伴发疹（eruption）称为发疹性感染性疾病（eruptive infectious diseases）。发疹时可见皮疹，包括外疹（exanthema）及内疹（enanthema，黏膜疹）。各种致病微生物引起感染均可出现皮疹。同一种皮疹可见于不同疾病，同一疾病可表现不同的皮疹。皮疹出现的时间、部位及先后次序对疾病的诊断与鉴别均有重要的参考意义。例如，水痘多于病程第 1d 出皮疹，猩红热常于第 2 日，天花多于第 3 日，麻疹常于第 4 日，斑疹伤寒多于第 5 日，伤寒常于第 6 日出皮疹等。水痘的皮疹主要分布于躯干；麻疹的皮疹先出现于耳后发际，然后面部，再向躯干、四肢蔓延，同时有黏膜疹（科氏斑，koplik spot）。常见皮疹有下列类型：

（1）斑丘疹：感染性疾病患者同时存在斑疹（macule）和丘疹（papule）称为斑丘疹（maculopapular rash），可见于麻疹、风疹、猩红热、脓毒症、登革热、柯萨奇病毒、EB 病毒感染等。斑疹呈红色不凸出皮肤，可见于猩红热、斑疹伤寒等。丘疹呈红色凸出皮肤，可见于恙虫病、麻疹、传染性单核细胞增多症等。玫瑰疹（rose spots）呈粉红色，属于丘疹，可见于伤寒、沙门菌感染等。

（2）出血疹：也称为瘀点（petechia），可相互融合成为瘀斑（ecchymosis）。出血疹多见于肾综合征出血热、流行性脑脊髓膜炎、脓毒症、登革热等。

（3）疱疹：表现隆起呈水晶样含浆液的皮疹称为疱疹（vesicle）。常见于病毒感染，如水痘、单纯疱疹、带状疱疹等，也可见于立克次体病和金黄色葡萄球菌脓毒症等。如疱疹液呈脓性称为脓疱（pustule）。

（4）荨麻疹：不规则呈片块状瘙痒性丘疹称为荨麻疹（urticaria），可见于急性寄生虫病如蠕虫蚴移行症、急性血吸虫病、钩虫病等。

有些感染性疾病有较固定的皮疹类型，如焦痂（eschar）主要见于恙虫病、北亚蜱媒立克次体病等；有的感染性疾病可出现多种形态的皮疹，如流行性脑脊髓膜炎、登革热等，可同时出现斑丘疹和出血疹等。

3. 毒血症状　病原体繁殖所产生的内毒素与外毒素进入血液循环导致全身出现中毒症状称为毒血症（toxemia）。感染性疾病患者出现高热、寒战、全身无力、厌食、头痛、关节痛等表现称为毒血症状（toxemic symptom）。严重者可出现意识障碍、谵妄、脑膜刺激征、中毒性脑病、呼吸衰竭、休克等。

4. 单核 - 吞噬细胞系统反应　在致病微生物及其代谢产物作用下，单核 - 吞噬细胞系统可以出现充血、增生等反应，表现为肝脏、脾脏肿大。急性感染时，因充血和炎性细胞浸润引起的肝脾肿大常为轻度或中度肿大，质地较软；慢性感染者的肝大常为中度，脾大可为中度或重度，质地较韧或偏硬。

（三）临床类型

1. 分类　感染性疾病可以从多种角度进行分类。按病原体可分为：细菌、病毒、衣原体、朊毒体、支原体、螺旋体、立克次体、真菌、原虫、蠕虫感染等；按传播途径可分为：呼吸道、消化道、血液、虫媒、动物源性、性传播感染等；按病变部位可分为：局部感染（如疖、痈等）、全身性感染（如脓毒症等）、神经系统感染、泌尿系统感染，肝炎、脑炎、肺炎等；按流行特点可分为：流行性、地方性、季节性、自然疫源性、人畜共患性、烈性等；按感染性疾病防治法分为甲类、乙类、丙类。

2. 分型　根据临床症状可分为无症状（隐性、亚临床性）感染与有症状（显性、临床性）感染；根据病程可分为急性、慢性、亚急性；根据病情可分为轻型、中型、重型，发病急骤而病情严重者称为暴发型，如暴发型流行性脑脊髓膜炎、暴发型肝炎（急性重肝）等。轻型、重型、暴发型属于非典型类型，中型为典型类型。感染性疾病的分型是相对的，可以相互转变；如破伤风轻型未能及时有效控制，发生一次喉痉挛即为重型等。临床类型的识别和划分对于诊断的确立、预后的判断、治疗措施的制定和流行病学调查均有重要意义。

（代先慧）

第四节　感染性疾病的诊断

一、概述

感染性疾病与其他疾病的诊断（diagnosis）要素基本相似，特殊性在于其有相应的病原体才能确诊。及早正确诊断，可给疾病的有效治疗和预防控制提供依据。诊断主要从下列三方面资料进行综合分析。

二、流行病学资料

流行病学资料（epidemiological data）包括发病季节、地区、患者年龄、性别、职业、接触史、家庭或单位有无类似发病情况、旅居地区史等。

（一）地区性

有些感染性疾病呈世界性分布，如流行性感冒等。另一些则有严格的地区性（localization），如日本血吸虫病流行于我国长江流域及其以南地区，与中间宿主钉螺的存在有关。登革热主要流行于我国的广东、广西、海南、台湾地区。因此，了解自然疫源地、地方性感染性疾病的分布，对诊断十分重要。

（二）季节性

肠道感染性疾病主要在夏秋季流行。呼吸道感染性疾病主要发生在冬春季。虫媒感染性疾病夏季高发，如乙型脑炎季节性非常明显，为每年7，8，9三个月等。

（三）患者特征

各种感染性疾病好发人群的分布与性别、年龄、职业等有关。血吸虫病多见于农民、渔民。布鲁菌病常见于牧民。森林脑炎以林业工人居多。儿童手卫生差，肠道感染居多。

（四）预防接种史

有些疾病疫苗全程正规接种后发病的可能性小，如白喉等。有些疫苗的免疫效果不持久，如霍乱疫苗即使接种仍有发病可能。有些疫苗具有型特异性，多种血清型无交叉免疫，如流感疫苗接种后仍可发生其他型别感染等。

三、临床资料

临床症状与体征，是诊断的重要线索。全面准确的临床资料来源于详实的病史采集和细致的查体及病情的发展变化。

（一）详实采集病史

详实的病史采集（detailed history taking）包括询问起病诱因及发病时间，了解起病缓急，有无前驱症状，所有症状的起始时间、程度、性质及演变过程，尤其要明确症状之间的主次关系，对疾病诊断有重要参考价值。如以发热起病者，应询问开始时间、发热程度和变化规律，是否伴随发冷、寒战、出汗，及其程度等；如以腹泻为主者，了解大便的次数、性状，是否伴有里急后重等；如以出疹为主者，了解出疹的时间、部位、顺序及伴随症状等。

（二）全面、细致体格检查

体格检查（physical examination）对诊断至关重要。要详细描述阳性体征，以及有鉴别诊断价值的阴性体征。重视对诊断有特征性的体征，如麻疹早期的科氏斑；流行性腮腺炎发热伴单侧或双侧腮腺非化脓性肿痛等。某些体征一旦出现常高度怀疑某种感染性疾病，如肾综合征出血热患者发热，伴颜面、颈、上胸部充血潮红，头痛、腰痛、眼眶痛，腋下有搔抓样出血点等。腹泻、脱水等一般性体征对某些感染性疾病诊断有参考意义。

（三）病情发展的特点

感染性疾病的病程发展有一定规律性，密切动态观察临床变化及病情演变经过，对于确诊有较大意义。如间日出现"寒战－高热－大汗"虽不是疟疾所特有，但结合流行病学史对诊断间日疟疾有重要价值。

不同病原体，或非感染性疾病侵犯同一系统、器官时也可有相似临床表现。如多种病毒引起的中枢神经系统感染均可有发热、头痛、呕吐等；多种病原体引起肠道感染均可腹泻等；溃疡性结肠炎、结肠癌等均可引起脓血便等。

四、实验室及其他检查

（一）一般检查

1. 血常规　细菌感染白细胞总数和中性粒细胞比例常增高；白细胞正常或减少可见于伤寒及病毒性感染。传染性单核细胞增多症常出现变异淋巴细胞。急性寄生虫病嗜酸性粒细胞常增多。

2. 尿常规　泌尿系感染者尿液检测有重要意义。肾综合征出血热尿中有蛋白、红细胞，尤其出现膜状物有较特异性意义。胆红素、尿胆原的检测有助于黄疸的鉴别。

3. 粪常规　感染性腹泻粪便可检见红细胞、白细胞、脓细胞及吞噬细胞。病毒所致腹泻以粪便形态异常为主。粪便检出寄生虫卵可确诊肠道寄生虫病。

4. 生化检查　可以初步判定感染主要累及器官及损伤程度，评价病原体及产物对机体的影响。

（二）病原学检查

1. 直接显微镜检查

（1）直接镜检（direct microscopic examination）：包括粪便、血液、阴道分泌物、尿液等的细菌和脓细胞及寄生虫检测，如大便查见白色假丝酵母菌丝等。无菌部位查见细菌具有诊断价值。

（2）涂片染色镜检（smear staining）：革兰染色可区分革兰阳性或阴性细菌。多用于无菌体液（脑脊液、腹腔积液、胸腔积液），痰标本，皮疹、脓液及尿液标本检测；如脑脊液和皮肤瘀点刺破涂片染色镜检可查见病原体等。

2. 病原体分离与培养　是感染性疾病确诊的依据。多数病原体可从临床标本（血液、骨髓、体液等）中培养分离鉴定获得。培养基种类可根据不同病原体加以选用。

（三）免疫学检查

应用已知抗原或抗体，检测血清或体液中相应抗体或抗原，是最常用的免疫学检查（immunological tests）方法。

1. 特异性抗体检测　又称血清学检查（serological tests）。由于免疫学技术的发展，血清学诊断方法不断推陈出新，目前检测方法较多。

（1）凝集试验（agglutination test）：直接凝集指细菌、螺旋体等颗粒抗原，在适当条件下直接与相应抗体结合出现的凝集现象，如肥达、外斐反应等；间接凝集试验是将病原体的可溶性抗原吸附于红细胞或其他载体上，后再与相应抗体（患者血清）发生凝集，又称为被动凝集试验，可用于某些寄生虫及病毒感染的诊断。

（2）补体结合试验（complement fixation test）：根据抗原抗体复合物可结合补体而抑制溶血反应的原理实施的试验，用于诊断病毒感染。

（3）中和试验（neutralization test）：将标本加入组织培养板或注入鸡胚、动物体内，测标本中有无抗体减低或抑制病毒的致病力。

（4）放射免疫测定（radioimmunoassay）：利用放射性同位素标记抗原与非标记抗原对相应抗体竞争性结合，检测标本中抗体的含量。此法灵敏度高，但受放射性核素衰变影响，定量检测有局限性。

（5）酶联免疫吸附试验（enzyme linked immunosorbent assay，ELISA）：将有显示系统的酶联结于特异抗体，然后与被检标本作用，如有相应抗原，与酶联结抗体结合后，加底物产生显色反应。ELISA已演变成许多种方法，广泛用于各种感染性疾病的诊断。

（6）蛋白印迹法（western blotting）：指将微生物蛋白用十二烷基硫酸钠聚丙烯酰胺凝胶电泳分离，并转移至硝酸纤维膜，膜上的蛋白条带与稀释后的患者血清相互作用，其特异性的抗体与蛋白结合，可用酶标的抗体检出。

2. 抗原检测　用于抗体检测的免疫学试验方法均可用抗原检测。另外尚有皮肤试验（如囊虫皮肤试验等）、T细胞亚群检测等。

（四）分子生物学技术

分子生物学技术（molecular biology techniques）具有特异性强、灵敏性高的优点。目前常用下列技术，使细菌及病毒的鉴定、耐药基因检测、分子流行病学调查更加准确、简便、快速。

1. 聚合酶链反应（poiymerase chain reaction，PCR） 是利用 DNA 半保留复制及碱基互补配对原则，以 DNA 片段为模板，在体外扩增出大量需要的 DNA 序列，再经产物的大小、测序及分子杂交等多种方法检测。如不同的核酸扩增技术（nucleic acid amplification technique，NAAT）、基因芯片（gene chip）技术、分子扩增方法（molecular amplification method）应用等，对病毒（如 HIV，HBV）感染的诊断、基因分型，以及对 HIV、HBV、HCV 抗病毒疗效评价均有重要意义。

2. 限制性片段长度多态性分析（RFLP）技术 其原理是基于限制性核酸内切酶消化核酸及标记的 DNA 探针能与任何序列相似的片段杂交，经片段长度的变异检测多态性。目前，在诊断病原微生物上运用最多的是 PCR RFLP，该法采用 PCR 扩增特异性基因组序列，然后将扩增的序列为模板进行 RFLP 技术分析，常用于病原体量少或难以培养的检测鉴定。如 HBV 病毒变异位点可采用特异性 PCR RFLP 检测，为后续抗病毒治疗提供依据。

（五）其他检查

1. 内镜检查（endoscopy examination） 乙状结肠镜和纤维肠镜常用于诊断及鉴别慢性腹泻，腹腔镜可检查肝胆病变。纤维胃镜可确定肝硬化食道静脉曲张与出血等。

2. 影像检查（imaging examination） 超声可协助诊断阿米巴肝脓肿。X 线检查有助于诊断肺吸虫病，伤寒肠穿孔及其鉴别。计算机断层扫描（CT）和磁共振（MRI）对化脓性脑膜炎并脑脓肿及脑囊虫病等有一定诊断价值。

3. 活体组织病理检查 肝穿刺组织、直肠黏膜活检等均可行病理检查。某些疾病的局部组织活检可行病理诊断，如旋毛虫病、肺吸虫病，发热待查肿大的淋巴结等。某些侵袭性真菌病确诊也有赖于活体组织检查等。

（代先慧）

第五节 感染性疾病的治疗

一、概述

感染性疾病治疗（treatment of infectious disease）的目标是消除病原体、阻止疾病的传播及流行。治疗原则是坚持综合治疗，即坚持治疗、护理与预防并重，病原治疗与一般治疗、对症支持治疗并重。必须考虑机体、病原体、药物相互关系及其实际等因素，设计综合性个体化治疗方案。

二、一般治疗

一般治疗（general treatment）主要包括以下 3 个方面：

（一）消毒隔离

消毒是通过物理、化学和生物学的方法，消除或杀灭体外环境中病原微生物的方法。应根据病原体和感染途径不同制订相应消毒隔离措施，如呼吸道隔离（麻疹等）、消化道隔离（甲型肝炎等）；严密隔离（狂犬病等）；昆虫隔离（疟疾等）、便器隔离（阿米巴痢疾等）。

（二）基础护理

基础护理尤其对危重症患者，是防止并发症，降低病死率，提高治愈率不可缺少的手段。

（三）饮食

保证热量供给、补充营养素，酌情给予流质、半流质、普食等。有些疾病需要特殊饮食，如伤寒需要无渣、高能量、高维生素易消化流食或半流食等。重症患者需鼻饲。

三、病原治疗

病原治疗（etiologic treatment）也称特异性治疗。常用药物有抗生素（antibiotics）、化学治疗药物（chemotherapeutic agents）和血清免疫制剂等，均必须掌握使用适应证、禁忌证、防治不良反应。

（一）抗菌药物

具有杀菌或抑菌活性的各种抗生素及化学合成抗菌药称为抗菌药物（antibacterial agents）。按来源可分为：①抗生素，如青霉素 G、庆大霉素等。②半合成抗生素，如氨苄西林、头孢唑啉等。③化学制剂，如磺胺类、喹诺酮类药物等。按作用可分为：①繁殖期杀菌剂，如青霉素类、头孢菌素类等 β - 内酰胺类。②静止期杀菌剂，如氨基糖苷类、多黏菌素类。③速效抑菌剂，如四环素类、氯霉素类等；④慢效抑菌剂，如磺胺类等。作用机制为：①抑制细菌细胞壁合成，如青霉素类、头孢菌素类。②影响细胞膜通透性，如多黏菌素等。③抑制蛋白质合成，如氨基糖苷类、四环素类和氯霉素等。④抑制核酸代谢，如萘啶酸和二氯基吖啶等。⑤抗叶酸代谢，如氨甲蝶呤等。使用原则为：及早确立病原学诊断；熟悉药物抗菌活性、药代动力学和不良反应；结合患者生理、病理、免疫状态等。

（二）抗病毒药物

现有抗病毒药物可抑制病毒。按病毒类型可分：①广谱抗病毒药，如利巴韦林等。②抗 RNA 病毒药，如奥司他韦（oseltamivir）、金刚烷胺（amantadine）等。③抗 DNA 病毒药物，如阿昔洛韦等；④抗肝炎病毒药物，如干扰素类和核苷（酸）类似物等。⑤抗人类免疫缺陷病毒药物，如叠氮胸苷（azidothymidine，AZT）、双脱氧肌苷（dideoxyinosine，DDI）等。抗病毒机制为：①与病毒竞争细胞表面受体阻止病毒吸附。②阻碍病毒入胞脱壳。③阻碍病毒生物合成。④增强宿主抗病能力的物质，抑制蛋白的合成等。

（三）抗真菌药物

常用抗真菌药物分类：①氮唑类，如第一代、第二代咪唑类药物咪康唑和酮康唑，三唑类药氟康唑、伏利康唑等，可高度选择性抑制真菌细胞色素 P450，使真菌细胞损失正常甾醇。②棘白菌素类，如卡泊芬净（caspofungin）、米卡芬净（micafungin）等，通过抑制 β，3 - β - D 葡聚糖合成酶，使细胞溶解。③多烯类抗生素，如两性霉素 B（amphotericin B），能与麦角固醇形成复合物并分裂真菌原生质膜导致膜渗透性增强，胞质内容物泄漏。④烯丙胺类化合物，如特比萘芬，可逆地抑制角鲨烯环氧酶，阻碍新的固醇合成并且降低膜上麦角固醇浓度。⑤嘧啶类化合物，如氟胞嘧啶等。

（四）其他药物

抗原虫及蠕虫药物主要包括甲硝唑、氯喹、吡喹酮、乙胺嗪和阿苯达唑等。血清免疫制剂主要包括各种抗毒素，如破伤风抗毒素、肉毒抗毒素、抗狂犬病血清等。恢复期患者血清可用于治疗严重病毒感染，如甲型 H_1N_1 流感等。

四、对症治疗

对症治疗（symptomatic treatment）有利于降低消耗、减轻损伤、减少痛苦、调节各系统功能及保护重要脏器。使患者度过危险期，为进一步治疗赢得时间，促进康复。

治疗方法包括：高热时物理降温，抽搐时镇静，颅内压升高时脱水，心力衰竭时强心治疗，严重毒血症时用糖皮质激素等。

五、支持治疗

（一）基础支持

根据各种感染性疾病不同阶段采取合理饮食，酌情补充营养，维持水、电解质平衡，输注新鲜血浆、凝血因子等，以增强体质和免疫功能。

（二）营养支持

营养支持包括肠道内与肠道外营养。首选肠内营养，利于门静脉循环、肠动力和肠道激素分泌，并可保护肠道屏障。肠内营养耐受较差者可用肠外营养补充其不足。主要营养素包括碳水化合物、脂肪乳剂、氨基酸、维生素等。

（三）器官支持

重症感染可有相应组织器官功能障碍，进一步可导致多器官功能障碍综合征（MODS），包括急性肾衰竭（ARF）、心力衰竭、肝衰竭、凝血功能紊乱、急性呼吸衰竭及脑损伤等。器官支持有利于提供暂时的功能替代以维持正常生理活动，可酌情采用血液净化技术、人工肝支持系统（artificial liver support system，ALSS）和呼吸支持技术等。

六、其他治疗

某些感染性疾病，如病毒性脑炎、脊髓灰质炎等可引起后遗症，需采取针灸治疗、理疗、高压氧治疗等康复治疗（rehabilitative therapy），以促进机体恢复。机体免疫状态对疾病转归起重要作用，酌情选用白细胞介素（interleukin，IL）、细胞集落刺激因子（cell colony stimulating factor，CSF）、IFN-α、转移因子、胸腺素、免疫球蛋白等可能有一定作用。中医（traditional Chinese medicine）、中药（Chinese herb medicine）对调整患者各系统功能具有重要作用，某些中药如黄连等还可能有一定抗微生物作用。心理治疗有利于患者正确认识所患疾病，积极配合治疗，有助于病情改善或恢复。

（黄俊谦）

第六节　感染性疾病的预防和控制

一、概述

感染性疾病的预防（prevention）与控制是一项长期而艰巨的任务。预防是为了控制和消灭感染性疾病，达到保护人民群众健康的目的。针对感染性疾病流行的3个基本环节，必须同时采取下列3个方面的综合预防措施，以便取长补短、相辅相成。但还应根据不同病种的特点和具体情况，针对传播的主导环节采取重点措施，达到综合措施与重点措施相结合的目的，预防和控制感染性疾病继续传播。

二、管理感染源

管理感染源是感染性疾病预防的基本措施，包括严格执行感染性疾病报告制度，对患者进行隔离和治疗，对病原携带者进行隔离、教育和治疗，对接触者进行检疫，对感染动物进行处理等。

（一）感染性疾病分类

第十二届全国人民代表大会常务委员会第三次会议修订的《中华人民共和国感染性疾病防治法》，将38种感染性强的感染性疾病列为法定管理的感染性疾病，并根据传播方式、速度及对人类危害程度的不同，分3类进行分级管理。

1. 甲类感染性疾病　鼠疫和霍乱。

2. 乙类感染性疾病　传染性非典型肺炎、艾滋病、病毒性肝炎、脊髓灰质炎、人感染高致病性禽流感、麻疹、流行性出血热、狂犬病、流行性乙型脑炎、登革热、炭疽、细菌性和阿米巴性痢疾、肺结核、伤寒和副伤寒、流行性脑脊髓膜炎、百日咳、白喉、新生儿破伤风、猩红热、布鲁菌病、淋病、梅毒、钩端螺旋体病、血吸虫病、疟疾。

3. 丙类感染性疾病　流行性感冒、流行性腮腺炎、风疹、急性出血性结膜炎、麻风病、流行性和地方性斑疹伤寒、黑热病、包虫病、丝虫病，除霍乱、细菌性和阿米巴性痢疾、伤寒和副伤寒以外的感染性腹泻病。

（二）尽早报告

（1）发现甲类和乙类感染性疾病中的肺炭疽、传染性非典型肺炎、脊髓灰质炎、艾滋病、人感染高致病性禽流感患者或疑似患者时，或发现其他感染性疾病和不明原因疾病暴发时，应于2h内将感染性疾病报告卡通过网络报告；未实行网络直报的责任报告单位应于2h内以最快的通讯方式向当地县级疾病预防控制机构报告，并于2h内寄送出感染性疾病报告卡。

（2）对其他乙、丙类感染性疾病患者、疑似患者和规定报告的感染性疾病病原携带者在诊断后，实行网络直报的责任报告单位应于24h内进行网络报告；未实行网络直报的责任报告单位应于24h内寄送出感染性疾病报告卡。

（三）处理接触者和病原携带者

对被感染性疾病病原体污染的场所、物品及医疗废物，必须消毒和无害化处理。对患者和病原体携带者实施管理与积极治疗，特别对食品制作供销人员、炊事员、保育员做定期带菌检查，及时发现，及时治疗与调换工作。尽可能在人群中检出病原携带者，进行治疗、教育、调整工作岗位和随访观察。对病原接触者进行医学观察、留观、集体检疫，必要时进行药物预防或预防接种。

（四）处理动物传染源

被感染的动物传染源，如有经济价值的野生动物及家畜，应隔离治疗，并加以消毒；对无经济价值的野生动物予以捕杀，并进行无害化处理。

三、切断传播途径

切断传播途径是预防感染性疾病继续传播的有效措施。根据感染性疾病传播途径的不同，采用切断传播途径的相应措施。消化道感染性疾病、虫媒感染性疾病以及许多寄生虫病，切断传播途径通常是起主要作用的预防措施。肠道感染性疾病因病原体从肠道排出，应做好床边隔离，吐泻物消毒，加强饮食卫生及个人卫生。经昆虫媒介传播的疾病，可根据不同媒介昆虫的生态习性特点采取不同的杀虫办法，采用药物杀虫、防虫、驱虫。呼吸道感染性疾病可采取消毒空气、戴口罩、通风等措施。

消毒（disinfection）是用化学、物理、生物的方法消除和杀灭环境中致病微生物的一种措施，对切断传播途径有重要作用。可分为预防性消毒及疫源地消毒两大类。预防性消毒是指饮水消毒、空气消毒，乳品消毒等；疫源地消毒即对现有或曾有传染源的疫源地进行消毒，目的是杀灭由传染源排出的病原体。疫源地消毒又可分为随时消毒与终末消毒。随时消毒指疫源地有传染源存在时，随时对其排泄物、分泌物进行消毒。终末消毒指传染源已迁走后（死亡、痊愈等），对疫源地进行一次彻底消毒，以消除遗留在外界环境中的病原体。有物理消毒法和化学消毒法，可以根据不同感染性疾病选择采用。

四、提高人群免疫力

保护易感人群使其不被传染是预防的重点措施之一。非特异性措施包括改善营养、锻炼身体和提高生活水平等增强体质，可提高机体非特异性免疫力。起关键作用的是预防接种（vaccination）以提高人群的主动或被动特异性免疫力。有重点有计划的预防接种各种疫苗后可使机体对相应的病原体感染具有特异性主动免疫力。同时加入适量的佐剂（adjuvant），如氢氧化铝，可提高人群接种疫苗的免疫效果。

（一）预防接种类型

1. 人工自动免疫 将免疫原性物质接种于人体后自行产生特异性免疫称为人工自动免疫（artificial active immunity）。主要制剂有：①减毒活疫苗，由免疫原性强而毒力弱的活菌株经人工培养而成，如卡介苗等；由减毒的活病毒或立克次体制成，如麻疹活疫苗等。②灭活疫苗，将免疫原性强的细菌或病毒等灭活后制成，如百日咳菌苗等。③类毒素，将细菌毒素以甲醛去毒而仍保留免疫原性的制剂，如破伤风类毒素等。④合成肽疫苗，又称抗原肽疫苗，是根据有效免疫原的氨基酸序列设计和合成的免疫原性多肽。⑤结合疫苗，是细菌荚膜多糖的水解物化学连接到某一种载体上，使其成为 T 细胞依赖性抗原，载体蛋白有白喉类毒素等。⑥核酸疫苗，包括 DNA 疫苗和 RNA 疫苗，能引起长期有效的免疫反应，因制作简单、经济安全、易于贮存运输等备受重视。

2. 人工被动免疫　以含抗体的血清或制剂，如注射抗毒血清、丙种球蛋白等，接种人体获得的抗体而受到保护称为人工被动免疫（artificial passive immunity）。免疫力出现快，但抗体的半衰期不超过 1 个月，主要在有疫情时紧急需要时应用。主要制剂有：①免疫血清，用毒素免疫动物后取得含有特异性抗体血清称抗毒素。②免疫球蛋白，由人血液或胎盘提取的丙种球蛋白制成；可作为甲型肝炎等特殊需要的预防接种用。

（二）预防接种应用

1. 接种对象　根据感染性疾病流行特征，如地区分布、年龄分布、免疫学特点选择对象；如 HBV 感染常以母婴传播为主，卡介苗以未受结核菌感染的人群为主，因而新生儿预防规划接种乙肝疫苗和卡介苗。伤寒、副伤寒各年龄组人群均可发病，成人、儿童均可接种伤寒副伤寒联合疫苗等。

2. 接种途径　接种途径可直接影响免疫效果及反应，不同生物制品采用不同的接种途径。由于死菌（疫）苗和类毒素接种量较大，多采用皮下注射。活菌（疫）苗多以皮下划痕、皮下注射、口服或喷雾法接种。丙种球蛋白、动物血清制品如抗毒素用肌肉或静脉注射。

3. 接种剂量、次数与再接种　免疫形成需要足够抗原刺激，剂量不够或过大均可影响免疫效果，因此每种制品都有规定的接种量。死菌（疫）苗接种量较大，常分 2~3 次注射，每次间隔时间根据免疫力形成的快慢而定。伤寒菌疫苗等产生免疫较快，每次间隔 7~10d。类毒素吸收慢，免疫产生也慢，需要每次间隔 3~4 周。预防接种后，免疫持续时间也因菌（疫）苗种类不同而异。为使免疫效果持续存在应定期再进行接种，一般在 1~2 年后再注射 1 次即可。

4. 接种的反应、处理与禁忌　应用生物制品后，少数可出现接种局部炎症反应，有时附近淋巴结肿痛，多于接种后 24h 内出现。全身反应有体温升高、头昏、恶心、腹泻等，多持续 1~2d。常不需处理，适当休息即可。极少出现的异常反应及处理包括：局部化脓，如脓肿应引流或抽脓，酌情抗菌治疗；晕厥，应使患者平卧、头部放低，注意保暖，口服糖水，按压人中等，如仍未见好转应送医院抢救；过敏性皮疹，可给抗过敏药物；抗毒素血清等可发生过敏性休克，应用前先皮试，出现变态反应时使患者平卧、头部放低，注意保暖，立即肌肉注射 1∶1000 肾上腺素 0.5~1.0ml，呼吸衰竭者可肌肉注射尼可刹米，并吸入氧气等；其他，如急性弛缓性麻痹、臂丛神经炎、淋巴结炎、脑膜炎及骨髓炎等。具有下列情况者不能接种：发热特别是高热患者；各种感染性疾病及恢复期患者；各种器质性疾病患者包括循环、消化、泌尿系统疾病等；有过敏史者；妇女经期；孕妇及哺乳期母亲；年老及过度体弱者等。

（黄俊谦）

第二章

医院感染管理与监测

第一节　医院感染管理组织机构与成员职责

2006 年，国家卫生部颁布的《医院感染管理办法》，对我国医院感染管理的组织模式和机构作了明确规定，即"住院床位数在 100 张以上的医院应设医院感染管理委员会和独立的医院感染管理部门，住院床位总数在 100 张以下的医院应指定分管医院感染管理工作的部门，其他医疗机构应当有医院感染管理专（兼）职人员。"目前我国医院感染管理组织系统有：原卫生部医院感染预防与控制专家组，省级医院感染预防与控制专家组，医院感染管理委员会，医院感染管理部门，各临床科室医院感染管理小组。

一、医院感染管理组织机构

组织机构是表现组织中各部分的排列顺序、空间位置、罪集状态、联系方式以及各要素之间相互关系的一种模式，它是执行管理任务的组织体制。目前我国医院感染管理组织模式为宏观和微观的三级组织体系。

1. 宏观的医院感染管理三级体系　宏观的医院感染管理三级组机构为：原卫生部医院感染预防与控制专家组，省级医院感染预防与控制专家组，以及医院感染管理委员会。原卫生部和省级人民政府行政部门成立的医院感染预防与控制专家组成员由医院感染管理、疾病控制、感染性疾病学、临床检验、流行病学、消毒学、临床药学、护理学等专家组成。

2. 微观的医院感染管理三级体系　微观的医院感染管理三级组织机构为：一级机构医院感染管理委员会，是医院感染监控系统的领导机构，由医院感染管理部门、医务部门、护理部门、临床科室、消毒供应室、手术室、临床检验部门、药事管理部门、设备管理部门、后勤管理部门及其他有关部门的主要负责人组成，主任委员由医院院长或主管医疗工作的副院长担任。二级机构是负责具体工作的职能机构即医院感染管理部门（感染管理科），具体负责医院感染预防与控制方面的管理和业务工作。医院应按每 200～250 张实际使用床位，配备 1 名医院感染专职人员，基层医疗机构必须指定专人兼职负责医院感染管理上作。三级机构即各科室的医院感染管理小组，由科室主任、护士长及本科兼职监控医师、监控护士组成。

二、各级组织与成员职责

1. 原卫生部医院感染预防与控制专家组的主要职责　①研究起草有关医院感染预防与控制、医院感染诊断的技术型标准和规范。②对全国医院感染预防与控制工作进行业务指导。③对全国医院感染发生状况及危险因素进行调查、分析。④对全国重大医院感染事件进行调查和业务指导。⑤完成原卫生部交办的其他工作。

2. 省级医院感染预防与控制专家组职责　负责指导本地区医院感染预防与控制的技术性工作。

3. 医院感染管理委员会职责　①依据政策法规，认真贯彻医院感染管理方面的法律法规及技术规范和标准，制定本医院预防和控制医院感染的规章制度并监督实施。②根据《综合医院建筑标准》相关卫生学标准和预防医院感染的要求，对医院的建筑设计和重点科室建设的基本标准、基本设施和工作流程进行审查并提出建设性意见。③研究并确定医院的医院感染管理工作计划，并对计划的实施进行审定、考核和评价。④研究并确定医院的感染重点部门、重点环节、危险因素以及采取的干预措施，明确各有关部门、人员在预防和控制医院感染工作中的责任。⑤研究并制订医院发生医院感染暴发及出现不明原因传染性疾病或特殊病原体感染性疾病例等事件时的控制预案。⑥建立医院感染会议制度，定期审查、研究、协调和解决有关医院感染管理方面的问题。⑦根据本医院病原体及耐药现状，配合药事管理委员会提出合理使用抗菌药物的指导意见。⑧妥善处理医院感染管理的其他相关事宜，把医院感染降低到最小可能和最低程度。

4. 医院感染管理部门（医院感染管理科）主要职责　①根据国家和本地区卫生行政部门有关医院感染管理的法规、标准，拟定医院感染控制规划、工作计划。②组织制定医院及各科室医院感染管理规章制度，依据不同时期医院感染工作现状，制定新的更为完善的管理制度。③具体组织实施医院感染管理规章制度，对医院感染控制质量进行定时或不定时检查并实施持续改进。④对有关预防和控制医院感染管理规章制度的落实情况进行检查、监督、评价和指导。⑤对医院感染及其相关危险因素进行监测、分析和反馈，针对问题提出控制措施并指导实施。⑥对医院感染发生状况进行调查、统计分析，及时向医院感染管理委员会或者医疗机构负责人上报医院感染控制动态，并向全院通报。⑦定期对医院环境卫生、消毒、灭菌效果、隔离、无菌操作技术、医疗废物管理等工作进行监督、监测，及时汇总、分析监测结果，提供指导，发现问题，制定控制措施，并督导实施。⑧对医院发生的医院感染流行、暴发事件进行报告和调查分析，提出控制措施并协调、组织有关部门进行处理。⑨对感染性疾病的医院感染控制工作提供指导。⑩负责全院各级人员预防和控制医院感染的知识与技能的培训、考核，对医务人员有关医院感染的职业卫生防护工作提供指导。⑪参与药事管理委员会关于抗感染药物临床应用的管理工作，协助拟定合理用药的规章制度，并参与监督实施。⑫对消毒药械和一次性使用医疗器械及器具的相关证明进行审核，对其储存、使用及用后处理进行监督。⑬组织开展医院感染预防与控制方面的科研工作，开展医院感染的专题研究，有条件的省市级医院、医学院校附属医院可建立实验室或研究室。

5. 医务管理部门在医院感染管理工作中应履行的职责　①监督、指导医师和医技人员严格执行无菌技术操作规程、抗感染药物合理应用、一次性医疗用品的管理等有关医院感染的制度。②发生医院感染暴发或流行趋势时，统筹协调感染管理科及相关科室、部门开展感染调查与控制工作，根据需要进行医师人力调配；组织对患者的治疗和善后处理。③协助组织医师和医技部门人员预防、控制医院感染知识的培训。

6. 护理管理部门在医院感染管理工作中应履行的职责　①监督、指导护理人员严格执行无菌技术操作、消毒、灭菌与隔离、一次性使用医疗用品的管理等有关医院感染管理的规章制度。②发生医院感染暴发或流行趋势时，根据需要进行护理人力调配。③协助组织全院护理人员对预防、控制医院感染知识的培训。

7. 总务后勤科在医院感染管理工作中应履行的职责　①监督医院营养室的卫生管理，符合《中华人民共和国食品卫生法》要求。②负责组织污水的处理、排放工作，符合国家"污水排放标准"要求。③负责组织医院废弃物的收集、运送及无害化处理工作。

8. 药剂科在医院感染管理工作中应履行的职责　①及时为临床提供抗感染药物的信息。②督促临床人员严格执行抗感染药物应用的管理制度和应用原则。③负责本院抗感染药物的应用管理，定期总结、分析应用情况。

9. 检验科在医院感染管理工作中应履行的职责　①开展医院感染性疾病原微生物的培养、分离鉴定、药敏试验及特殊病原体的耐药性监测，定期总结、分析，向有关部门反馈，并向全院公布。②负责医院感染常规微生物学监测。③发生医院感染暴发流行时，承担相关检测工作。

10. 科室感染管理小组职责　①负责本科室医院感染管理的各项工作，根据本科室医院感染的特点，制定管理制度，并组织实施。②对医院感染性疾病例及感染环节进行监测，采取有效措施，降低本科室医院感染发病率。③有医院感染流行趋势时及时报告医院感染管理科，并积极协助调查。④监督本科室人员严格执行无菌操作技术规程、消毒隔离制度。⑤监督检查本科室抗感染药物使用情况。⑥做好对卫生员、配膳员、陪护、探视者的卫生管理。⑦组织本科室预防、控制医院感染知识的培训。

11. 医务人员在医院感染管理中应履行的职责　①严格执行无菌技术操作规程等医院感染管理的各项规章制度。②掌握抗感染药物临床合理应用原则，做到合理使用。③掌握医院感染诊断标准。④掌握自我防护知识，正确进行各项技术操作，预防锐器刺伤。⑤参加预防、控制医院感染知识的培训。⑥发现医院感染性疾病例，及时送病原学检验及药敏试验，查找感染源、感染途径，控制蔓延，积极治疗患者，如实填表报告。⑦发现有医院感染流行趋势时，及时报告感染管理科，并协助调查。⑧发现法定感染性疾病，应根据《中华人民共和国感染性疾病防治法》的规定填写感染性疾病报告卡并在规定时间内上报。

（黄俊谦）

第二节　医院感染管理控制标准

2006 年，国家卫生部颁布了《医院感染管理办法》，对医院感染管理控制标准作出明确规定，使医院感染管理控制标准更加规范化。

一、医院感染管理控制标准

1. 医院感染发病率　100 张床位以下医院小于等于 7%；100~500 张床位的医院小于等于 8%；500 张床位以上医院小于等于 10%。

2. 1 类切口手术部位感染率　100 张床位以下医院小于 1%；100~500 张床位的医院小于 0.5%；500 张床位以上的医院小于 15%。

3. 医院感染漏报率　要求小于等于 20%。

4. 抗菌药物使用率　力争控制在 50% 以下。

5. 感染性疾病例标本送检率　力争达到 70%。

6. 污染物品　必须进行无害化处理，并不得检出致病性微生物。

7. 医疗废物　按照《医疗废物管理办法》分类处理。

8. 污水检测　按原国家卫生部颁布《医院污水排放标准》执行。

二、消毒灭菌控制标准

1. 常规物品消毒灭菌合格率　力争达到 100%。

2. 使用中消毒剂　细菌数小于等于 100cfu/mL，不得检出致病性微生物。

3. 无菌器械保存液　必须无菌。

4. 血液透析系统监测　透析水细菌总数小于 200cfu/mL，不得检出致病菌；透析液细菌总数小于 2 000cfu/mL，不得检出致病菌。

5. 紫外线灯管照射强度　使用中灯管大于 $70\mu W/cm^2$，新购进灯管大于等于 $90\mu W/cm^2$。

6. 进入人体无菌组织、器官或破损皮肤、黏膜的医疗用品　必须无菌。

7. 接触黏膜的医疗用品　细菌总数小于等于 20cfu/g 或 $100cm^2$，不得检出致病性微生物。

8. 接触皮肤的医疗用品　细菌总数小于等于 200cfu/g 或 $100cm^2$，不得检出致病性微生物。

9. 使用中的消毒物品　不得检出致病性微生物。

10. 各类环境空气、物体表面及医务人员手的细菌学监测　见表 2 - 1。

表 2 - 1　各类环境空气、物体表面、医务人员手细菌菌落总数卫生标准

环境类别	范围	空气 cfu/皿	物体表面 cfu/cm²	医护人员的手 cfu/cm²
I 类	层流洁净手术室，层流洁净病房	≤4（30min）	≤5	≤5
II 类	非洁净手术室、非洁净骨髓移植病房室、产房、婴儿室、早产儿室、器官移植病房室、烧伤病房、重症监护病房、血液病房等	≤4（15min）	≤5	≤5
III 类	儿科病房、消毒供应中心、血液透析中心、其他普通住院病区等	≤4（5min）	≤10	≤10
IV 类	普通门（急）诊及其检查（妇产科检查室、人流室）治疗（注射、换药等）；输血科、感染性疾病门诊和病区	≤4（15min）	≤10	≤15

注：以上不得检出乙型溶血性链球菌、金黄色葡萄球菌及其他致病性微生物。在可疑污染情况下进行相应在指标的检测。母婴同室、早产儿室、婴儿室、新生儿及儿科病房的物体表面和医护人员手上，不得检出沙门菌。

（黄俊谦）

第三节　医院感染的监测方法

自 1986 年以来，全国各级医院陆续开展了全面连续的医院感染监测工作，在降低医院感染率方面，取得了一定的成绩。2006 年，国家卫生部颁布的《医院感染管理办法》，对监测工作内容和方法提出了具体要求和标准，使医院感染监测工作更加规范。

一、医院感染监测的定义

医院感染监测是指长期、系统、主动、连续地观察和收集分析医院感染在一定人群中的发生、分布及其影响因素，并将监测结果报送给有关部门和科室，为医院感染的预防控制和管理提供科学依据。

从上述定义中可看出监测是一个长期、系统、连续的工作，因此要有一个长期的监测计划，单次的调查不能算监测，必须系统地收集医院感染及其相关资料，对监测资料定期进行分析总结，并将监测结果及时反馈给有关部门和个人，以便及时采取有效的控制措施。

二、医院感染监测的目的

开展医院感染监测，能够及时发现医院感染存在的问题、医院感染的危险因素、易感人群、医院感染的发展趋势等，为医院感染的预防和控制提供科学依据。

监测的最终目标是减少医院感染及其造成的损失。监测的具体目的有以下几个方面。

1. 提供医院感染的本底率　通过监测可以提供医院感染的本底率，建立可供比较和评价的医院感染发病率基线。由于 90% ~95% 的医院感染性疾病例是散发而不是流行，因此监测的主要目的除及时发现医院感染流行或暴发流行的趋势外，就是降低医院感染的散发率。只有通过监测才能确定各家医院的医院感染发病率或现患率基线。这一基线是在一定范围内波动的，是相对平稳的。

2. 及时发现和鉴别医院感染暴发　一旦确定散发基线，可以依据基线来判断暴发流行。5% ~10% 的医院感染属暴发流行。但局部的暴发流行往往更多的是依靠临床医务人员的报告和微生物室的资料，而不是常规监测。

3. 教育医务人员遵守医院感染控制规范和指南　利用监测资料和数据说话，增强临床医务人员和其他医院工作人员（包括管理者）有关医院感染和细菌耐药的警觉性，可使医务人员理解并易于接受推荐的预防措施，降低医院感染率。

4. 减少医院感染危险因素　充分利用监测过程，并在监测过程中不断改进感染控制工作，减少医

· 21 ·

院感染的危险因素，取得控制感染的预期效果。

5. 评价感染控制措施的效果　不管采取什么控制措施，只有通过持续的监测，才能判断控制措施的效果。有的措施看起来应该有效，但通过监测发现是无效的，如对插尿管的患者每天进行尿道护理预防尿路感染。评价感染控制措施的效果，应从效果和效益两方面加以考虑。

6. 满足制订感染控制政策的需要　监测可以发现感染控制措施的不足，发现患者诊疗过程中需要改进的地方，并据此调整和修改感染控制措施。

7. 为医院在医院感染方面受到的指控提供辩护依据　有时医院会接到患者在医院感染方面的投诉或法律指控，完整的监测资料能反映医院感染存在与否和医院在医院感染方面的实际工作情况，以及是否违反相关的法律、法规、规范等，为医院提供辩护的依据。

8. 比较医院内部或医院之间的感染率　美国疾病预防与控制中心（Center for Disease Control and Prevention）研究提示，感染率的比较有利于减少医院感染危险因素，但这种比较需要考虑不同感染、不同部位不同危险因素，按危险因素校正感染率，校正后的感染率可进行比较。

三、医院感染监测内容

从广义角度讲，凡是涉及医院感染的环节和因素都应进行监测。具体应从影响医院感染的主要方面入手，对医院感染发病率、医院感染危险因素、环境卫生学、消毒灭菌效果、抗菌药物应用和病原微生物的变化6个方面进行监测。

1. 医院感染发病率的监测　医院感染发病率是指在一定时期里，处在危险人群中（通常为住院患者）新发感染性疾病例的频率，是医院感染监测最重要的内容。通过医院感染发病率的监测，可掌握医院整体发病水平，预测医院感染的流行趋势，防止医院感染暴发的出现。在医院感染发病率监测中，感染患者有时会在住院期间发生多次或多部位的感染，使发病率有两种计算和表示方法，即感染性疾病例发病率和感染例次发病率。感染例次发病率常高于感染性疾病例发病率。

2. 医院感染危险因素的监测　医院感染危险因素的监测主要包括手术、全身麻醉、侵入性操作、意识障碍、化疗、放疗、免疫抑制剂、抗菌药物应用等的监测。

3. 消毒灭菌效果监测　消毒灭菌效果监测是控制医院感染的关键性问题，包括的内容主要有：①对消毒灭菌物品定期进行消毒灭菌效果监测。②对使用中消毒剂、灭菌剂定期进行化学和生物监测。③对消毒灭菌设备定期进行工艺、物理、化学和生物监测。④对血液净化系统定期进行微生物学监测。⑤当有医院感染流行或暴发时，对相关环节进行微生物学监测和分子流行病学调查。

4. 环境卫生学监测　医院环境卫生学监测的部门主要有手术室、消毒供应室无菌区、治疗室、ICU、骨髓移植病房、血液病房、血液净化病房等。监测的主要内容有空气、物体表面、医护人员的手、餐饮厨具、食品及医用废物和污水处理程序的检测。在医院感染流行时，对怀疑与医院环境卫生学因素有关的方面进行及时监测。

5. 抗菌药物使用情况监测　抗菌药物使用情况的监测标准，目前尚无具体统一的方案。根据我国各医院已开展的工作，从宏观监测角度，主要有以下内容：①各医院、各科室的抗菌药物使用率。②是否符合抗菌药物应用的适应证。③感染患者病原学检查率及药敏指导抗菌药物使用的比例。④预防用药的比例及合理使用情况。⑤联合用药的配伍及合理使用情况。⑥抗菌药物给药途径和方法是否正确。⑦抗菌药物应用不良反应的监测。⑧各医院使用率最高的前5种抗菌药物。⑨对严重感染患者开展抗菌药物药代动力学监测。⑩合理与不合理应用抗菌药物的比例。

6. 医院感染性疾病原微生物的监测　医院感染性疾病原微生物的监测是控制医院感染必不可少的重要环节。病原微生物监测除了定期分析医院、重点科室（ICU、产房、新生儿病房、儿科、移植病房、血液病房肿瘤病房等）病原微生物的变化情况、临床感染细菌对抗菌药物的耐药情况外，重点要监测容易引起流行、暴发或危害性大、不易控制并具有流行病学价值的特殊病原体和新的病原体。即加强对肝炎病毒、艾滋病病毒、柯萨奇病毒、非典型分枝杆菌及多重耐药的耐甲氧西林金黄色葡萄球菌（MRSA）、耐甲氧西林表皮葡萄球菌（MRSE）、耐万古霉素肠杆菌（VRE）等的监测，尤其要注意对

MRSA 的监测。

四、医院感染监测类型

医院感染监测按监测的对象和目的不同分为全面综合性监测和目标性监测两个基本类型。

（一）全面综合性监测

全面综合性监测是连续不断地对全院所有单位、工作人员和患者的医院感染及其相关因素进行综合性监测，目的是了解全院医院感染情况。

全面综合性监测常在监测工作的开始阶段采用，主要有发病率调查和现患率调查两种监测方法。

1. 发病率调查　这一方法是对一定时期内医院感染的发生情况进行调查，是一个长期、连续的过程，可采用前瞻性调查和回顾性调查两种方式。

2. 现患率调查　又称现况调查或横断面调查，它利用普查或抽样调查的方法，收集一个特定时间内，即在某一点或短时间内，有关实际处于医院感染状态的病例资料，从而描述医院感染及其影响因素的关系。现患率调查主要计算现患率，依次估计发病率，由于包括新、老病例，所以总是大于发病率。

全面综合性监测具有以下优点：第一，能得到全院感染的全面情况，如各科室、各病房的感染率，各系统疾病的感染率，各种危险因素，介入性操作和易感人群，病原体种类、特点及其耐药性等，各种相关因素如抗菌药物的合理应用，消毒灭菌及隔离工作中的问题与薄弱环节及医护人员不良的习惯性操作方法。第二，能及早发现医院感染聚集性发生和暴发流行的苗头。第三，能收集和分析大量的资料，为开展目标性监测和深入研究打下基础。这种方法的缺点是花费大、耗时、劳动强度大，占去专职人员大部分的精力，使之无暇顾及目标性监测和医院感染的预防控制工作。

（二）目标性监测

目标性监测是对监测事件确定明确的目标，然后开展监测工作以达到既定的目标。该类监测是为了将有限的人力、物力用于解决某些重点问题而设计。目标性监测常要在全面综合性监测的基础上进行，目标的确定以医院感染或相关事件的相对严重程度为依据。目标性监测包括：优先监测、感染部位监测、部门监测、轮转监测和暴发监测等。目标性监测的优点在于目标明确，经济效益高；其缺点是得不到未监测部门医院感染或相关事件的基数，所以不能及时发现医院感染的聚集性或暴发流行。

五、医院感染监测方法

1. 主动监测　主动监测是由医院感染专职人员主动去病房发现医院感染性疾病例及相关事件。此种监测方法能及时、及早地发现问题，如医院感染的聚集性发生或暴发流行，调查方法与标准一致，得出的资料可靠，可比性强，意义大；其缺点是需要较多的人力、物力和时间。

2. 被动监测　被动监测是由病房的医护人员而非医院感染专职人员去发现和报告医院感染性疾病例和相关事件。此种监测方法的优点是需要较少的医院感染专职人员，缺点为由于医护人员对医院感染诊断标准掌握不准，常导致大量漏报，所得资料可比性差，且不能及时发现医院感染的聚集性发生或暴发流行。

（冷　玲）

第四节　医院感染性疾病例监测

医院感染性疾病例监测的关键是发现感染性疾病例，然后再围绕感染性疾病例有关因素进行调查。发现感染性疾病例的资料最主要来源是查房、查阅记录和微生物学检验室报告。

一、资料来源与收集

（一）资料来源

1. 查房　通过查房，可以及时发现医院感染新病例。查房时尤其应密切注意那些住院时间长、病情重、免疫力低下、接受介入性操作、体温高和使用抗菌药物的患者。

2. 查阅病历　查阅各种医疗、护理记录时，注意是否有医院感染的指征如发热、白细胞增多、使用抗菌药物治疗等，各种影像学如 X 射线、CT 扫描以及血清学诊断等可作为医院感染的诊断依据。

3. 微生物学检验报告　临床细菌检验能及时检出与医院感染相关的病原菌，并提供该细菌对各种抗菌药物的敏感性及耐药资料，对已发生感染及可疑感染患者都应做临床微生物学检查。要提醒的是单凭微生物学检验结果不能判断是否发生医院感染，因为并非所有感染患者都做微生物学检查，而送检标本也可因为处理不当或条件不足出现假阴性。

（二）资料收集方法

发现感染性疾病例主要是由医院感染专职人员、临床医师、护士来完成的，可通过以下方法收集医院感染监测资料。

1. 医生自报　医生在诊治患者过程中，对患者情况非常了解，能在第一时间发现感染先兆，能及时发现感染患者，熟悉感染的诊断标准，应对临床医务人员进行医院感染相关知识和诊断标准的培训，提高他们对医院感染性疾病例调查与控制工作的认识，提高医生自报感染性疾病例的质量，积极主动配合，认真填写医院感染性疾病例登记表。

2. 横断面调查　医院感染专职人员可根据医院具体情况，对全院或某些重点科室有计划地进行横断面调查。可初步了解医院感染的本底率及其变动情况，同时分析医院感染的危险因素。

3. 回顾性调查　回顾性调查是指患者出院后医院感染专职人员到病案室查看病历，以发现医院感染性疾病例及相关因素，为分析感染原因和感染危险因素提供初步依据，补充和修正医院感染诊断，完善感染监测资料，发现感染漏报病例。

4. 感染监控护士登记　医院每个病房应设名兼职医院感染监控护士，对其病房发生的感染性疾病例进行登记，随时与医院感染管理科联系。

5. 医院感染专职人员前瞻性调查　前瞻性调查即有计划地对某些重点科室或全院进行某时期的医院感染前瞻调查，以发现某时期某病房或全院发生的感染性疾病例，再计算医院感染发病率，并对有差危险因素进行分析。这是对住院患者进行跟踪观察，直到患者出院，也包括出院患者的随访。由医院感染专职人员组织，进行前瞻性调查，可以监测医院感染发病率以及有关危险因素。

以上各种方法都可以用于医院感染的调查，收集医院感染资料，可根据不同需要采用不同的方法。医生和监控护士登记报告感染性疾病例，对感染性疾病例的发现是较好的方法，但由于主、客观原因，往往有许多漏报病例，同时不宜坚持长久。横断面调查虽然工作量较大，但容易做到，同时很快就得出结果。但横断面调查结果只能是大致反映医院感染情况，因为此种调查只是对调查当时存在的感染性疾病例进行登记，对调查前发生的感染性疾病例或已经治愈的以及调查后发生的感染性疾病例都漏掉了，所以调查结果不能完全代表感染性疾病例发生情况。回顾性调查容易产生偏倚，常因原始病历记载不完整，许多感染性疾病例无从发现，漏诊难以避免，所以其调查结果不能真实反映医院感染实际水平。前瞻性调查结果比较真实可靠，但需要一定的人力、物力及较长的时间，有时难以坚持。总之，各种方法各有其优缺点，可根据各医院实际情况决定采取哪一种资料收集方法。

二、医院感染性疾病例判断

医院感染性疾病例的诊断首先要明确医院感染的定义，然后掌握医院感染诊断标准。感染性疾病例的判断主要依靠临床资料、实验室检查结果及各种专业诊断指标和临床医生的综合判断。

实验室检查包括病原体的直接检查、分离培养及抗原抗体的检测；其他还包括 X 射线、CT 扫描、超声波、核磁共振（MRI）、内窥镜、组织活检和针刺抽吸物检查等。

总之，要综合详尽的临床资料，全面而细致的体格检查及其他检查结果，按医院感染的诊断标准判定是否属于医院感染。

三、医院感染发病率调查

发病率调查是指在一定时期内，对特定人群中所有患者进行监测，患者在住院期间甚至在出院后（如出院后手术患者的监测）都是被观察和监测的对象。对一定时期内医院感染的发生情况进行调查，是一个长期的连续的过程，可采用前瞻性调查和回顾性调查两种方式，它可提供本底感染率以及所有感染部位和部门的资料。

（一）设计医院感染性疾病例登记表

设计医院感染性疾病例登记表主要根据调查目的、调查方法而定，力求简单明了，便于填写。登记表的基本内容应包括：

1. 管理资料　如医院或科室编号、感染性疾病例编号。

2. 患者的一般情况　如姓名、性别、年龄、病案号等，这些资料提供患者的基本特征，为资料的查询和复核提供方便。

3. 患者的住院资料　如患者的入院和出院日期、科室、病房等，为资料的分类、分析、比较提供信息。

4. 发生医院感染有关的因素　如易感因素、侵入性操作、免疫抑制剂的应用等，用以分析感染发生的原因。

5. 医院感染特征的记录　如感染日期、感染部位、病原体及其耐药性等，用以分析感染发生的特点。

6. 病原学检测情况　包括送检日期、标本名称、检测方法、病原体、药敏菌验结果等。

7. 抗生素使用情况　包括药名、剂量、给药途径、起止时间等。

8. 手术情况　包括手术名称、手术时间、手术者、切口类型、麻醉方式等，可用于外科感染的分析。

根据上述原则和目的确定调查内容，并对所调查的项目要有明确的规定和详细的说明。

表2-2为医院感染性疾病例登记表示例。

表2-2　医院感染性疾病例登记表

登记日期＿＿＿＿年＿＿＿＿月＿＿＿＿日　　　　　　　　　　　　　　　　　　　　　　主管医师＿＿＿＿＿

科室＿＿＿＿＿＿＿＿＿＿＿＿＿＿＿＿＿＿＿＿　　　床号＿＿＿＿＿＿＿＿＿＿＿＿＿＿＿＿＿＿＿＿＿＿＿

感染患者编号＿＿＿＿＿＿＿＿＿＿＿＿＿＿＿＿　　入院日期＿＿＿＿＿年＿＿＿＿＿月＿＿＿＿＿日

住院号＿＿＿＿＿＿＿＿＿＿＿＿＿＿＿＿＿＿＿　　出院日期＿＿＿＿＿年＿＿＿＿＿月＿＿＿＿＿日

姓名＿＿＿＿＿＿＿＿＿＿＿＿＿＿＿＿＿＿＿＿　　住院日数＿＿＿＿＿＿日

性别　男　女　　　　　　　　　　　　　　　　　诊断　1.＿＿＿＿＿＿＿＿＿＿＿＿＿＿＿＿＿＿＿＿

年龄　岁　月　天　　　　　　　　　　　　　　　　　　2.＿＿＿＿＿＿＿＿＿＿＿＿＿＿＿＿＿＿＿＿

　　　　　　　　　　　　　　　　　　　　　　　　　　3.＿＿＿＿＿＿＿＿＿＿＿＿＿＿＿＿＿＿＿＿

住院费用＿＿＿＿＿＿＿＿＿＿＿＿＿＿＿＿＿元　　预后　治愈　好转　无变化　恶化　死亡

感染日期＿＿＿＿年＿＿＿＿月＿＿＿＿日　　　　感染部位＿＿＿＿＿＿＿＿＿＿＿＿＿＿＿＿＿＿＿＿

医院感染与原发病预后的关系　无影响　加重病情　　促进死亡　直接原因

危险因素

泌尿道插管　是　否　　　　　　　　　　　　　　手术日期＿＿＿＿＿年＿＿＿＿＿月＿＿＿＿＿日

动静脉插管　是　否　　　　　　　　　　　　　　手术名称＿＿＿＿＿＿＿＿＿＿＿＿＿＿＿＿＿＿＿＿

使用呼吸机　是　否　　　　　　　　　　　　　　手术持续时间＿＿＿＿＿＿min

免疫抑制剂、激素　是　否　　　　　　　　　　　切口类型　Ⅰ　Ⅱ　Ⅲ

放射治疗、化学药物治疗　是　否　　　　　　　　手术医生＿＿＿＿＿＿＿＿＿＿＿＿＿＿＿＿＿＿＿＿

麻醉类型　全身麻醉　非全身麻醉　　　　　　　　ICU是　否

病原学检查 是 否	送检日期_____年_____月_____日
标本名称_____	检查方法 镜检 培养 血清学
药敏实验 是 否	
病原体_____	敏感药物 耐药药物
抗菌药物应用情况	
药物名称 剂量 给药方式	应用时期 联合用药情况 应用目的

（二）医院感染性疾病例登记表的填写说明

医院感染性疾病例登记表中的项目有些是必填的，如性别、年龄、科室、感染部位、感染日期等。这些因素是感染分类和感染患者的基本特征。有些是选择项，是为更好地开展工作而设立的，可根据医院的实际情况而定。

1. 感染患者编号　感染患者按年代及发生的先后排序编号。其记法是先写年代，随后是排序号。例如，2008 年发生的第一位病例为 2008－001，第九位病例为 2008－009，以此类推。应用计算机软件处理资料的，每随机输入一个患者的信息，都有一个对应的号码，调查表上的编号应与计算机上编号一致，便于查询。

2. 入院日期　用以计算入院至感染发生的时间，填写时要注意如果患者在一次住院时间患多种感染，在记录时应填同一入院日期。

3. 诊断　指感染患者出院时的主要诊断，一般最多填写 3 个。

4. 感染日期　指出现临床症状或实验室阳性证据的日期。填写时注意以下两点：①当实验室结果作为诊断依据时，感染日期应为收集实验室标本的日期，而不是出结果的日期。②当感染与 ICU 有关但是在出 ICU 以后 24h 内发病时，出 ICU 的日期即为感染日期。

5. 感染部位　按国家卫生部颁发的《医院感染诊断标准》中的分类填写。

6. 手术　手术是指患者进入手术室并至少接受了一次手术操作。

（1）手术时间：是指从切皮到皮肤缝合完毕的时间，不包括麻醉时间。

（2）手术类型：分 3 类。Ⅰ类为清洁切口，切口未进入呼吸道、生殖道、泌尿道或消化道；Ⅱ类为清洁污染切口，指虽通过呼吸道、生殖道、泌尿道或消化道，但在良好控制条件下，没有发生特殊污染的手术切口；Ⅲ类为污染切口，指包括开放性、新鲜的意外事故伤口，也包括在手术过程中无菌技术遭到严重破坏的手术或陈旧性有坏死组织和存在临床感染的外科伤口。

7. 实验室诊断　①镜检。②培养如培养结果为阳性，须填写病原体名称。③血清学诊断：通过检测病原体抗原或抗体得出的诊断。

8. 病原体　最多可填 3 种病原体，但应将最主要的病原体填在第一栏中，如果为继发性感染，则应指出哪个病原体为原发感染的病原体。

9. 感染与死亡的关系　按感染对患者死亡的作用分为：

（1）直接原因：即患者直接因医院感染而死亡。

（2）间接原因：即患者的死亡与医院感染有关，医院感染起一定的作用，但非主要的作用。

（3）无关原因：即患者的死亡与医院感染无关。

（三）调查方法及注意事项

1. 调查方法　可采用前瞻性调查和回顾性调查两种方式。

（1）前瞻性调查：由感染控制专职人员定期、持续地对正在住院的患者或手术后出院患者的医院感染发生情况进行跟踪观察与记录，及时发现医院感染控制中存在的问题，并定期对监测资料进行总结和反馈。

（2）回顾性调查：由感染控制专职人员或病历档案管理人员定期对出院病历进行查阅来发现医院感染性疾病例的一种方法。

2. 病例调查工作程序 临床医生报告→专职人员确认→查阅相关资料→询问患者→查漏报。

3. 注意事项 调查时查看每个患者或检查每份病历是否发生医院感染，除按前面所讲的方法进行资料的收集和感染性疾病例的判断外，着重注意以下几点：①体温记录，体温是否有所升高，若有发热，了解发热原因。②抗菌药物使用情况，如使用抗菌药物，为何原因使用。③入院诊断以及疾病进展情况。④实验室的各项诊断报告。

（四）资料整理

对原始资料进行检查核对后，须进行整理，以便做进一步分析。资料的整理须按统计学要求和调查研究的来进行，并计算相关统计指标如各种率、比、均数、百分数及构成比等。

资料的分析要运用流行病学原理与方法、统计学原理、基础学科和医院感染专业知识来分析、比较综合和归纳医院感染的规律性。分析的内容一般包括：①医院感染总的发病率。②不同科室、不同系统疾病的医院感染率。③不同感染部位的感染率。④医院感染危险因素的分析。⑤医院感染性疾病原学及其耐药特点分析。⑥不同部门、不同人群及医院间医院感染的比较。⑦医院感染的趋势分析。⑧医院感染聚集性发生或暴发流行分析等。但对具体的医院，应根据监测目的、内容和医院的特点来进行。

四、医院感染漏报率调查

漏报是指在医院感染监测过程中医院感染性疾病例的发现及登记数低于医院感染的实际发生数。由于漏报现象的存在，监测系统应定期地进行精报率调查，以了解医院感染实际发生情况和评价医院感染的监测质量。漏报率调查是完整监测系统的组成部分，属于回顾性调查，其方法步骤如下：

1. 确定调查时间 在漏报率调查时应以月为单位，但选择哪个月或哪几个月应随机确定。原国家卫生部颁发的《医院感染管理规范》要求，漏报调查的样本量应不少于年监测病人数的10%。

2. 实施调查 调查月份确定之后，对该月的监测人群的全部出院病历进行检查。按照医院感染的诊断标准，检查每份病历是否发生医院感染。对发生医院感染的病历进行登记然后将登记表上的病例与该月上报的病例校对。凡在该月上报的资料中没有的病例，作为漏报病例。

3. 资料的整理分析 将得到的医院感染调查资料按统计方法汇总，根据资料中实际发生医院感染性疾病例数与漏报病例数计算医院感染漏报率、估计（实际）发病率、估计（实际）发生数。

五、医院感染性疾病例监测主要计算指标

1. 感染性疾病例发病率 是指在一定的时期内，处在一定危险人群中，新发感染性疾病例的百分率。

计算公式为：医院感染发病率（%）＝一定时间内医院感染发病例数/同期的住院病人数×100%

2. 感染例次发病率 是指在一定时期内，处在一定危险人群中的新发生感染例次的百分率。

计算公式为：医院感染例次发病率（%）＝一定时间内医院感染新发例次数/同期的住院患者数×100%

3. 现患率 是指在一定时间里，处在定危险人群中的实际感染性疾病例（新发生和已治愈）的百分率。

计算公式为：现患率（%）＝（同时期内）实际感染性疾病例数/（同时期内）接受调查的住院病例数×100%

现患率可以分为点现患率和阶段现患率，在同一人群中现患率大于发病率。现患率必须在实查率大于90%时才有意义。

4. 实查率 是指某科室或部门住院患者中，实际调查患者的百分率。

计算公式为：实查率（%）＝某科室（病房）实际调查病人数/某科室（病房）住院患者数×100%

5. 漏报率 是指在一定时期内，所发生的感染性疾病例中，漏报病例的百分率。

计算公式为：漏报率（%）＝漏报病例数/（已报病例数＋漏报病例数）×100%

6. 构成比　是指部分绝对数与全体绝对数的比率。构成比的合计必须等于100%。

计算公式为：构成比（%）＝某一组成部分的观察单位数/同一事物各组成部分的观察单位总数×100%。

7. 罹患率　罹患率是一种特殊的发病率，多用于感染的暴发流行中，以百分率表示。

计算公式为：罹患率（%）观察期间新病例数/观察期间的暴露人数×100%

8. 医院感染死亡率　是指一定时间内住院病例中因医院感染导致死亡的病例的百分率。

计算公式为：医院感染死亡率（%）＝各种医院感染导致的死亡例数/观察期间的住院患者数×100%

9. 医院感染性疾病死率　是指某种医院感染的全部病例中，因该感染死亡例数的百分率。

计算公式为：医院感染性疾病死率（%）＝因该感染而死亡的例数/某种医院感染的病例数×100%

（冷　玲）

第五节　医院感染监测与报告

一、医院感染的监测

医院感染的监测是长期、系统、连续地收集、分析医院感染在一定人群中的发生、分布及其影响因素，并将监测结果报送和反馈给有关部门和科室，为医院感染的预防、控制和管理提供科学依据。

医院感染监测可分为全面综合性监测和目标监测两大类。全面综合性监测（hospital – wide sur – veillance）是指连续不断地对所有临床科室的全部住院患者和医务人员进行医院感染及其有关危险因素的监测。目标性监测（target surveillance）是针对高危人群、高发感染部位等开展的医院感染及其危险因素的监测，如重症监护病房医院感染监测、新生儿病房医院感染监测、手术部位感染监测、抗菌药物临床应用与细菌耐药性的监测等。

医院感染发生率的监测包括下列各项：①全院医院感染发生率的监测。②医院感染各科室发病率监测。③医院感染部位发病率的监测。④医院感染高危科室、高危人群的监测。⑤医院感染危险因素的监测。⑥漏报率的监测。⑦医院感染暴发流行的监测。⑧其他监测等。

医院应建立有效的医院感染监测和通报制度，及时诊断医院感染性疾病例，分析发生医院感染的危险因素，采取针对性预防与控制措施。医院感染管理科必须每个月对监测资料进行汇总、分析，每季度向院长、医院感染管理委员会书面汇报，向全院医务人员反馈，监测资料应妥善保存。特殊情况及时汇报和反馈。

当出现医院感染散发病例时，经治医师应及时向本科室医院感染监控小组负责人报告，并于24h内填表报告医院感染管理科。科室监控小组负责人应在医院感染管理科的指导下，及时组织经治医师、护士查找感染原因，采取有效控制措施。确诊为感染性疾病的医院感染，按《感染性疾病防治法》的有关规定报告和控制。

二、医院感染资料收集与整理

1. 医院感染资料收集　患者信息的收集包括患者基本资料、医院感染信息、相关危险因素、病原体及病原菌的药物敏感试验结果和抗菌药物的使用情况。查房、病例讨论、查阅医疗和护理记录、实验室与影像学报告和其他部门的信息。病原学的收集包括临床微生物学、病毒学、病理学和血清学检查结果。

凡符合"医院感染诊断标准"的病历均应填写医院感染性疾病例报告卡，按说明逐项填写。已确诊的医院感染性疾病例即可编号建档。

2. 医院感染资料整理　定期对收集到的各种监测资料进行分析、比较、归纳和综合，得出医院感染的发生率，从中找出医院感染的发生规律，为制定针对性预防措施提供依据。医院感染发生率常用的指标及其统计方法如下。

（1）医院感染发生率：医院感染发生率是指在一定时间和一定人群（通常为住院患者）中新发生的医院感染的频率。其计算公式为：

$$医院感染发生率 = \frac{（同一时期内）新发生医院感染例数}{（同一时期内）处于危险中患者数} \times 100\%$$

$$或 = \frac{同期新发生医院感染例数}{同期住院患者数（或出院患者数）} \times 100\%$$

（2）罹患率：用来统计处于危险人群中新发生医院感染的频率，其分母必须是易感人群数，分子必须是该人群的一部分，常用于表示较短时间和小范围内感染的暴发或流行情况。观察时间的单位可以是日、周或月。其计算公式为：

$$医院感染罹患率 = \frac{同期新发生医院感染例数}{观察期间具感染危险的住院患者数} \times 100\%$$

（3）医院感染部位发生率：用来统计处于特定部位感染危险人群中新发生该部位医院感染的频率。特别要强调的是分母一定是这个部位易感人群（危险人群）数，如术后切口感染发生率，其分母一定是住院患者中接受过手术的患者总体，分子则是手术患者中发生切口感染的病例数。其计算公式为：

$$部位感染发生率 = \frac{同期新发生特定部位感染的例数}{同期处于该部位医院感染危险的人数} \times 100\%$$

（4）医院感染患病率：医院感染患病率又称医院感染现患率，是指在一定时间或时期内，在一定的危险人群（住院病例）中实际感染（新、老医院感染）例数所占的百分比。观察的时间可以是一天或一个时间点，称为时点患病率，若是在一段时间内则称为期间患病率。其计算公式为：

$$医院感染患病率 = \frac{（特定时间）存在的医院感染例数}{观察期间处于感染危险中的患者数} \times 100\%$$

医院感染患病率与医院感染发生率不同，主要区别在于分子上，发生率是指在某一期间内住院人群中发生医院感染的例数所占的比率，而患病率是指某一时间在住院人群中存在的医院感染性疾病例所占的比率；只要观察期间仍为未痊愈的医院感染均为统计对象，而不管其发生的时间。患病率通常都高于发生率。进行现患率调查必须强调实查率，只有实查率达到90%～100%，统计分析的材料才有意义和说服力。实查率的计算公式为：

$$实查率 = \frac{实际调查患者数}{调查期间住院患者数} \times 100\%$$

患病调查率又称现况调查或横断面研究，是很有用的方法，可在较短的时间内了解医院感染的基本情况。在缺乏条件开展全面综合性监测的医院里，可定期或不定期地进行患病率调查，即能用较少的时间和人力投入，达到较快地摸清感染主要情况的目的。患病率调查主要应用了解医院感染概况、发展趋势和初步评价监测效果。它的主要缺点是缺乏完整性和精确性。

（5）构成比：用以说明某一事物的各组成所占的比重或分布，常用百分比表示。其特点是各构成比之和必须等于100%，但可因小数点后四舍五入影响，构成比之和会在100%上下略有波动，可通过近似取舍的方法调整。当总体中某部分的构成比减少时，其他部分的构成比必然会相应增加。因此，构成比不同于发生率，要注意避免以比代率的错误概念。

3. 医院感染资料报告　将医院感染资料汇总，统计分析后绘制成图表来表达，内容简明扼要、重点突出，一目了然，便于对照、比较，这要比用文字来说明优越得多。

统计表的上方应写一突出的简明标题，并注明收集的时间、地点等。表中数据采用阿拉伯数字，数位对齐。表的下方应有"备注"栏，用于文字说明。

统计图有圆形图、直方图、直条图、统计地图和线段图等；圆形图常用来表示事物各组成部分的百分比构成；直条图常用于表达比较性质相似而不连续的资料，以直条的长短来表示数值的大小；线段图用于说明连续性资料，表示事物数量在时间上的变动情况或一种现象随另一种现象变动情况；直方图则用来表示连续变量的频数分布情况。

　　收集到的资料和信息经过整理分析，除绘制成相应的图表外，还应进行总结并写出报告，送交医院感染管理委员会（或组），讨论以期判明医院感染的来源、危险因素、传播途径和易感人群等，从而提出有效的针对性预防措施。监测结果及报告均需按要求上报和分送有关医护人员。通常，在相关的院务和业务会议上，每个月 1 次由感染监控人员报告医院感染监测、调查的结果，以作为进一步开展感染管理工作的基础和依据。

三、医院感染暴发流行

　　1. 医院感染暴发　　医院感染暴发是指在某医院、某科室的住院患者中，短时间内突然发生许多医院感染性疾病例的现象。发生下列情况，医疗机构应于 12h 内报告所在地的县（区）级地方人民政府卫生行政部门，同时向所在地疾病预防控制机构报告：

　　（1）5 例以上的医院感染暴发。

　　（2）由于医院感染暴发直接导致患者死亡。

　　（3）由于医院感染暴发直接导致 3 人以上人身损害后果。

　　医疗机构发生以下情形时，应按照《国家突发公共卫生事件相关工作规范（试行）》的要求在 2h 内进行报告：

　　（1）10 例以上的医院感染暴发事件。

　　（2）发生特殊病原体或新发病原体的医院感染。

　　（3）可能造成重大公共影响或者严重后果的医院感染。

　　2. 医院感染暴发的调查　　主要根据所得的信息资料做好感染性疾病例"三间"（空间、人间和时间）分布的描述及暴发因素的分析和判断。

　　（1）空间分布：亦称地区分布，可按科室、病房甚至病室，外科还可按手术间来分析。观察病例是否集中于某地区，计算并比较不同地区（单位）的罹患率。

　　（2）人间分布：亦称人群分布，主要是计算和比较有无暴露史的两组患者的罹患率。外科可按不同的手术医生或某一操作，来描述感染性疾病例在不同人群中的分布情况。

　　（3）时间分布：根据病例的发生情况，计算单位时间内发生感染的人群或罹患率。单位时间可以是小时、日或月。计算结果可绘制成直条图来表示。

　　（4）暴发因素的分析：根据对三间分布特点的分析和比较，来推测可能的传染源、传播途径和暴发流行因素，并结合实验结果及采取措施的效果作出综合判断。在分析、比较中找出与暴发流行有关的因素，并进行验证，同时可评估所采取措施的意义。

　　3. 医院感染暴发调查报告的形式　　为了总结经验，吸取教训，杜绝事件再发生，可从下述几个方面写感染暴发流行调查报告。

　　（1）本次暴发流行的性质、病原体、临床表现和罹患率等。

　　（2）传播方式及有关各因素的判断和推测。

　　（3）感染来源的形成经过。

　　（4）采取的措施及效果。

　　（5）导致暴发流行的起因。

　　（6）得出的经验及应吸取的教训。

　　（7）需要改进的预防控制措施等。

（冷　玲）

第三章

门诊与急诊的医院感染管理

第一节 门诊的医院感染管理

医院门诊是医院的窗口和缩影，是医院工作的重要组成部分，直接承担着来院就医者的诊断、治疗、预防和保健任务。在医疗工作中，除一小部分病情较重或复杂者需住院治疗外，绝大多数患者均在门诊进行诊治，因此与住院患者相比，门诊医疗具有患者流量大、随机性强、层次不一、病情各异、病种复杂的特点，各类急慢性感染性疾病，流行病甚至烈性感染性疾病人均在一般患者中间，同时候诊就医，所以患者之间、患者与健康人员之间的交叉感染机会始终存在。因此加强医院感染的预防控制是医院门诊管理工作的一项重要任务。

一、门诊就诊流程及人员流动特点

门诊患者就诊一般要经过一个共同的流程，即分诊挂号、候诊、就诊、划价、收费和取药，并排相应次数队伍。如患者需要做有关的医技科室检查或治疗，则排队次数更多。其中挂号手续比较简单，但在时间和人流方面都比较集中；候诊和就诊一般多采用分科设置，分散到各科室；而划价收费取药则等候时间较长，人员流动也较集中，尤其二、三级综合医院实行中西药房分开设置，即中西药分开划价，从而又增加了患者的排队次数和等候时间。因此从患者就诊而言分开取药划价、收费和取药是门诊人流组织上的重点。

来医院门诊就医的人员结构也比较复杂，除老、弱、残、儿外，就诊者所患的基础病不同，体质不同，年龄不同，就诊目的不同，有的患感染性疾患，有的患传染性疾病，有的是预防接种的，有的是询医问药的，也有的是健康查体的。由于在医院这个特殊的社会环境中，病原体相对集中，如何组织好就诊者的流动，缩短在医院停留时间，减少交叉感染的环节是十分重要的。

二、门诊医院感染的预防及对策

（一）门诊的布局合理

1. 门诊的类型　按医疗分工的级别划分，可分为一级医院门诊、二级医院门诊、三级医院门诊；按医院科室设置划分，可分为综合医院门诊和专科医院门诊；按就诊人的情况划分，可分为一般门诊、急诊和保健门诊。

2. 门诊的规模及组成　门诊的规模一般以日门诊人次为指标，同时参考医院的病床设置数量，一级医院的门诊一般设置内科、外科、妇产科、儿科和五官科并配有化验室、胸透室、药房；二、三级综合医院往往依据学科建设分系统设置亚科门诊，如心内科、呼吸内科、泌尿外科等。同时也相应配置影像医学科、检验科、理疗科、药剂科等。

3. 门诊的布局原则　门诊各科诊室的布局应从便于患者诊治，便于患者的疏散，尽量缩短就诊流程，减少往返途中感染机会的原则出发。

门诊大厅的挂号、取药、划价、收费、咨询等窗口的位置一定要适宜。候诊与主要干线要分清，避免出入交通与等候人流集散混杂相互干扰。厅内光线及通风要达到医疗及卫生学要求。

各科室布局最好为尽端形式，防止患者在各科室间穿行，减少交叉感染机会，内科、外科、妇科、产科等门诊量较大的科室不宜靠得太近，避免患者过于集中。对有特殊要求的儿科、产科、外科、急诊等科室，应尽量布置在低层。

针对儿童抵抗力差的特点，儿科应设在门诊的盲端，除了单独预诊、候诊、取药、注射、化验外，还应单独设立出入口，以减少与成年人相互感染的机会。

产科诊室也应与妇科分开，因为产科门诊主要对健康产妇进行产前、产后的检查或人流手术，所以应尽量减少孕妇与其他患者聚集的机会，分开候诊和就诊是减少交叉感染的重要措施之一。

在内科就诊区，消化科、呼吸科的患者应在相对独立的区域内就诊，尽可能与其他内科患者分开，因为消化科常有各型肝炎患者，呼吸科常有结核患者，采取分开候诊和就诊的措施，对控制医院感染是非常必要的。

医技科室的布局以方便患者，有利于为患者服务的原则，避免交通上的干扰，减少患者与患者、患者与医务人员之间的交叉感染。

（二）加强门诊人员流动的组织

根据门诊医疗人流量大、运输频繁、洁污交互出入的特点。因此在建筑设计和医疗活动组织上，一切从方便患者，方便医疗出发，使患者能够在最短时间，最短距离，最快速度顺利地到达就诊或治疗科室，避免往返迂回。有资料显示：在大型综合医院的患者看病时间为 16min 左右，而因在挂号、咨询、候诊、划价、交费、化验、取药的时间远远大于就诊时间。在这个过程中人流密度高，空气中的微粒、灰尘、气溶胶、人表皮细胞等可通过谈话、咳嗽、打喷嚏、皮屑脱落向周围空气大量散发，因此门诊人流的组织在控制医院感染中有特别重要的意义。

1. 合理安排出入口位置　二、三级综合医院应设一般出入口；急诊出入口；儿科出入口；产科出入口；肠道、肝炎等感染性疾病出入口，避免各类人员混杂在一起，增加感染机会而且对于肠道、肝炎等传染性疾病，除要单独设科外，还要单独设挂号、化验、收费、取药和厕所等设施，避免长途送检和人流穿行造成流动感染。一级医院可只设一个出入口或设急诊出入口、儿科出入口，便于管理。

2. 简化就诊流程　开展计算机信息管理，实行处方内部传递，划价、收费、取药一次性办理，最大限度地减少患者在院内的流动和等候时间。日本学者三藤宽以每名门诊患者初诊占用诊疗时间为 15min，复诊超过 7min，编制门诊诊疗时间表，并提出每名患者的等候时间应限制在 30min 之内。

3. 分散人流　开展预约挂号，有计划地分散来院就诊人流；实行分科就诊，防止患者在各临床科室间穿行，以减少交叉感染机会。

4. 建立预诊室或预诊台　预诊制度的建立可使感染性疾病人控制在挂号前或候诊、就诊前。儿科门诊要设立预诊室和隔离室，其他临床科室应设立预诊台。患者就诊时首先有分诊护士接诊，并根据患者病情分诊至不同诊室。如发现感染性疾病要及时与医师联系并立即转诊或指定地点隔离治疗，杜绝与其他患者接触。凡疑诊或确诊为感染性疾病的诊室及患者所用过的物品均要做终末消毒；对确诊感染性疾病的患者要做好登记并及时填写感染性疾病卡片，报区卫生防疫站及卫生行政管理部门。

预诊台应定期擦拭消毒，并设有消毒盆和泡手的消毒液及消毒毛巾，预诊护士接触患者的物品或化验单等，应及时进行手部消毒以避免病原菌的传播。

（三）加强重点科室的管理

1. 门诊采血室、注射室　门诊采血室、注射室是患者诊断、治疗疾病的前沿，采血室是待诊患者集中的地方，注射室多是感染性患者集中的地方。同时这部分患者在此停留过程中均要接受介入性操作，因此门诊取血室、注射室预防和控制医院感染是非常重要的。

（1）采血室和注射室的设置，要有足够的空间和面积。避免高峰期人员密集导致空气品质超标，影响操作质量。

（2）保持门诊采血室、注射室的整洁，每日工作前半小时，除进行开窗通风或进行常规空气消毒外，还应进行室内地面、桌面的清洁工作。

（3）工作人员一律穿工作服，戴好口罩、帽子和手套，操作护士禁止带戒指。

（4）操作前各项物品应按一人、一布、一带、一针、一消毒预先备齐，并放在固定位置上，将浸泡注射器、止血带的消毒液按有效浓度配制好备用。一次性注射器、输液器的小包装应随用随开，严禁预先开包，取血后及时将针筒、针栓分开浸泡于准备好的消毒液中，给前一患者操作完，应及时用消毒毛巾擦拭双手后再进行下一次操作。

对于止血带的处理，罗书萍做过调查，高压灭菌后与清洁干燥后的细菌污染率均为零，且止血带为低度危险物品，只接触正常皮肤，目前尚无使用止血带引起医院感染的报道，因此可以认为止血带一般使用需清洁、干燥，感染性疾病人用后应消毒处理。这样不仅减少浪费，还可延长止血带的使用寿命。

（5）护士在操作中一定要思想集中，严格执行无菌技术规范和各项操作规程。

（6）工作完毕后要及时清理工作台，分别处理初步消毒后的注射器、输血器、止血带及其他医疗废弃物。采血室的操作台应用高效消毒剂擦拭，开窗通风半小时或用紫外线照射1h。

2. 门诊化验室　主要负责门诊患者的血、尿、便三大常规，在每日就诊患者中约有15%的患者需要陆续集中在门诊化验室取耳血、指血或等候尿便常规化验，因此加强门诊化验室的管理也是预防医院感染的重要环节。

（1）室内除了保持干燥整洁外，每日工作前要常规进行空气消毒，工作台面应按常规用高效消毒剂擦拭。

（2）门诊化验室的工作人员，工作服、帽子、口罩必须穿、戴整齐。为了防止血、尿、便标本污染自身，还应配带塑胶套袖和一次性胶皮手套。

（3）必须使用有卫生许可证的一次性采血针，采血针的外包装必须随用随打，用后的采血针应浸泡在高效消毒剂中进行无害化的初步处理，或放入防刺、防漏单项入口的容器内，最后统一焚烧。

（4）化验后的血、尿、便标本，一律应放入对乙型肝炎病毒有效的高效消毒剂中进行无害化处理。

（5）化验单也应尽可能地进行消毒，如使用紫外线票证消毒器、臭氧消毒器或甲醛熏蒸，以避免病原菌污染化验单，再经工作人员及患者的手造成疾病的传播。

3. 门诊手术室　目前二、三级综合医院均开展不同范围门诊手术，既方便了部分患者就医（尤其是小儿患者），同时又降低了医疗费用。门诊手术是指在局部麻醉下完成的手术，术后患者即可回家。在美国，50%手术在门诊进行，除开展一些在局部麻醉或阻滞麻醉下完成的小手术外，像一些腹腔镜下胆囊摘除术、白内障手术、关节镜手术、结肠镜手术等一些新技术的开展也在门诊进行。我国现每年门诊手术例数也在增加，但手术范围主要在眼科、耳鼻喉科、口腔科、妇产科、手和足部位以及包皮环切、淋巴结活检等方面。随着门诊手术的增加，术后感染控制问题变得尤为重要，尤其是切口部位的感染。虽有因术后细菌污染切口引起，但多数感染还是因术中细菌进入伤口所致。Mayhall指出，有许多高危因素导致切口感染。现在住院患者的手术感染率为2%～5%，改为门诊手术，感染率也应该近似。因此，门诊手术室医院感染控制工作同样重要。

1）门诊手术室的环境管理：门诊手术室的无菌环境要求不亚于住院手术室，因此医院感染控制人员必须保证门诊手术室的无菌条件和安全使用。

（1）手术室应严格区分洁净区、清洁区和污染区，凡进入手术室的人和物不允许直接从污染区未经净化就进入洁净区。流程要合理，避免人、物逆流造成交叉感染。

（2）门诊手术室的设置至少两间，即清洁手术间和污染手术间，清洁手术间只安排无菌手术。对于有菌手术、感染性手术均应安排在污染手术间进行，术中用过的各种敷料，各种废弃物必须进行无害化后装入塑料袋内封闭送至指定地点焚烧。

（3）凡参加手术的医务人员必须更换手术室专用的鞋、帽、口罩、衣服等，严格遵守更衣制度。手术人员还应严格遵守外科刷手及其他无菌制度。

（4）手术患者应嘱其术前沐浴，进入手术室前必须更换清洁的鞋、帽及衣裤。

（5）定期进行室内空气和物体表面的清洁卫生和消毒。

2）工作人员的健康管理：医护人员在照顾患者时，面临自身健康受到威胁，美国每年有 8 700 名医护人员在进行医护工作时患上乙型肝炎，200 人因乙肝死亡。医护人员患病后又可以传染给患者，因此维护医护人员的健康是十分重要的。新来的医护人员进行体检；对长期工作的医护人员进行查体和注射乙肝疫苗；对于患有各类传染性疾病、呼吸道感染或患有外伤的医护人员，应暂时调离手术室；在工作中避免医护人员被带病毒的患者血液污染。

3）医院感染发病情况的报告：医院感染控制人员应定期监测门诊手术患者的医院感染和感染性疾病的发病情况，及时向上级有关部门报告，为各基层医院提供高质量的监测资料，感染控制人员还应报告个别的或一批可能危及公共健康的病例。

4）手术伤口的观察：门诊手术的感染控制中最困难的问题可能是伤口感染资料的收集。Holtz 和 Wenzel 分析有关术后伤口感染的 12 篇文章，其术后伤口感染率差别很大，最低为 2.5%，高的达 22.3%。他们认为如果不把出院后的感染数计算在内，统计出的感染率比实际的低 50%。尽管分析门诊手术的感染率困难重重，但不能因此而放弃这一努力。

4. 口腔科　门诊口腔科具有每日就诊人多，使用器械复杂，各种操作均在口腔中进行的特点，在口腔科诊治的患者中，除了口腔疾病外，同时有可能患有其他传染性疾病，或口腔疾患是某些传染性疾病在口腔的表现，如艾滋病和血液病等。此外在口腔科的诊疗过程中，患者的口腔分泌物、血液和病原微生物等可直接污染使用的医疗器械、敷料和工作人员的手，尤其是牙钻，在使用过程中可使口腔的液体、固体物质形成微小飞沫和气溶胶溅出，污染空气和外环境。所以口腔科是受污染最严重的场所，是造成医院感染的高危区域，因此必须加强口腔科消毒隔离及无菌技术操作的管理，以保障患者和工作人员的安全。

（1）室内环境与卫生：保持室内清洁，每日工作前后各通风半小时或用紫外线照射 1h，保持室内空气新鲜。

窗台、桌面、地面、操作台工作前用清水擦拭；工作后用消毒剂擦拭，保持漱口池清洁，每治疗一名患者后均要水枪进行冲洗，每日结束工作前，用消毒剂处理。

（2）工作人员的卫生与防护：工作人员上班时穿工作服，戴工作帽，操作时戴口罩、手套、防护镜，必要时戴面罩。

每治疗一名患者前后必须用肥皂和流动水认真洗手后用消毒毛巾擦干。戴手套者以同样的方法清洗双手。

如果怀疑双手被感染性或传染性病原微生物污染，应用对乙型肝炎病毒有效的含氯消毒剂（有效氯 1 000ppm）浸泡。

（3）口腔科器械的消毒：所有口腔科的器械属于中度危险的医疗器械，但因口腔科的特殊性，凡接触过患者的器械均应视为有感染性。器械处理均应经双消法后达到灭菌。

患者用的口杯、治疗盘应一人一份，口腔科的其他诊疗器械能高压灭菌处理原则上均应高压灭菌处理，无条件的医院可采用一次性的，但用后必须毁形。由指定人员统一回收。

牙钻消毒建议采用高速手机消毒锅，如无此设备可用"二步擦拭法"用两个饱和对乙肝病毒有效的消毒剂的棉球，分别连续擦拭机头 30 秒，作用 2.5min 后用高压水冲洗约 30 秒后即可使用（如综合治疗台不具备高压水枪，也可用 75% 酒精棉球或 0.9% 生理盐水棉球一个，代替水枪擦拭）。

5. 内窥镜室　应用内窥镜技术开展诊断治疗，是近年来医学发展的一项重要成果，然而内窥镜技术是一种介入性操作，它损害人体的正常防御功能，增加了医院感染的潜在危险性，因此内窥镜室的感染控制措施是十分重要的。

（1）室内环境与卫生：室内保持空气清洁干燥，每日工作前后均应开窗通风半小时或用紫外线照射 1h，桌面、窗台、操作台面及地面每天用清水擦拭干净，每月定期做空气培养。

（2）工作人员的卫生与防护：工作人员应定期做体检。工作人员应穿专用工作服，操作前后应认真洗手，工作前戴口罩、帽子、一次性胶皮手套。有条件的医院可配备塑胶围裙和套袖以防止患者的体内液体污染工作服。

（3）内窥镜及其他器械的消毒：每例内窥镜检查者均需做肝功及 HBsAg 检查。肝炎患者及患其他消化道感染性疾病的患者使用专镜。内窥镜每次使用后可做如下步骤消毒：①先用对乙肝病毒有效的消毒液浸泡 3min。②用流动水冲洗并用 40% 肥皂水刷洗，同时刷洗活检孔去除黏液及消化液共 1min。③将洗净的内窥镜、活检钳、活检孔置于事先配好的对乙肝病毒有效的消毒液内，并吸药液于活检孔内浸泡 3min。④放清水，将消毒后的内窥镜、活检孔刷放入第三流动水中冲洗并吸引到活检孔，冲净药液备用。⑤每日检查完毕后按上述步骤进行消毒洗刷后吹干，垂直悬挂干柜内存放。⑥吸引器内放对病毒有效的消毒液，对吸出的液体进行消毒后倒弃。

牙垫、开口器、插管、弯盘等必须一人、一用、一消毒，用对乙型肝炎有效的含氯消毒剂处理。

6. 导管室 导管室的环境卫生与工作人员的要求与手术室一样，具体措施参照手术室管理执行。

凡接受导管诊疗的患者均需做肝功及 HBsAg 的检查。肝炎患者必须使用一次性的导管。其他患者用后的导管，应先用对乙肝有效的含氯消毒剂浸泡半小时后用清水充分冲洗，洗刷干净，用 2 层塑料封装再用环氧乙烷灭菌，标明消毒日期待用。无环氧乙烷的医院可将洗净的导管放入甲醛熏箱内熏蒸12～24h 后标明消毒日期与时间待用。

其他医疗器械按常规消毒方法处理。

（四）常用诊疗器械的消毒

门诊常用的诊疗器械如听诊器、血压计袖套、诊锤等具有使用频繁、持续使用的特点，但其消毒往往不能引起应有的重视，这些诊疗器械使用后如果消毒不彻底，对患者和医务人员都是一个造成感染的潜在危险因素。

对于门诊常用的诊疗器械的消毒处理程序应根据所能造成感染的危险性加以分类，即高度危险性的物品（与破损的皮肤或黏膜密切接触，或插入体内无菌部位的物品），中度危险性物品（与健康皮肤或黏膜密切接触的器械）和低度危险性的物品（与患者接触不密切的物品）。

高度危险的物品包括所有的外科器械、针头、注射器、动静脉和尿道插管，也包括进入体内无菌组织的各种窥镜如关节镜、腹腔镜、膀胱镜等。这些物品均应灭菌处理，首选压力蒸汽灭菌，如果物品不耐高压、高温，可用环氧乙烷或甲醛熏蒸。

中度危险的物品包括：①直接或间接与健康黏膜接触的物品（呼吸器、麻醉机、胃镜、支气管纤维镜、压舌板和口腔科器械等）；这类物品因消毒不规范，或患者自身免疫能力低下，所引起的感染现象正在引起重视。②直接或间接接触正常皮肤的物品（体温计、血压计袖带、听诊器等），这类物品与前类物品相比造成感染的机会相对少些，但美国 Sternlicht 就听诊器袖套上的细菌污染情况曾做过调查。从不同医院的 ICU、手术室、麻醉后监护室的 80 名患者使用的血压计袖套表面取样，其结果表明菌落阳性率为 98%，其中整形医院取样 17 例，100% 有细菌生长，致病菌占 71%；肿瘤医院取样 23 例，100% 有细菌生长，致病菌占 80%；对于反复交叉使用的套袖取样，92% 有致病菌，由于常用诊疗器械在控制医院感染上是值得重视的一个传染源。不同患者反复使用同一诊疗器械，可明显地引起细菌的移植，给血压计袖套喷洒有效的消毒剂，可使细菌数明显减少，一般血压计袖套应保持清洁干燥即可，如果感染性疾病人用后需要消毒处理。

低度危险性物品是一些与患者不直接接触的物品，工作台地板、墙壁、家具等，危险性很低。因此，只按常规清洁即可。

（五）门诊医疗废弃物

医疗废弃物的定义和对象广泛，作为医疗业务范围的废弃物总称为医疗废弃物；其中有感染危险性的废弃物称为感染性废弃物。

随着医学科学的发展，高科技诊疗仪器的临床应用及一次性医疗用品的普及，医疗废弃物不断增加，医疗废弃物所引起的医院感染也相继出现。门诊患者的有关化验检查结果一般需数日后才能出来，因而凡附有患者血液、体液等物品均视为有感染危险性，应按感染性医疗废弃物处理。门诊感染性废弃物主要来源于：注射室的一次性注射器、棉棒；化验室的采血针、试管、培养皿、尿杯、脱脂棉球；治疗室的纱布、胶布、脱脂棉、手套以及被患者血液、体液所污染的敷料；传染科及肠道门诊患者用过的物品。

（1）对于有固定回收渠道的一次性医疗用品，如一次性注射器、输液器、导尿管等，应先在治疗单元内进行无害化，用对乙型肝炎病毒有效的高效消毒剂处理后由专人统一回收。

（2）对无固定回收渠道的一次性医疗用品，如一次性口腔治疗盒、一次性内窥器等，先无害化后，一定要毁形处理。

（3）对可焚烧的医疗废弃物，如棉棒、采血针、各种标本、脏敷料等，一定要单独包装，送到指定地点焚烧。

（4）一旦发生被感染性废弃物刺伤时要立即用流水充分冲洗，其次检查污染源（被检查的患者），HBsAg 阳性时，被刺伤者应立即注射乙肝免疫球蛋白及干扰素，以后每半年复查一次血液。

（六）加强家庭医疗的管理

半个世纪前，由公共卫生的护士首先开展家庭护理工作，其工作之一是控制感染，即通过疾病的检查来限制疾病的蔓延，目前的家庭护理已发展到对急、慢性患者提供各种服务的家庭医疗。随着医学模式的转变，家庭医疗已成为门诊医疗的一部分。家庭医疗主要包括生命体征的检查、疾病情况的一般检查、简单的医嘱、静脉补液、肌内注射、更换敷料、各种伤口的护理等。尤其静脉补液、静脉输注抗生素、止痛、抗癌化疗等药物，随着医疗操作的大量开展，感染并发症不断出现。其原因：①家庭医疗的卫生学要求不够严格。②家庭医疗的工作均由医务人员和患者家属共同完成，一些医疗操作不够规范。③医疗废弃物处理不当。针对感染造成的原因，加强感染控制方面的宣传教育是十分重要的，只有让患者、家属及社区保健医师都充分认识到感染的危险，他们才能将感染控制的措施贯穿于家庭医疗始终。但有关患者在家中进行治疗发生感染的资料很少，Barbara 等对加利福尼亚地区的家庭治疗患者进行调查，发现 20% 患者发生感染，因此他认为由于家庭医疗存在着感染的可能，还必须进行监控并建立相关法规进行管理。

（七）加强肠道门诊的管理

根据原卫生部的规定，城市综合医院都需设立肠道门诊，以便及时控制痢疾、霍乱、伤寒等肠道感染性疾病。尤其夏季霍乱病。一旦发现要严格控制以防蔓延。由于肠道病的季节性较强，所以肠道门诊设立的时间为每年的 5～11 月份。肠道门诊要有单独的挂号、诊室、观察室、抢救室、化验室、收费、取药、治疗室、污洗室、厕所、医师更浴室等设施，患者就诊后直接离院，避免到其他科室串行。

（八）开展医院感染知识宣教

各医院的医院感染管理委员会除定期或不定期的举办医师、护士、技术员、医学生、后勤人员和卫生员参加的有关医院感染知识培训外，还要通过录像、录音、宣传手册、宣传板报等多种形式向门诊患者及家属开展医院感染知识的宣教活动，使更多的人了解医院感染的预防和控制，增加患者的防病意识，以便更好地配合医院所开展的各项预防和控制医院感染的措施。

（冷 玲）

第二节　急诊科（室）的医院感染管理

医院急诊科是全院急诊医疗体系的一个重要组成部分。凡是急性病（无论是感染性疾病或非感染性疾病）、慢性病急性发作、急性外伤、急性中毒等都首先到急诊科就医。急诊科每日接诊的患者轻如一般的上呼吸道感染、胃肠炎、鼻出血、皮肤擦伤，重至急性心力衰竭、急性心肌梗死、各类休克、昏迷乃至心脏骤停等，所有患者都需在急诊室内紧急抢救及治疗。有资料报道，某大型综合性教学医院的急诊内科，病程记录完整、留观时间为 3d 以上的患者有 63 名，其中医院感染发病率为 14.2%，比该院同期内科医院感染发病率高 6.2%。也有人报道某医科大学附属医院，从急诊科收入病房的患者医院感染发病率高达 35.28%。这说明，急诊科是全院患者病情最为危重，医疗救治任务最重、诊疗环境相对较差的科室，存在着各种发生医院感染的隐患，是预防和控制医院感染的重点科室。

一、急诊科的布局要求

急诊科的位置应出入方便，出入路线短捷，标志明显。二、三级医院的急诊科应为独立的临床科室，其位置应与检验科、放射科、B 超检查以及药房等联系方便。急诊诊察室和抢救室应靠入口的门厅处，便于急诊患者就诊和危重患者的抢救。此外还应有观察室、治疗室、手术室、化验室以及挂号、收费、取药等设施。一级医院一般是在门诊内设一间急诊室，遇危重、急症及疑难患者立即进行抢救或办理转院手续。儿科急诊需单独设立出入口，不能与成人混合收治。

二、急诊患者就诊流程

成人急诊的就诊流程因病情而异，一般程序如下（表 3－1）。

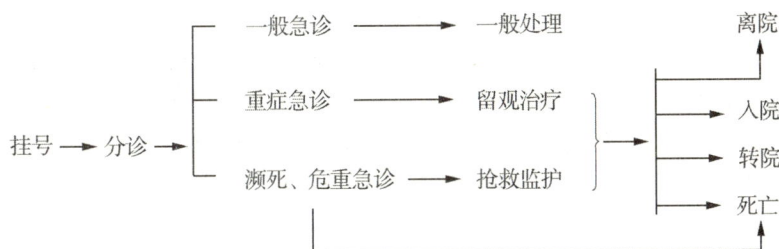

表 3－1　急诊患者的就诊流程

三、急诊医院感染的预防

（一）急诊患者的人流组织

医疗体制的改革，人们生活水平及就医需求的不断提高，致使患者流向城市二、三级综合医院，尤其急诊科，人满为患。为确保医疗质量，满足不同患者的抢救及治疗需求，保证就医环境，减少医院交叉感染的发生，正确疏导来诊的急诊人流尤为重要。二、三级综合医院的急诊科要根据来诊患者的日均诊量、疾病构成，设置相应的科室及诊室数，并配备相应数量的医护人员。对于急诊内科患者，应按一般急诊、重症急诊、危重和濒死，将患者分别安置至一般内科诊室、重症内科诊室和抢救室救治，避免一般急诊与重症和危重患者在同一诊室就诊，以提高医疗质量，降低患者间的交叉感染机会。

（二）急诊科的感染控制措施

（1）所有上岗人员应衣、帽、裤整齐，不戴饰物，常规执行上班后和下班前及接触患者前后认真洗手的原则。抢救室、观察室、缝合室、治疗室应常规置消毒洗手盆，便于随时消毒用。

（2）急诊科的工作人员应定期进行感染控制基础知识培训，在抢救中除了能掌握各种急救技能和仪器的操作，还要求能熟练掌握各种医疗器械的消毒保养方法、隔离措施和无菌操作技术。

（3）急诊科要保持室内空气清洁，定期进行室内空气和物体表面的清洁、消毒。地面有污染物，应随时清理。

（4）患者之间不能交叉使用医疗仪器，凡患者使用过的医疗器械，均应先用对乙肝病毒有效的消毒液浸泡，无害化后再清洗，消毒灭菌。

（5）所有医疗废弃物应分类装袋封口，送指定地点处理，一次性医疗用品用后，须及时消毒处理后，统一回收。

（三）急诊重症监护室（ICU）

ICU 是危重患者集中监护和治疗的场所。其环境的特点是：①医务人员多、监护仪器与医疗装备多、操作多、人员走动多。②患者的病情危重，患者多有不同程度的器官功能衰竭，免疫力低下，各种并发症，且多需接受介入性操作，如心肺功能监测、置鼻胃管、气管插管等。③ICU 的患者多接受各种监测护理，患者与医护人员接触多，医护人员皮肤及口咽部的菌株感染机会多。④急诊科 ICU 的空气净化和通气不足，杂菌所致的空气污染十分严重。因此医院感染已成为 ICU 患者常见的并发症之一。加强 ICU 的消毒管理，改善 ICU 的内外环境，严格执行无菌操作技术，最大限度的降低医院感染率，提高医疗质量，已引起各级卫生行政部门及医院感染管理人员的高度重视。

1. 环境要求　ICU 应设于清洁、远离人流的区域，进入 ICU 前应有缓冲间，并备有更衣、更鞋柜、洗手设备和擦手设备。医护人员办公室门口最好有风淋设施，以去除衣物上部分附着的污染物。但目前急诊科的 ICU 多是在原有设施基础上改建而成，缺乏必要的设施，因而空气污染始终存在。所以 ICU 内病床以单人间为宜，一室内最多 3 人，而且床间距需在 1m 以上，以降低尘埃粒子和飞沫感染的机会。

需配备良好的通风设施，ICU 应安装层流净化装置，使 ICU 的空气经过（十万级）的过滤器，以保证室内空气得到净化。为保证过滤器的效能，需定期检查清理过滤口，每半年需清洗或更换一次过滤网，每月做空气微生物监测，过滤口需每周清洗一次。

需配备相应的洗手设备，所有进入 ICU 病室的人员都必须严格遵守入室前和接触患者前后的洗手制度。洗手设备要足够、方便。水龙头需采用肘、脚或膝式开关。室内备消毒盆，便于随时消毒双手。

2. 室内消毒　除用层流空调净化外，每日还需用紫外线照射 60min；物体表面每日用消毒剂擦拭；定期进行终末大消毒，遇有感染性疾病人或疑似感染性疾病人转出后应立即进行终末消毒。

3. 人员管理　严格限制人员出入；进入 ICU 工作的人员必须经过感染控制知识的培训，能熟练掌握无菌操作技能和隔离原则；谢绝患有感染性疾病的工作人员和家属进入；探视者不准带入任何物品，在室内停留时间不超过 15min。

4. 消毒灭菌质量管理　ICU 诊疗设备繁多而复杂，消毒灭菌的难度大。①任何仪器设备在接触患者前都必须经过消毒或灭菌处理。②消毒或灭菌后的物品要求贴上消毒日期标签，并妥善贮存于清洁间内，过期物品必须重新消毒或灭菌。③急救复苏器材、呼吸设备、辅助循环设备的各种管道系统，用完后应撤卸，彻底消毒清洗，能耐高温高压的器械采用压力蒸汽灭菌。

（焦栓林）

第三节　门、急诊医院感染管理者的职责

根据门、急诊的工作特点，其感染管理者必须由有相关专业技能、责任心强、肯于吃苦、有一定的组织能力和管理能力的医师或护师担任。通过管理者实施管理职能，达到门、急诊的各医疗环节，医疗程序安全运转，保障医患健康的目的。

（1）负责制定检查门、急诊预防和控制医院感染的各项规章制度，并在门急诊成立医院感染控制小组，指导他们开展工作。

（2）监督检查门、急诊各医疗程序和环节有关控制医院感染的规章制度落实的情况，特别是无菌操作、消毒方法和必要的隔离等制度的执行情况。医院感染管理者有权提醒和纠正临床医师、护士违反操作程序的行为，有权对屡不改正者报请有关部门进行处罚。有权对医院感染可疑病例和可能存在的感染环节进行监控，并采取有效措施。特别要加强门、急诊的注射室、换药室、门诊手术室、急诊抢救室，急诊 ICU 等重点科室的监督和管理。

（3）及时发现门、急诊中特别是急诊 ICU 的医院感染的散发病例，并按要求上报，对爆发流行病例立即上报，对法定感染性疾病按《感染性疾病防治法》上报。

（4）对门、急诊所使用的一次性医疗用品和卫生用品，以及消毒药械进行定期监督监测，使用中的消毒效果和一次性医疗卫生用品的用后处理的各项指标必须符合国家有关标准。

（5）对门、急诊的各级各类人员开展预防医院感染知识的培训和教育，使他们充分认识到医院感染的危害性，并将预防医院感染变成自己的自觉行动。

（焦栓林）

第四章

医院消毒灭菌管理

医院感染的预防与控制是保证医疗质量和医疗安全的重要内容，自从有了医院就存在着医院感染问题。但是，从科学上来认识医院感染以及预防和控制医院感染的发生，乃是近代医学科学在发展过程中逐步认识、逐步探入和解决的。国内外近几年来，在消毒管理机构和人员的配备、技术力量的培训、消毒产品的审批、卫生质量的监督和监测等方面都有了不同程度的发展。各医疗单位均由主要领导人主管医院感染管理机构，负责本医院的消毒技术指导和监督、监测工作，并接受所在地区卫生防疫部门的监督。1991 年，卫生部下发了经过修订的《消毒技术规范》，使我国的消毒灭菌工作逐步走向科学化、规范化和法制化管理，基本改变了过去消毒工作落后的状况，但仍存在不少问题，据国内外有关文章报道，因清洁或消毒灭菌措施不当而引起的医院感染暴发事件时有发生。环境的污染，医疗护理器具清洁、消毒、灭菌方法的失误，常使灭菌后的器材仍能检出细菌或 HBsAg（乙型肝炎表面抗原）。因此，医院消毒灭菌管理已引起社会有关部门的高度重视。为进一步强化此项工作，原卫生部重新修订《消毒管理办法》，并于 1992 年 8 月 31 日以中华人民共和国卫生部（原）令第 22 号予以发布。同年 11 月 4 日，结合贯彻执行《中华人民共和国感染性疾病防治法》，又在广东顺德召开了全国第二次消毒工作会议，为在全国范围内进一步加强消毒灭菌工作奠定了基础。2009 年原卫生部制订了《医院消毒供应中心》管理规范，对于消毒、灭菌提出了更高要求。

医疗机构在消毒灭菌、医疗废物管理等方面，应当按照《消毒管理办法》《消毒技术医疗机构规范》《内镜清洗消毒技术操作规范》《口腔诊疗器械消毒技术操作规范》《血液透析器复用操作规范》《医院消毒供应中心》管理规范等一系列技术性规范，以及《医疗废物管理条例》、《医疗卫生机构医疗废物管理办法》、《医疗废物分类目录》和《医疗废物专用包装物、容器的标准和警示标识规定》等配套规章、文件和有关医务人员职业安全防护方面的规定和要求，规范地开展工作。

第一节　医疗器械消毒灭菌与管理

医疗机构应当按照《消毒管理办法》，严格执行医疗器械、器具的消毒工作技术规范，并达到以下要求：进入人体组织、无菌器官的医疗器械、器具和物品必须达到灭菌水平；接触皮肤、黏膜的医疗器械、器具和物品必须选到消毒水平，各种用于注射、穿刺、采血等有创操作的医疗器具必须一用一灭菌。医疗机构使用的消毒药械、一次性医疗器械和器具应当符合国家有关规定。一次性使用的医疗器械、器具不得重复使用。

一、医疗器械消毒灭菌与管理

《消毒管理办法》规定，医疗卫生机构应当建立消毒管理组织，制订消毒管理制度，执行国家有关规范、标准和规定，定期开展消毒与灭菌效果检测工作。有关工作人员应当接受消毒技术培训、掌握消毒知识，并按规定严格执行消毒隔离制度。对使用的进入人体组织或无菌器官的医疗用品必须达到灭菌要求。各种注射、穿刺、采血器应当一人一用一灭菌。凡接触皮肤、黏膜的器械和用品必须达到消毒要求。医疗卫生机构使用的一次性使用医疗用品用物后应当及时进行无害化处理。

医疗器械、器具和其他物品根据其危险性分为关键器材、半关键器材和非关键器材，消毒时需要根据其危险性分别采取消毒措施。关键器材是指进入无菌组织的器材如外科手术器材和装置、心血管支架、移植物等。半关键器材是指与黏膜和破损皮肤密切接触的物品如呼吸机、胃肠镜、体温表等，对半关键器材必须达到高水平消毒或中水平消毒。非关键器材是指不与黏膜和破损皮肤密切接触的物品如床单、墙壁、地面和家具等，对非关键器材可以不消毒或者达到低水平消毒。

（一）进入人体组织、无菌器官的医疗器械、器具和物品必须达到灭菌水平

进入人体组织、无菌器官的医疗器械、器具和物品为关键器材。关键器材灭菌前应当彻底清洗干净。此类物品的灭菌方法包括热力灭菌、辐射灭菌、环氧乙烷灭菌、低温甲醛蒸汽灭菌和灭菌过氧化氢等离子体等方法以及用各种灭菌剂如戊二醛、过氧乙酸和过氧化氢等进行灭菌处理的方法。使用的灭菌器械和消毒剂应为原卫生部批准的产品，使用时应按厂家说明书进行操作。

（二）接触皮肤、黏膜的医疗器械、器具和物品必须达到消毒水平

消毒水平可分为高水平、中水平和低水平，高水平消毒可以杀灭各种微生物包括大量细菌芽孢，即能杀灭一切细菌繁殖体（包括结核分枝杆菌）、病毒、真菌及其绝大多数细菌芽孢和真菌孢子。中水平消毒可以杀灭细菌芽孢以外的各种病原微生物，即能杀灭一切细菌繁殖体（包括结核分枝杆菌）、病毒和真菌。低水平消毒只能杀灭细菌繁殖体（分枝杆菌除外）和亲脂病毒。凡是接触皮肤、黏膜的医疗器械应当根据其危险性分别采用不同消毒方法进行消毒。

对半关键器械应当采用高水平或中水平消毒法。直接进入人体体腔道接触黏膜的中危器材如胃镜、肠镜、阴道镜等，使用后常常附着大量的、不易清洗干净的黏液，消毒难度大，引起感染的机会较多。间接接触黏膜或皮肤的医疗用品，如呼吸机管道、吸氧管等物品，其结构特殊不易清洗干净，且主要用于免疫功能低下、易发生感染的患者。对这些半关键性器材的清洗消毒处理应特别注意每一个环节。

对非关键性器材由于其直接或间接与患者健康无损的皮肤相接触，一般只需清洁处理。需要消毒时常用消毒剂喷雾、浸泡或擦拭消毒。

（三）选择消毒、灭菌方法时的原则

1）使用经卫生行政部门批准的消毒药、医疗器械，并按照批准使用的范围和方法使用。

2）根据物品污染后的危害程度选择消毒、灭菌的方法：①对关键器材，必须选用灭菌方法处理。②对半关键器材，进行中水平或高水平消毒处理。③对非关键器材，一般可用低水平消毒或只做一般的清洁处理。

3）根据物品上污染微生物的种类、数量和危害性选择消毒、灭菌的方法

（1）对受到细菌芽孢、真菌孢子、分枝杆菌和经血传播病原体（乙型肝炎病毒、丙型肝炎病毒、艾滋病病毒等）污染的物品，选用高水平消毒法或灭菌法。

（2）对受到真菌、亲水病毒、螺旋体、支原体、表原体和病原微生物污染的物品，选用中水平以上的消毒方法。

（3）对受到一般细菌和亲脂病毒等污染的物品，可选用中水平或低水平消毒法。

（4）对存在较多有机物的物品消毒时，应加大消毒药剂的使用剂量和延长消毒作用时间。

（5）消毒物品上微生物污染特别严重时，应加大消毒药剂的使用剂量和延长消毒作用时间。

4）根据消毒物品的性质选择消毒方法

（1）耐高温、耐湿度的物品和器制，应首选压力蒸汽灭菌，耐高温的玻璃器材、油剂类和干粉类等可选用干热灭菌。

（2）不耐热、不耐温，以及贵重物品，可选择环氧乙烷或低温蒸汽甲醛气体消毒、灭菌。

（3）对器械的浸泡灭菌时，应选择对金属基本无腐蚀性的消毒剂。

二、常规医疗器械消毒灭菌方法

正确的处理程序是：消毒→清洗→干燥→灭菌。

（一）医疗器械的预处理

1. 去污染性消毒

（1）必须选择高中效消毒剂：所选择的消毒剂或消毒方法能快速杀灭细菌及部分芽孢，能灭活HBV、HCV、TTV、HIV等血液传播性病毒。我国医院常使用的消毒剂有含氯消毒剂、过氧乙酸、戊二醛等。

（2）先消毒后清洗：病原微生物污染的器械必须进行高效消毒或灭菌处理之后再清洗。遇到被特殊病原菌如厌氧芽孢菌、炭疽菌出血热病毒、HIV、HBV等污染的器械应该尽快使用高浓度的高效消毒剂处理，必要时采用压力蒸汽灭菌，然后再进行清洗。

（3）消毒时防止蛋白凝固：被传染性血液、脓液、分泌物或排泄物污染的器械，消毒时须加大剂量，务求安全，注意选用不凝固血液的消毒剂。

2. 医疗器械灭菌之前的清洗和干燥

（1）选用合适的洗涤剂：加酶洗涤剂可有效去除血性有机物；含氯烷基磺酸钠清洗消毒剂既可杀灭微生物又有很强的去污能力。

（2）坚持消毒之后清洗：一般的污染使用500~2 000mL/L的有效氯溶液或过氧乙酸等消毒剂，浸泡30min即可。含脓血便的污染器械应该使用3 000~10 000mg/L浓度的有效氯溶液，浸泡60min以上。

（3）清洗重点：带有孔隙、管道、窄缝的隐蔽处应该仔细刷洗，因为残留有机物是造成灭菌失败的重要因素。

（4）干燥：清洗后的医疗器械要快速干燥。因为潮湿的状态在室温下长时间容易使细菌生长繁殖，即使灭菌处理也会残留热原物质。

（二）常用灭菌方法

1. 常规灭菌方法

（1）干热灭菌法：适用于金属器械、玻璃器材、陶瓷制品、凡士林油纱条、滑石粉等，特别是口腔科器械。

（2）压力蒸汽灭菌法：适用于各种耐高温、耐高压的器械和医疗用品。

2. 畏热畏湿器材的灭菌方法　畏热畏湿器材主要有各种高分子材料、塑料橡胶制品如心脏起搏器、人工心肺机、人工瓣膜、人工肾、整复手术材料、手术刀片、麻醉器材、各种导管、节育器材和内镜等以及纸制品、电线、电极、电刀等。这类器材只能80℃以下干燥条件下进行灭菌处理。

（1）环氧乙烷灭菌法：适用于各种畏热畏湿器材的灭菌。

（2）低温蒸汽甲醛熏蒸法：低温蒸汽甲醛适用于各种内镜及其零部件的灭菌，也适用于各种怕热器材的灭菌。

（3）戊二醛浸泡法：对于不怕湿但畏热的器材可以用2%戊二醛浸泡灭菌，适用于内镜、各种导管、手术剪刀和刀片、牙钻等灭菌处理。

（4）低温气体等离子体灭菌方法：近年来，国内外许多医院已经在医院消毒灭菌中采用了低温气体等离子体灭菌技术对怕热、怕湿器材进行灭菌处理。

三、消毒灭菌的监测方法

消毒灭菌质量的监测按照2009年原卫生部关于《医院消毒供应中心第三部分清洗消毒及灭菌效果监测标准》（WS310.3-2009）执行。具体监测内容如下：

（一）消毒质量的监测

1. 湿热消毒

（1）应监测、记录每次消毒的温度与时间或A值，监测结果应符合WS310.2要求。

（2）应每年监测消毒器的主要性能参数，监测结果应符合生产厂家的使用说明书或指导手册的要求。

2. 化学消毒 应根据消毒剂的种类特点，定期监测消毒剂的浓度、消毒时间和消毒时的温度，并记录，结果应符合该消毒剂的规定。

3. 消毒效果监测 消毒后直接使用物品应每季度进行监测，监测方法及监测结果符合医院消毒卫生标准（GB 15982-1995）的要求。每次检测 3~5 件有代表性的物品。

（二）灭菌质量的监测

通用要求：①对灭菌质量采用物理监测法、化学监测法和生物监测法进行，监测结果应符合标准的要求。②物理监测不合格的灭菌物品不得发放，并应分析原因进行改进，直至监测结果符合要求。③包外化学监测不合格的灭菌物品不得发放；包内化学监测不合格的灭菌物品不得使用，并分析原因进行改进，直至检测结果符合要求。④生物监测不合格时，应尽快召回上次生物监测合格以来所有尚未使用的灭菌物品，重新处理，并应分析不合格的原因，改进后，生物监测连续 3 次合格后方可使用。⑤灭菌植入型器械应每批次进行生物监测。生物监测合格后，方可发放。⑥按照灭菌装载物品的种类，可选择具有代表性的 PCD 进行灭菌效果的监测。

1. 压力蒸汽灭菌的监测 物理检测法：每次灭菌应连续检测记录灭菌时的温度、压力和时间等灭菌参数。温度波动范围在 ±3℃ 以内，时间满足最低灭菌时间的要求，同时应记录所有临界点的时间、温度与压力值，结果应符合灭菌的要求。

（1）化学监测法：①应进行包外、包内化学指示物监测。具体要求为灭菌包包外应有化学指示物，高度危险性物品包内应放置包内化学指示物，置于最难灭菌的部位。如果透过包装材料可直接观察包内化学指示物的颜色变化，则不必放置包外化学指示物。通过观察化学指示物颜色的变化，判断是否达到灭菌合格要求。②采用快速压力蒸汽灭菌程序时，应直接将一片包内化学指示物置于待灭菌物品旁边进行化学监测。

（2）生物监测法：①应每周监测 1 次。按照《消毒技术规范》的规定，将嗜热脂肪杆菌、芽孢菌片制成标准生物测试包或生物 PCD，或使用一次性标准生物测试包，对灭菌器的灭菌质量进行生物监测。标准生物监测包置于灭菌器排气口的上方或生产厂家建议的灭菌器内最难灭菌的部位，并设阳性对照和阴性对照。如果 1d 内进行多次生物监测，且生物指示剂为同一批号，则只设 1 次阳性对照即可。②紧急情况灭菌植入型器械时，可在生物 PCD 中加入 5 类化学指示物。5 类化学指示物合格可作为提前放行的标志，生物监测的结果应及时通报使用部门。③采用新的包装材料和方法进行灭菌时应进行生物监测。④小型压力蒸汽灭菌器一般无标准生物监测包，应选择灭菌器常用的、有代表性的灭菌包制作生物测试包或生物 PCD，置于灭菌器最难灭菌的部位，且灭菌器处于满载状态。生物测试包或生物 PCD 应侧放，体积大时可平放。⑤采用快速压力蒸汽灭菌程序时，应直接将一支生物指示物，置于空载的灭菌器内，经 1 个灭菌周期后取出，规定条件下培养，观察结果。⑥生物监测不合格时，应尽快召回上次生物监测合格以来所有尚未使用的灭菌物品，重新处理，并应分析不合格的原因，改进后，生物监测连续 3 次合格后方可使用。

2. 干热灭菌的监测

（1）物理监测法：每灭菌批次应进行物理监测。监测方法为将多点温度监测仪的多个探头分别放于灭菌器各层内、中、外各点，关好柜门，引出导线，由记录仪中观察温度上升与持续时间。温度在设定时间内均达到顶置温度，则物理监测合格。

（2）化学监测法：每一灭菌包外应使用包外化学指示物，每一灭菌包内应使用包内化学指示物，并置于最难灭菌的部位。对于未打包的物品，应使用 1 个或者多个包内化学指示物，放在待灭菌物品附近进行监测。经过 1 个灭菌周期后取出，据其颜色的改变判断是否达到灭菌要求。

（3）生物监测法：应每周监测 1 次，方法是采用枯草杆菌黑色变种芽孢菌片，制成标准生物测试包，置于灭菌器最难灭菌的部位，对灭菌器的灭菌质量进行生物监测，并设阳性对照和阴性对照。

新安装、移位和大修后，应进行物理监测法、化学监测法和生物监测法（重复 3 次），监测合格后，灭菌器方可使用。

3. 低温灭菌的监测 低温灭菌方法包括环氧乙烷灭菌法、过氧化氢等离子灭菌法和低温甲醛蒸汽灭菌法等。

通用要求：新安装、移位、大修、灭菌失败、包装材料或被灭菌物品改变，应对灭菌效果进行重新评价，包括采用物理监测法、化学监测法和生物监测法进行监测（重复3次），监测合格后，灭菌器方可使用。

1）环氧乙烷灭菌的监测

（1）物理监测法：每次灭菌连续监测并记录灭菌时的温度、压力和时间等灭菌参数。灭菌参数符合灭菌器的使用说明或操作手册的要求。

（2）化学监测法：每个灭菌物品包外应使用包外化学指示物，作为灭菌过程的标志；每包内最难灭菌位置放置包内化学指示物，通过观察其颜色变化，判定其是否达到灭菌合格要求。

（3）生物监测法：每灭菌批次应进行生物监测。

2）过氧化氢等离子灭菌的监测

（1）物理监测法：每次灭菌应连续监测并记录每个灭菌周期的临界参数如舱内压、温度、过氧化氢的浓度、电源输入和灭菌时间等灭菌参数。灭菌参数符合灭菌器的使用说明或操作手册的要求。

（2）化学监测法：每个灭菌物品包外应使用包外化学指示物，作为灭菌过程的标志；每包内最难灭菌位置放置包内化学指示物，通过观察其颜色变化，判定其是否达到灭菌合格要求。

（3）生物监测法：应每天至少进行1次灭菌循环的生物监测，监测方法应符合国家的有关规定。

3）低温甲醛蒸汽灭菌的监测

（1）物理监测法：每灭菌批次应进行物理监测，详细记录灭菌过程的参数，包括灭菌温度、湿度压力与时间。灭菌参数符合灭菌器的使用说明或操作手册的要求。

（2）化学监测法：每个灭菌物品包外应使用包外化学指示物，作为灭菌过程的标志；每包内最难灭菌位置放置包内化学指示物，通过观察其颜色变化判定其是否达到灭菌合格要求。

（3）生物监测法：应每周监测1次，监测方法应符合国家的有关规定。

其他低温灭菌方法的监测要求及方法应符合国家有关标准的规定。

（焦栓林）

第二节 医院环境清洁消毒的监测

诊疗环境包括患者所处的空间，即空气、物体表面和地面，其清洁与否关系到患者的就诊条件、舒适度，也关系到患者的就医安全。因此保持诊疗环境的清洁、干燥、消毒是对医疗机构的基本要求。

医疗机构应制定医院诊疗环境的清洁、消毒的规章制度，并认真落实。第一，在医院的改建、扩建与新建时，应充分考虑诊疗环境空气的清洁与消毒，尤其是应注意通风条件。第二，对诊疗环境的物体表面与地面，应定期进行湿式清洁，保持干净、干燥，遇有污染，及时进行清洁和消毒。第三，对手术室、产房和新生儿病房等特殊重点感染控制部门，应定期进行清洁与消毒。空气的洁净度应符合医院消毒卫生标准的要求。

一、医院环境清洁消毒

（一）医院室内空气的消毒

空气是许多疾病的传播媒介，由于空气中微生物是以气溶胶形式存在，颗粒小、可随气流运动，因此，空气传播疾病的特点是传播速度快，控制困难。空气中的病原微生物不仅可造成医院内感染，而且可以污染其他物品甚至诊疗器具，引起医院内感染。因此，消除和控制空气中的病原微生物，对预防和控制医院内感染有着十分重要的意义。

1. Ⅰ类环境的空气消毒 包括层流洁净手术室和层流洁净病房，要求空气中的细菌总数≤10cfu/m³，只能采用层流设备，才能使空气中的微生物降低至此标准。

2. Ⅱ类环境的空气消毒 包括普通手术室、产房、婴儿室、早产儿室、普通保护性隔离室、供应室无菌区、烧伤病房、重症监护病房。要求空气中的细菌总数≤200cfu/m³。Ⅱ类环境均为有人房间，必须采用对人无毒无害，且可连续消毒的方法，不推荐使用臭氧消毒器和化学喷雾消毒。可选用下述方法：

（1）循环风紫外线空气消毒器：这种消毒器由高强度紫外线灯和过滤系统组成，可以有数地滤除空气中的尘埃，并将进入消毒器的空气中的微生物杀死。开机30min后即可达到消毒要求，之后每过15min自动开机1次，消毒15min，一直反复开机、关机至预定消毒时间。

（2）静电吸附式空气消毒器：这类消毒器采用静电吸附原理，加以过滤系统，不仅可过滤和吸附空气中带菌的尘埃，也可吸附微生物。在1个20~30m²的房间内，使用一台大型静电式空气消毒器，消毒30min后，可达到国家卫生标准。

3．Ⅲ类环境的空气消毒 包括儿科病房、妇产科检查室、注射室、换药室治疗室、供应室清洁区、急诊室、化验室、各类普通病室和房间。要求空气中的细菌总数≤500cfu/m³。可采用下述方法：

（1）用于Ⅱ类环境空气消毒的方法均可采用。

（2）臭氧消毒：市售的管式、板式和沿面放电式臭氧发生器均可选用。要求臭氧浓度≥20mg/m²，在RH≥70%条件下，消毒时间≥30min。消毒时人必须离开房间。

（3）紫外线消毒：可选用产生臭氧的紫外线灯，以利用紫外线和臭氧的协同作用。照射时间一般应大于30min。

（4）熏蒸消毒：过氧乙酸熏蒸法，将过氧乙酸稀释成3%~5%水溶液，加热蒸发，在60%~80%相对湿度，室温下，过氧乙酸用量按1g/m³计算，熏蒸时间2h。

（二）医院各种物体表面的消毒

医院内环境和物体表面消毒的目的是将医院内环境表面和物体表面上污染的微生物数量控制在国家标准允许的范围内，使其对医院内患者和其他人员不构成传播疾病的危险，从而起到预防医院内感染的作用。医院内环境污染范围广，污染微生物的来源广，种类多，致病菌多，耐药菌株也多，是医院感染管理的重点之一。

1．Ⅰ、Ⅱ类环境物体表面的消毒 Ⅰ、Ⅱ类环境要求物体表面的细菌总数≤5cfu/m²，这两类环境应采取高效消毒方法。

（1）地面消毒：①当地面没有明显污染情况下，通常采用湿式清扫，用清水拖地每日2次。②当地面受到病原菌污染时，通常采用含有效氯500mg/L的消毒液或0.2%过氧乙酸溶液拖地或喷洒地面。被肝炎病毒污染表面可用含有效氯1 000mg/L的消毒剂溶液擦洗。

（2）墙面消毒：①医院墙面通常不需进行常规消毒。当受到病原菌污染时，可采用化学消毒剂喷雾或擦洗，墙面消毒高度一般为2.0~2.5m高即可。②对细菌繁殖体、肝炎病毒、芽孢污染者，分别用含有效氯250~500mg/L、2 000mg/L与2 000~3 000mg/L的消毒剂溶液喷雾和擦洗处理。喷雾量一般为50~200mL/m²。

（3）病房各类用品表面的消毒：①病房内用品如桌子、椅子、凳子、床头柜等一般情况下只需进行日常的清洁卫生工作，用清洁的湿抹布或季铵盐类消毒液，每日2次擦拭各种用品的表面。当室内各种用品的表面受到病原菌的污染时必须严格的消毒处理。可用含有效氯200~500mg/L的消毒液、0.2mg/L过氧乙酸溶液、含有效碘250~500mg/L的碘伏擦拭。②紫外线灯照射。悬吊式或移动式紫外线灯消毒时，离污染物表面不宜超过1m，消毒有效区为灯管周围1.5~2.0m。照射时间不得少于30min。

（4）床单位的消毒：①床单位包括病床、床垫、枕芯、毛毯、棉被、床单等，一般情况下在日光下暴晒6h以上即可达到消毒目的。②臭氧消毒，可采用床单位臭氧消毒器进行消毒。

2．Ⅲ类环境物体表面的消毒 Ⅲ类环境要求物体表面的细菌总数≤10cfu/m²。可以采用以下消毒方法：①上述Ⅰ、Ⅱ类环境物体表面的消毒方法均可采用。②配制1 000mg/L氯己定溶液，对各种污染的表面进行喷洒或擦洗。③治疗室、注射室、换药室、化验室的各种物体表面及台面等每日用300~500mg/L含氯消毒剂擦拭。

二、空气采样及监测方法

据统计目前世界上有 41 种主要感染性疾病，其中空气传播的就有 14 种，占首位。人类的许多严重感染性疾病，如流感、军团菌病、流脑、肺结核、麻疹、天花、风疹、猩红热、白喉、百日咳、吸入性炭疽、肺鼠疫、肺支原体病和其他各种呼吸道感染，都可能是通过悬浮在空气中的致病微生物传播的。

1. 采样时间　一般应选择消毒处理后与进行医疗活动前采样。

2. 采样高度　采样点应设在距地面（垂直）80～150cm 高度范围内。

3. 布点方法　空气微生物采样在时间和地点上有一定代表性。在同一个室内应该选择 4 个角及中央共 5 个点。室内面积≤30m² 时，可在一条对角线上量取 3 点，即中心和两端距墙 1m 处各取 1 个点；室内面积 >30m² 时，可设东、西、南、北、中 5 个点，其中东、西、南、北点距墙 1m。采样器一般置于离地面 33cm 高处，上风向，离门窗和人流动处 1m 以上。采样器与采样人要保持一定距离（约 50cm），防止采样人身上的细菌被吸入采样器。采样人应穿隔离衣、戴口罩、帽子，并注意不要污染培养皿。

4. 采样方法及菌落总数检查　国内外为解决空气悬浮的表面附着微生物取样，已研究出许多方法，目前应用最广泛的是平皿暴露法，简单便于推广。

平板暴露法，用 9cm 直径普通营养琼脂平板在采样点暴露 5min（即打开平皿盖，扣放在平板旁，采样后盖好）后送检，在 37℃ 下培养 24h，然后记录每个平板上的菌落数（5min 内在 100cm²，空气中所含的细菌数），并按下列公式计算每立方米的细菌数

空气细菌菌落总数（cfu/m^3）$= N \times 100/A \times 5/T \times 1\ 000/10 = 50\ 000N/A \cdot T$

式中：A 为平板面积（cm^2），T 为平板暴露时间（min），N 为平均菌落数（cfu/平皿）。

三、物体表面的采样及检查方法

物体表面的污染（多为不均匀性污染）与空气污染不同，检查时如采取标本不当，可影响结果的精确性。因此在检查及评价监测结果时应注意如下问题。

（一）采集标本应有代表性

医院里各种物体表面受污染的机会是不同的，因而各种物体表面检出微生物的种类及数量也不相同，为了提高检测的标准性，以利于结果分析，可将物体分为污染区的、半污染区的及清洁区的 3 类。

（二）要有足够的样本数量

由于物体表面污染的不均匀性，所以每件物体往往需要采样数份，才能真实地反应污染情况。虽然说标本份数越多，检测的结果越精确，但还是以适当为好。一般评价环境卫生状况是以污染率为指标的，标本份数少，所得出的污染率就不确切，而过多又会造成浪费。

（三）仔细分析污染来源

物体表面可以是被患者或其污染物的直接污染，也可以是通过空气的间接污染。所以在检测时应做定量分析，同时进行微生物分类，如革兰阴性杆菌，多为患者的直接污染，而革兰阳性杆菌，则难以肯定是来自空气还是患者。因此，应对物体表面采样及检查方法制订统一的标准。

1. 采样时间　通常应在消毒处理后 4h 内进行采样，但若是对污染源的检测，则可根据需要随时进行。

2. 采样面积　若被采样物体表面 <100cm²，应取全部物体表面；若被采样物体表面≥100cm²，则取 100cm²。如果是对污染源的定性检查（找病原菌），采样面积就需要尽可能地大一些，以便于取得阳性结果。

3. 采样方法　将 5cm×5cm 的标准灭菌规格板放在被检物体表面，用浸有无菌生理盐水采样液的棉拭子 1 支，在规格板内横竖往返各涂抹 5 次，并随之转动棉拭子。连续采样 1～4 个规格板面积，然后剪去采样入手接触部分，将棉拭子放入装有 10mL 采样被的试管中送检，门把手等小型物体则采用棉拭

子直接涂抹物体的方法采样。

4. 细菌菌落总数检查　将采样液试管震打 80 次，经适当稀释后接种于普通琼脂平板上，置 37℃恒温箱内 24h 培养。每个稀释度作平行样品 2~3 个，进行活菌落计数。其计算公式为：

物体表面细菌菌落总数（cfu/cm²）＝平皿上菌落的平均数×采样液稀释倍数/采样面积（cm²）

cfu/cm² ＝平皿上菌落的平均数/平皿面积

（焦栓林）

第三节　皮肤黏膜消毒

一、穿刺部位的皮肤消毒

1. 注射部位皮肤消毒　包括肌肉、静脉等注射与穿刺前的皮肤消毒。

（1）用医院氯己定碘棉消毒，按说明书操作。

（2）用无菌棉签润 2% 碘酊，涂擦注射部位皮肤 1 遍，作用 1min 后，再用 75% 乙醇擦拭 2 遍，擦净残余碘，干燥后，即可注射。

（3）用无菌棉签浸润含有效碘 5 000mg/L 的碘伏，直接涂擦注射部位皮肤 2 遍，待半干燥，即可注射。静脉注射时，可用 75% 乙醇棉签脱碘。

2. 特殊穿刺部位的皮肤消毒　包括各种经皮的深部组织和内脏的穿刺或活检，如淋巴结、骨髓、关节腔、胸腹腔及硬膜外麻醉穿刺等。其消毒剂的选择与方法同一般注射部位皮肤的消毒，并应严格执行无菌技术。血管内留置导管及其他部位分流导管和引流处每日按要求处理后用无菌敷料封盖。

3. 消毒范围　肌肉、皮下及静脉注射、针灸部位，各种特殊穿刺等消毒方法主要是涂擦，以注射或穿刺部位为中心，由内向外缓慢旋转，逐步涂擦，共 2 次，消毒皮肤面积不小于 5cm×5cm。

二、患者手术切口部位的皮肤消毒

1. 准备

（1）手术部位的皮肤应该用肥皂水洗净，需备皮部位的皮肤以无菌纱布蘸取肥皂水擦拭洗净。

（2）器官移植手术和处于重度免疫抑制状态的患者，术前可用除菌皂液擦拭洗净全身皮肤。

2. 消毒方法　消毒范围应在手术野及其外 10cm 以上部位由内向外擦拭。

三、病原微生物污染皮肤的消毒

1. 肠道感染性疾病病原体污染手和皮肤的消毒　可采用含有效碘 5 000mg/L 的碘伏擦拭作用 3~5min，或用乙醇、异丙醇与醋酸氯己定配制成的消毒液等擦拭消毒，作用 3~5min，也可用氧化电位水冲洗消毒。

2. 血源性感染性疾病病原体污染皮肤黏膜的消毒　对于污染的手，可用流水、除菌皂液洗手后，用 5 000mg/L 碘伏消毒或乙醇、异丙 - 醋酸氯己定消毒液搓洗 5min，然后用流水冲洗。

四、黏膜消毒

1. 会阴部及阴道手术消毒

（1）先用 5 000mg/L 碘伏皂液棉球依次擦洗大、小阴唇、两侧大腿内侧上 1/3，会阴及肛门周围，做备皮处理后用 5 000mmg/L 碘伏皂液棉球涂擦外阴，待碘伏皂液完全干燥后（需 3~5min）同上法再次涂擦消毒。

（2）子宫切除手术前 1d 晚上用含有效碘 250mg/L 的碘伏或 5 000mg/L 醋酸氯己定溶液擦洗阴道 1 次，手术前 2h，重复擦洗 1 次，阴道冲洗消毒用含有效碘 250mg/L 或醋酸氯己定水溶液消毒。

（3）氧化电位水冲洗消毒。

2. 口腔和咽部消毒

（1）取含有效碘 500mg/L 的碘伏皂液或 1% 过氧化氢液台漱消毒，也可用氧化电位水含漱。

（2）过氧化氢溶液、复方硼酸溶液等漱口 1 ：5 000mg/L 碘伏或 3 000 ~ 5 000mg/L 醋酸氧己定溶液的局部涂抹。

五、新生儿脐带消毒

新生儿脐带消毒用碘酊和 75% 乙醇处理，也可用 5 000mg/L 有效碘的碘伏处理。

（张　波）

第四节　内窥镜的消毒与灭菌管理

内镜的种类随着医疗技术的发展而越来越多，但从消毒角度来分，大致可以分为两类，一类是需要消毒的内镜，如胃镜、肠镜、支气管镜、喉镜、阴道镜等，另一类是需要灭菌的内镜，如腹腔镜、胸腔镜、胆道镜、膀胱镜、脑室镜、神经内镜、宫腔镜、椎间盘镜等这两类内镜在用于诊疗操作前，前者需要达到高水平消毒，后者必须达到灭菌水平。

一、内窥镜消毒、灭菌的基本原则

1）根据内镜在人体内使用部位的不同，要求对其进行消毒或灭菌处理。

（1）凡进入人体无菌组织、器官或经外科切口进入无菌腔室的内窥镜及其附件，如腹腔镜、关节镜、脑室镜、膀胱镜、宫腔镜等，用前应达到灭菌水平。

（2）凡进入破损黏膜的内镜附件也应达到灭菌水平，如活检钳、高额电刀等。

（3）凡进入人体自然通道与管腔黏膜接触的内镜及其附件，如喉镜、气管镜、支气管镜、胃镜、肠镜，乙状结肠镜、直肠镜等，用前应达到高水平消毒。

2）选择内镜消毒、灭菌方法的原则：内镜的消毒、灭菌应首选物理方法，对不耐湿热的内镜可选用化学方法消毒、灭菌。

（1）压力蒸汽灭菌：具体方法见医院消毒、灭菌方法，使用快速压力蒸汽灭菌器进行灭菌则按使用说明进行操作。主要适于能耐湿热内镜的灭菌，如金属直肠镜、直接喉镜金属部分的灭菌，以及能耐湿热的腹腔镜、关节镜、脑室镜等的灭菌。

（2）环氧乙烷灭菌：具体方法见医院消毒、灭菌方法。适于各类内镜的消毒、灭菌。

（3）2% 戊二醛浸地消毒灭菌：消毒需浸泡 20min，灭菌需浸泡 10h。

（4）酸性氧化电位水消毒：适用于胃肠内镜的消毒。氧化还原电位大于等于 1 100mV，pH 值在 2.7 以下，有效氯含量一般为 50mg/L，在清洗干净的条件下，流动浸泡消毒作用 15min，或按卫生行政部门批准的方法进行。

（5）煮沸消毒：煮沸 20min，可用于内镜金属部分和某些附件的消毒。

（6）其他消毒、灭菌方法：经卫生部门批准的内镜消毒剂和消毒器，具体使用方法按产品使用说明。

二、内窥镜清洗

（1）内窥镜使用完毕应立即清洗，洗涤时先将软管末端浸在含洗涤剂的温水中（35℃），用纱布或海绵擦洗镜体软管部和弯曲部，并反复注入气和水，使气管和水管出水处黏附的污物排出。活检钳的处理，应先清洁污物，孔道需用洗涤剂和清洁剂反复刷拭。

（2）将清洗过的插管、气管、水道、孔道、活检钳等用清水冲洗，擦干，放入消毒液中浸泡消毒。

（3）75% 乙醇纱布擦拭消毒纤维镜头部、软管操纵部、各调节旋钮、钳道上端盖板。

（4）消毒完毕，用无菌的生理盐水充分冲洗插管和内管道，以便除去残留消毒剂。

（5）当天不再继续使用的内窥镜，则将内管道彻底吹干或用 75% 乙醇进行冲洗干燥。

（6）用擦镜纸蘸少许硅蜡涂擦端部镜面、导光束端面和钳瓣，以保持洁净和防锈。

（7）贮存时应将镜体悬挂于干燥的专用柜内，弯角固定钮应置于"自由位"，活检钳瓣应张开。

（8）关节镜、腹腔镜、脑室镜、膀胱镜等，使用完毕后，除应充分清洗外，宜置真空干燥器内抽干后再浸入消毒液中，这样可避免气泡栓塞管道影响药物与管道内部的接触。

三、内窥镜的消毒

1. 软式内镜的消毒

（1）2% 戊二醛浸泡：将洁净干燥后的内窥镜置于 2% 戊二醛消毒液中浸泡 20min，结核病患者使用后的内镜需浸泡 45min，灭菌需浸泡 10h。

（2）自动清洗消毒器：经原卫生部批准的内镜消毒器，具体操作按使用说明，注意用该法消毒前，内镜应先用手工彻底清洗。

（3）其他消毒剂：经卫生行政部门批准的消毒剂，具体消毒方法见使用说明。

2. 硬式内窥镜的消毒

（1）能耐受压力蒸汽灭菌的部分或全部内镜：首选压力蒸汽灭菌；不能承受压力蒸汽灭菌的内窥镜或其他部分，首选环氧乙烷灭菌，或用 2% 的戊二醛浸泡 10min，也可用低温蒸汽甲醛灭菌。

（2）其他消毒剂与消毒器：经卫生行政部门批准的消毒剂与消毒器械，具体消毒方法见使用说明。

四、内窥镜附件的消毒

1. 内镜附件　如活检钳、细胞刷、切开刀、导丝、碎石器、网篮、造影导管、异物钳等应做到一用一灭菌，消毒方法首选压力蒸汽灭菌，也可用环氧乙烷灭菌或用 2% 戊二醛浸泡 10h 灭菌，或用经卫生行政部门批准的消毒剂与消毒器械进行灭菌，具体方法见使用说明。

2. 其他物件的消毒

（1）口圈、弯盘、敷料缸等：首选压力蒸汽灭菌，或用高水平化学消毒剂（如 500mg/L 的含氯消毒剂或 2 000mg/L 的过氧乙酸或 2% 的戊二醛）浸泡消毒 30min，用水彻底冲净残留消毒液，干燥备用。

（2）注水瓶及连接管的消毒：用高水平以上的化学消毒剂（如 500mg/L 的含氯消毒剂或 2 000mg/L 的过氧乙酸或 2% 的戊二醛）浸泡消毒 30min，用水彻底冲净残留消毒液，干燥备用，注水瓶内的用水应为灭菌水，每天更换。

（3）吸引瓶、吸引管的消毒：检查结束后，先清洗吸引瓶，之后用 500mg/L 的含氯消毒剂或 2 000mg/L 的过氧乙酸浸泡消毒 30min，刷洗干净，干燥备用。

（4）软式内镜的槽或容器的消毒：应每天清洁，再用 500mg/L 的二氧化氯或二溴海因，或 2 000mg/L 的过氧乙酸擦拭，用于浸泡灭菌的容器应清洁后做灭菌处理。

五、内窥镜消毒与灭菌的注意事项

1. 软式内窥镜消毒　软式内窥镜在每天使用前应用 2% 戊二醛浸泡消毒 20min。用水充分冲洗后使用；当天检查结束彻底消毒（2% 戊二醛浸泡消毒 30min），也可根据国家有关规定执行。

2. 工作结束后的消毒　每天工作结束后，应对内窥镜室的环境包括空气、物体表面进行清洁与消毒。

（张　波）

第五节　一次性使用医疗用品和消毒药械的管理

医疗机构使用的消毒药械、一次性医疗器械和器具应当符合国家有关规定，《感染性疾病防治法》第二十九条规定，用于感染性疾病防治的消毒产品应当符合国家卫生标准和卫生规范。根据《消毒管理办法》的规定，消毒产品包括消毒剂、消毒器械（含生物指示物、化学指示物和灭菌物品包装物）、卫生用品和一次性使用医疗用品。原卫生部对消毒剂消毒器械实行市场准入制度，只有取得原卫生部卫生许可批件的产品才可以上市销售，医疗机构只能使用经过原卫生部批准的消毒剂和消毒器械。一次性医疗用品在我国由食品药品监督管理局管理，只有取得了医疗器械许可证后才可上市，医疗机构也只能使用经过食品药品监督管理局批准的产品。卫生用品由卫生部门管理，但目前没有实行许可制度，医疗机构应根据检测结果和以往的使用情况选择合格的供应商和安全有效并符合国家卫生标准和卫生规范的产品。

消毒药械和一次性使用医疗器械、器具的品质及其合法性是否符合《感染性疾病防治法》和《消毒管理办法》的规定由医院感染管理部门进行审核并接受卫生行政部门的监督检查。

一、一次性物品质量控制

（一）一次性物品质量控制

1. 严格采购　供应室向设备器材科申报采购量。采购员须要求供应单位提供四证（卫生许可证、生产许可证、产品合格证、推销人员证件），一次性物品有主要技术性能指标，如生产材料、环节、工艺、条件、灭菌方法、产品说明等。

2. 严格验收　采购的物品应建立账册，或将有关数据输入微机，如每改订货和到货的产品的名称、数量、规格、批号、合格证号、灭菌日期、出厂日期、双方经办人姓名等。由供应室负责每批随机抽样验收。一般由外向里，查验大、中、小包装上的外观质量和标志，合格后登记入册，抽样进行热原检测、无菌试验。合格后方可发放，不合格者立即退货。

3. 严格贮存、发放　一次性物品贮存在清洁区内，专库专用，空气中细菌数量≤500cfu/m³，温度20±2℃，相对湿度40%~60%，通风良好，有专用存放物品架。物品架距地面、天花板、墙壁与无菌间要求相同。一次性物品须拆包后方可存于无菌间。严格发放制度，供应室根据科室需要为科室确定基数，每日按时下送下收。严格以旧换新，尽量做到发出物品与回收的物品数量相等。回收后必须进行初步消毒、毁形等无害化处理。

4. 各使用科室　指定人员负责本部门一次性使用无菌医疗用品和消毒、灭菌药械的管理。使用人员对一次性使用无菌医疗用品前要进行复验。检查小包装的密封性、有效灭菌日期、穿刺针有无锈斑或污渍，输液（血）器、注射器内有无杂质和污渍，衔接部有无漏气。凡有质量问题和过期产品律禁止使用，并上报有关部门。

5. 使用人员　在应用一次性无菌医疗用品时，应密切观察患者情况，如发现异常反应，应立即停止使用，并及时报告上级有关部门。同时要做好现场保护和留取样本，以便进一步调查和处理，并详细记录事件发生时间、种类受害者临床表现、结局、所涉及的一次性使用无菌医疗用品的生产单位、生产日期、产品批号、供货单位、供货日期等。

（二）一次性医疗用品卫生标准

（1）进入人体无菌组织、器官或接触破损皮肤、黏膜的医疗用品必须无菌。

（2）接触黏膜的医疗用品细菌菌落总数应小于等于20cfu/g或20cfu/100cm²；致病性微生物不得检出。

（3）接触皮肤的医疗用品细菌菌落总数应小于等于200cfu/g或20cfu/100cm²；致病性微生物不得检出。

二、消毒药械的管理

（1）严格采购：医院使用的消毒药械必须是获得省级以上生行政部门《卫生许可证》的合格产品。

（2）加强管理：根据消毒目的选择消毒药械应严格掌握消毒、灭菌药械的使用范围、方法、注意事项；掌握消毒、灭菌药械的使用浓度、配制方法、消毒对象、更换时间、影响因素等，发现问题及时向医院感染管理办公室报告。

（3）保证消毒药品的有效浓度：配制消毒溶液时，消毒剂和水量都要准确，保证消毒药品的有效浓度。盛放消毒液的容器使用前一定要洗涤干净并高压灭菌，每天使用的消毒液最好是当天配制。

（4）注意影响消毒效果的因素：物品要去除脏物后再进行消毒，防止消毒液的再次污染。不要把消毒溶液在容器内装得太满。

（5）加强消毒效果监测。

三、消毒液质量监测

1. 有效成分测量　有效成分测量的测定主要有两种办法：其一是滴定法，不同的消毒剂有不同的滴定和计算方法；其二是试纸法，即通过观察专用试纸的色泽变化来判定定含量，如常见的军事医学科学院研制成的 G ~ I 型浓度试纸，可用于多种消毒液有效成分的测定。

2. 消毒液使用中污染菌量的监测　先将需要测定时消毒液混匀，用无菌吸管吸取 1mL，加至装有 9mL 含有相应中和剂的营养肉粥或稀释液内（加中和剂是为了中和消毒液的残存药效，测定不同的消毒液污染量需用各自相应的中和剂）。然后，把采集的样品于 1h 内送实验室检验。

检验时，取 0.5mL 样品（无菌滴管吸取）接种于一块普通营养琼脂平板上，置于 $36 \pm 1℃$ 下培养 3d，再取 0.5mL 样品，接种于另一块普通营养琼脂平板上，置于 28℃ 下培养 7d。最后，分别观察并计算两块平板上的菌落生长数。平板上若有细菌生长，说明消毒液内已有残存活菌（即已遭污染），不宜再用于灭菌；对于仅用于消毒的药液，可按下述公式计算 1mL 的污染菌量。

1mL 污染菌量（cfu/mL）＝两块平板上菌落数 × 稀释倍数/0.5 × 2

使用中的消毒液细菌菌落总数应小于等于 100cfu/mL，致病性微生物不得检出，无菌器械保存液必须无菌。若未达到上述标准，则该消毒液不能再继续使用。

四、使用中消毒剂与无菌器械保存液卫生标准

使用中消毒剂，细菌菌落总数应小于等于 100cfu/mL；致病性微生物不得检出。无菌器械保存液必须无菌。

（张　波）

第六节　医疗废物分类管理

医院废物是指医疗卫生机构在诊断、治疗、卫生处理过程中产生的废弃物和患者生活过程中产生的排泄物及垃圾，这些废弃物均有病原微生物污染的可能，可能对公众健康造成一定的危害。2003 年 6 月 16 日，我国颁布了《医疗废物管理条例》，它是依据《中华人民共和国感染性疾病防治法》和《中华人民共和国固体废物污染环境防治法》制定的条例，这标志着我国医疗废物的管理已经进入法制化、规范化阶段。

一、医院废物的分类

医院的大部分废物是没有危害的普通垃圾，不需特别处理；但一旦与具有危害性的或传染性的污物混合在一起，就需特殊的搬运和处理。医院废物的主要来源包括：

1. 生活垃圾　在医疗卫生机构的管理、建筑物的维修中产生，这一部分废物约占80%，危害性较小。

2. 感染性废弃物　指可能含有病原微生物（细菌、病毒、寄生虫或真菌）的废弃物，这部分废物具有潜在引发感染性疾病的可能，其浓度和数量足以对人致病。主要包括以下几类：①实验室剩余的血、尿、粪标本及病原体培养基和保菌液。②传染患者手术或尸解后的废弃物（如组织、污染的材料和仪器等）。③来自感染性疾病房的废弃物（如排泄物、手术或感染伤口的敷料、严重污染的衣服）。

④传染患者血液透析中产生的废弃物（如透析设备、试管、过滤器、围裙、手套等）。⑤实验室感染的动物。⑥传染患者或动物接触过的任何其他设备和材料。⑦使用过的一次性注射器、输液器、输血器等废弃物。

3. 病理性废弃物　指诊疗过程中产生的人体废弃物和医学实验动物尸体等。主要包括①手术及其他诊疗过程中产生的废弃的人体组织、器官等。②医学实验动物的组织、尸体。③病理切片后废弃的人体组织、病理蜡块等。感染性与病理性废弃物约占15%。

4. 损伤性废弃物　指能对人刺伤或制伤的物体，包括针头、皮下注射针、解剖刀、手术刀、输液器、手术锯、碎玻璃及钉子，过部分废物约占1%，必须视为感染性。

5. 药物性废弃物　包括过期、被淘汰、压碎或污染的药品：疫苗、血清。

6. 化学性废弃物　在诊断、试验、清洁、管理、消毒过程中产生的，具有毒性、腐蚀性、易燃性、反应性或遗传毒性的固体、液体、气体。如甲醛、造影剂、肿瘤化疗药物等。药物性废弃物与化学性废弃物约占3%。

7. 放射性废物　包括被放射性核素污染了的固体、液体和气体。如低浓度的固体废弃物（吸收纸、拖把、玻璃器皿、注射器、小药皿）、放置放射性物质容器内的残余物。这部分废物约占1%，其处理须遵守放射防护条例要求。

二、医院废物的处理

（一）处理原则

1. 分类收集　是指将不同类型的医疗废物采取不同处理、收集、转运和处置方法，从而减少有害、有毒垃圾废物和带传染性废物的数量，有利废物的回收和处理，同时减少不必要的浪费。

2. 减量化原则　通过重复利用、破碎、压缩、焚烧等手段减少固体废物的体积和数量。

3. 无公害原则　废物处理必须遵守环保及卫生法规标准要求。

4. 分散与集中处理相结合的原则　分类收集的废物分别进行集中处理。

（二）污物的收集

（1）设置3种以上颜色的污物袋，黑色袋装生活垃圾，黄色袋装医用垃圾（感染性废弃物），直接焚烧的污染、放射性废弃物和其他特殊的废弃物使用有特殊标志的污物袋进行收集。医院应建立严格的污物分类收集制度，所有废弃物都应丢弃或放入标有相应颜色的污物袋（桶）中，在装满3/4时有人负责封装运送。

（2）锐器不应与其他废弃物混放，用后必须稳妥安全地置入锐器容器中。高危区的医院污染物建议使用双层污物袋，并及时密封。放射性废物应存放在适当的容器中防止扩散。

（3）分散的污染袋要定期收集集中。污物袋应每日运出病房或科室，也可根据需要决定搬运时间，并运往指定的收集地点。不能移动未标明废弃物产生地及废弃物种类的污物袋（箱），应立即补充新的同类的污物袋（箱），以供使用。应防止污染袋（箱）的泄漏。

（4）污物袋（箱）在就地处理或异地处理之前，要集中存放在医院中心废物存放地，有害废物和普通垃圾要分开存放，并有明显标识。

（5）存放地应有遮盖设施，防止污染周围环境；没有冲洗及消毒设施，清洗过程中的废水应排入医院污水系统。

（三）感染性废弃物的消毒处理

1. 液体污物　主要指患者吃过的剩饭剩菜，排泄物呕吐物等。

（1）可作动物饲料的剩饭剩菜，须煮沸30min后才能运出。

（2）没有利用价值的剩饭剩菜和排泄物、呕吐物，加1/5量的漂白粉，搅匀后作用2h，倒入专用化粪池或运出。

（3）特殊感染性疾病患者的排泄物、呕吐物按医院重要废物进行相应处理。

2. 固体污物

（1）无利用价值的可燃性污物，在条件允许的情况下一律采用焚烧处理。

（2）非可燃性固体污物应先消毒，消毒方法可选用含有效氯500～1 000mg/L的消毒液、含1 000～2 000mg/L二氧化氯的消毒液或0.5%过氧乙酸消毒液浸泡60min。然后根据物品的再利用价值，送废旧物品收购站或城市垃圾处理站。

（四）重要医院废物的处理

1. 腹泻患者污物的消毒处理

（1）患者的粪便加2倍量10%～20%漂白粉乳液；呕吐物加1/5量干漂白粉，搅匀后加盖作用2h，再倒入厕所。

（2）伤寒患者的尿液每100mL加漂白粉3g，搅匀后加盖，作用2h。

（3）患者使用过的便器用1%漂白粉上清液、含有效氯2 000mg/L的消毒液、0.5%过氧乙酸浸泡30min。

2. 病毒性肝炎患者污染的消毒处理

（1）排泄物、呕吐物作用时间加倍。

（2）衣物可用具有消毒杀菌作用的洗涤剂进行浸泡清洗；也可采用甲醛、环氧乙烷进行熏蒸消毒。

（3）无经济价值的可燃性污物采用焚烧处理。

3. 结核病患者污物的消毒处理

（1）无经济价值的可燃性污染物、痰盒采用焚烧处理。

（2）患者衣物、痰盂、痰杯、肠结核患者的排泄物可加10%～20%漂白粉乳液（或1/5量的干粉），作用2～4h或加等量1%过氧乙酸作用30～60min。

4. 炭疽患者污物的消毒处理

（1）尽可能都采用焚烧处理。不能焚烧的，用含有效氯或有效溴2 000mg/L的消毒液或2%戊二醛浸泡、擦拭30～60min。

（2）肠炭疽患者排泄物处理按有效氯或有效溴消毒液1：1，但作用时间需延长至6h，患者所用便器使用药物按1：3，浓度应加倍。

5. 艾滋病患者污物的消毒处理

（1）无经济价值的可燃性污物采用焚烧处理。

（2）病毒携带者和患者分泌物、排泄物用20%漂白粉乳液1：2混合后作用2h。

（3）液体污物可煮沸30min，也可加入含氯消毒剂（使混合液中有效氯达到1 000mg/L）或过氧乙酸（使混合液中达到5 000mg/L）作用30min。

（4）患者使用过的衣物、床单等可装入防水口袋内，外加一布袋后采用压力蒸汽消毒，也可直接煮沸30min。对被血液或排泄物明显污染的衣物，采用含有效氯1 000mg/L的消毒液浸泡30min处理。

（五）一次性注射器、输液器、输血器等使用后的处理

（1）使用过的一次性注射器、输液器和输血器等物品必须就地进行消毒毁形，并由当地卫生行政部门指定的单位定点回收，集中处理，严禁出售给其他非指定单位或随意丢弃。

（2）一次性使用输血器（袋）、采血后的次性使用注射器可放入专用收集袋直接焚烧；不能采用焚烧方法的，必须先用含有效氯2 000mg/L的消毒液浸泡60min（针筒要打开）后，方可毁形处理。

（3）一次性使用输液器使用后先剪下制头部分，用含有效氯1 000mg/L的消毒剂浸泡60min以上，其余部分只要分离金属的瓶塞穿刺器后，中间剪一刀，放入专用的收集袋即可。

（4）使用后的一次性注射器建议使用毁形器进行毁形，然后用含有效氯1 000mg/L的消毒液浸泡60min以上，即可回收；没有接触人体的一次性注射器毁形即可回收。明确没有污染的一次性使用医疗用品，如输液袋（瓶）、配制药物的针筒等，使用后不需浸泡消毒，只要毁形后即可回收。

（5）医院必须建立定点回收制度，设专人负责定点回收工作。每个科室使用后回收的数量必须登

记，并和医院每月的定点单位回收数量核对一致，严防人为流失。凡参与一次性医疗用品处理的人员必须经培训合格并加强个人防护。

三、医院内医院废物的管理

新提出医疗卫生机构和医疗废物集中处置单位，应当建立、健全医疗废物管理责任制，设置监控部门或者专（兼）职人员以及设立废物管理小组。其法定代表人为第一责任人，切实履行职责，防止因医疗废物导致感染性疾病传播和环境污染事故。无论医院规模大小，废物数量多少，危害程度等，每一个产生废物的自然人或法人都有义务从卫生、环保、经济和安全角度负责自产废物管理。

（张　波）

第五章

结核病感染与控制措施

第一节　结核病感染危险性评估

一、结核病感染危险性评估的内容

（1）统计医疗保健机构及医疗保健机构中特定区域每年发现的传染性肺结核患者人数。

（2）统计传染性肺结核患者在本机构或本机构中特定区域的停留时间。

（3）本机构或本机构中特定区域是否存在导致空气中结核分枝杆菌浓度上升的因素，如环境通风、中央空调、痰标本收集等方面。

（4）本机构对结核患者的健康教育及疑似结核病患者的健康教育内容、健康教育的方式、结核患者接受健康教育的程度的评估。

（5）对医疗机构内的消毒隔离，医务人员个人防护知识教育等方面的评估。

（6）结核病感染风险发生的严重性评估。

二、医疗保健机构结核病的危险管理评估

（1）评估当地医疗保健机构对结核病管理控制，环境控制及个人防护控制感染的策略，以及结核病传播的影响因素、控制感染和预防的目的，从事结核病行政控制管理人员对相关内容是否进行有效培训和指导。

（2）评估统计医疗保健机构及医疗保健机构特定区域每年发现的传染性肺结核患者人数。

（3）评估统计医疗保健机构或医疗保健机构中特定区域是否存在导致空气中结核分枝杆菌浓度上升的因素，如环境通风是否合理、中央空调送风方向是否正确、痰标本收集方法是否正确等方面因素。布局不合理，防护用品不到位都是医院感染结核的危险因素，肺结核作为呼吸道感染性疾病，病区的合理划分是杜绝医院感染的关键。医疗保健机构候诊室走廊、门诊、病房、实验室和放射检查室，这些区域都相对密闭，医疗保健机构治疗环境过度拥挤，不良的空间间隔及空间的密闭性，或患者候诊时间长，增加了驻留过的人员的感染风险，所以要评估医疗保健机构中特定区域患者停留时间，对患病人数都要进行评估和统计分析。

（4）医疗保健机构从事行政感染控制管理人员，要会识别和分析医疗机构中结核病暴发的原因，以及结核病传播的影响因素、控制感染、预防的目的和措施。对结核病房、结核门诊、生成气溶胶的医疗操作、痰标本收集、支气管镜检查、进行结核菌培养的实验室等进行危险评估，识别医护人员感染结核病的职业危险，以及在工作环境中的感染控制措施。

（5）为了评估医院不同部门工作人员感染结核的风险，需要特别注意三个因素。首先每年在该部门出现的感染患者数目是医务人员职业暴露量的预测因子，要牢记工作人员与感染性疾病人接触的时间。其次需要考虑对高风险的工作程序（如留取痰标本或者支气管镜检查）进行风险评估，并确定执行这些程序所涉及的工作人员。最后，在结核病、肺部疾病和感染性疾病科室的感染风险高，且护士和

实验室检验人员比医生和行政管理人员的感染风险更高。

（6）增加结核感染的危险性评估，没有接受感染控制措施教育的患者很有可能传播或感染结核病；缺乏适当的通气（开窗通风）会增加区域内感染的概率；缺乏或者是滥用防护用具会产生感染的风险；不正确地使用感染控制措施会增加感染传播的风险；医疗机构过度拥挤；不良的空间间隔不但增加了空间的密闭性，而且候诊时间越长，暴露时间越长，感染的风险越高。

三、医疗机构中结核病感染的高风险区域

1. 结核病病房　由于结核病病房是结核患者聚集的地方，空气中结核杆菌的密度远高于其他地方，工作在结核病病房的医务人员及结核病患者的陪护探视人员是结核病感染的高危人群。

2. 呼吸内科或感染科病房　由于患者在尚未明确结核病诊断之前，有可能收至呼吸内科或感染科住院，因此工作在这些病房的医务人员及陪护探视人员均有感染结核病的危险。

3. 急诊室及结核病专科门诊　在急诊工作的预检分诊护士及结核病专科门诊工作的医务人员结核病感染的风险较高。

4. 特殊检查室　痰标本采集区、放射检查室、支气管镜检查室、肺部外科手术室等区域属结核病感染危险区域，相关工作人员有结核病感染危险。

5. 检验科　检验科的微生物室或结核实验室属于结核病感染高危险区域，从事痰涂片和结核分枝杆菌培养的人员有结核病感染高风险。

6. 候诊室和走廊　特别是肺结核患者及其家属所处的候诊室和走廊，该区域人流量较大，人群密集，所有在此驻留过的人员均有感染结核病的危险。

四、医疗机构中结核病患者各环节存在的感染因素

（一）接诊环节

1. 患者到达医疗机构　接诊医务人员的暴露频率极高，有感染的风险。患者在候诊区等候接诊：未明确诊断的患者，如果不了解结核病及其防控措施的相关知识，具有很大的风险。未诊断的患者、未采取控制结核病感染的措施在过度拥挤的环境，可能会在医疗机构中的患者、就诊者及工作人员间感染。

2. 护理人员在接诊患者时　不采取结核控制感染措施的有症状的（处于结核活动期）患者可能会感染护理人员（例如：面向护理人员咳嗽、打喷嚏）。因此，必须立即诊断并迅速隔离。

（二）检查环节

1. 放射科照相室　通常是密闭的，通气差。同时痰涂片阳性，胸片显示多个空洞，伴有频繁而强有力咳嗽的患者最具有传染性。

2. 痰标本采集与送检　痰标本必须合理采集，否则会产生很大的风险（例如：到户外采集，在诱发咳痰隔离室采集）。不正确的采样可能会导致误诊，可能会增加感染的风险。采样的标本在送检前没有合理的保存或者储存时间过长，这种现象较常见。医疗机构的实验室可能还承担着其他化验检查，不正确的处理样本及不合理的使用检验设备，会给实验室工作人员带来很大的感染风险。

（三）住院治疗环节

（1）对疑似结核的患者没有进行合理有效隔离、与其他患者没有设置隔离区域的感染性疾病房、不合理的床间隔离也会导致交叉感染。

（2）确定涂片阳性的患者在直接监督下实施治疗，不合理的治疗会影响患者的康复，同时产生耐药的风险，结核耐药性的诊断延误会导致耐药性的传播，治疗的不良反应会导致治疗中断的风险，不合理的监控患者对治疗方案及感染控制措施的依从性差会导致再感染。

（3）在病房的患者继续治疗，患者及工作人员可能会随时间的推移，降低对控制感染措施的依从性，使其他人员感染的风险升高。

（4）患者的痰涂片转为阴性，患者自觉症状好转，没有了宣教和支持，他们可能就不再继续治疗。患者回到社区和家中可能会受到偏见和歧视。所以患者进入巩固治疗阶段，社区对患者的治疗观察会更难。药物不良反应被很多医务人员忽视，会导致患者治疗的中断，这些因素易引起复发，增加再次感染的可能。

五、对新确诊结核病患者的评估

（1）评估患者的社会和心理需要，对新诊断为结核病的患者可能会对诊断感到紧张。因结核病是一个常被歧视的疾病，这会导致患者感到被拒绝和孤立。在开始阶段就要让患者了解他们的病情和治疗的必要性，以避免风险。要对每位患者进行全面评估，既要关注患结核病的事实，也要关注患者本身，这样才能为患者制定适合的治疗和防治方案。

（2）评估患者对结核病相关知识的理解，每位患者对结核病的知识的理解会有不同的水平，这取决于他们的所见所闻。关注患者最关心的领域，了解对患者需要知道的那些知识很重要，这样可以为他们提供所需要的信息，纠正患者的错误。目标明确的医务人员与患者分享和解释所关注的信息对患者来说很重要，可提高患者治疗依从性。使用合适的视听材料和健康宣教材料对患者有一定的帮助，但不能取代一对一的指导，每一次对患者所提供信息的量取决于患者个体的需要和关注的问题。

（3）持续构建良好的关系：被诊断为结核病的患者，对一个人的生活是一个大的打击，会给他们的生活带来很多挑战，这些需要患者去面对。通过仔细倾听可建立良好的人际关系。在开始阶段重要的是询问患者有关他们的病情、诊断治疗及诊断和治疗对生活的影响。如果患者感到医务人员服务意识和态度差，那么他们可能不再想回来接受治疗。医务人员要加强与患者的沟通和心理干预，从长远意义来说，防止患者不规律治疗、缺失治疗、治疗失败、延长治疗和患者不能规范有效治疗，病情不能有效控制，这些患者易引起复发再次有感染的可能。

六、人群聚集场所感染评估

结核病分枝杆菌交叉感染风险发生可能性评估。

（1）随着接触时间的延长、拥挤、通风不定，结核病在该地区的流行都能增加感染结核病的可能性，如人口聚集场所范围，从劳教所、军营到收容所、难民营、集体宿舍和疗养院等。在这些地方需要与负责处理相关卫生行政部门的负责人沟通，对这些人口聚集场所给予相关决策和协调，需要与负责处理超越卫生部门职权范围的场所的相关决策者协调。减少人口聚集场所的拥挤，做好开窗通风设施，特别是劳教所，是降低结核病在这类场所传播的最重要措施之一。

（2）受感染的风险取决于吸入结核杆菌的量（随着暴露时间延长而增加）、内在的杆菌毒力、个人的免疫系统状态（如糖尿病、艾滋病、癌症等），以及与感染患者接触（如家庭成员和朋友），包括覆盖的人群、建筑布局、机构性质、当地结核病诊治水平等。

（3）卫生医疗保健机构不同部门，如留痰室、支气管镜室、门诊等是高风险区域，缺乏适当的通气（开窗通风）都会增加区域内感染的概率。

七、对结核病患者家庭情况进行评估

1）认真评估患者家庭情况，确定接触者的人数，潜在的活动期病例和高危感染人群，运用良好的沟通技巧，与患者沟通对接触者追踪和调查的程序，对患者关心的问题给予及时的答复。在患者治疗的全过程中，和可能接触者的问题与患者进行坦诚交流，教会患者在家庭和朋友中识别可疑病例，鼓励其寻求帮助。

2）对患者及家庭成员进行有关结核病的知识宣教，在患者的记录卡上准确记录清楚，确定高风险接触者，准确记录对他们的检查和采取的任何措施。医务工作者或治疗支持者对接受结核治疗的患者进行家访时，应特别观察家庭中的其他成员，通过访视加强其对识别症状和自愿接受调查重要性的认识，高风险的接触者将识别并接受适当的管理，记录密切接触者的人数、检查的人数、检查结果和采取的措施。

3）巩固治疗阶段结核病患者需求的再评估

（1）患者获得的控制权和责任正在逐渐增加，对治疗越来越适应，并逐渐从其在强化治疗阶段的不适感和脆弱感中走出来。在这个阶段，重新评估患者的需求并根据新情况更新治疗计划是非常重要的，特别是如果患者正从直接监督治疗转为自我管理治疗时期，重新评估患者的需求和更新治疗计划是非常重要的，否则患者会觉得他们继续治疗与否无关紧要。造成巩固治疗阶段结核病患者治疗失败，有再度感染的危险。患者治疗后痰标本涂片检查，医务人员要跟踪检查，所有最初痰标本涂片阳性的患者在治疗后要求进行痰标本涂片的抗酸杆菌跟踪检查，以确认治疗取得进展的成败。

（2）评估治疗效果：评估和记录每个患者的治疗效果，对于理解结核控制计划的效能是必不可少的，患者治疗结束时重新检查痰标本，以确认实现"治愈"，对于指导治疗成功来说，这是比"治疗完成"要有更强指标。

（3）在评估中如果发现了潜在问题，制定适宜的计划并在与患者达成一致下定期评价该计划的进展是重要的。出现问题后，患者应该与相关的医护人员进行联络，医护人员应迅速做出反应以解决问题，并确保采取所有可能的措施来防止治疗期间可能出现的感染。必要的情况下将患者转到需要的医疗机构，因此需要医护人员与其他服务机构之间保持联系，医护人员对患者要跟踪痰标本检查结果并对检查结果采取相应措施，并记录治疗效果，做到结核病患者治疗期间的全程管理。

八、社区人群集聚场所的结核病感染危险的评估

（1）评估社区医疗保健人员在开展结核病患者监测过程中发现的疑似或确诊肺结核病例是否填写转诊单，及时将患者转区（市）结核病诊疗机构进一步检查、诊断，并做跟踪随访，直至患者落实转诊。

（2）评估社区（乡、村）医疗保健人员是否按照区（市）疾病预防控制机构的要求，对综合医院转诊未到位的肺结核患者或疑似患者，通过电话追踪、上门追踪等方式进行患者追踪，确保肺结核患者和疑似患者能够及时到结核病诊疗机构就诊。同时填写好患者追踪转诊工作记录。

（3）评估医疗保健人员对所有涂阳肺结核患者和初治涂阴肺结核患者强化期是否实行在医护人员面视下服药为主的全程督导化疗。

（4）评估社区医疗保健人员是否采取多种形式，对患者及其家属进行结核病防治知识的健康教育，提高患者的治疗依从性及家属的责任心。督促患者定期复查，掌握其痰菌变化情况争取痰菌尽早转阴，减少传播。

（李保胜）

第二节　结核病的感染控制

根据本地区结核病的流行情况、本地区医疗卫生机构的诊疗条件等，制订结核病感染预防与控制计划，并确定专门医疗卫生机构或专人负责计划的实施。

（一）结核病感染预防与控制计划

（1）制定医疗卫生机构感染控制策略。

（2）建立结核病感染控制委员会，建立涉及的相关工作人员职责。

（3）在预诊区采取结核病感染预防与控制措施。

（4）医疗卫生机构中结核病感染危险区域，危险场所的界定及危险级别的确定、对患者进行筛选与评估。

（5）对可疑及确诊患者提供口罩及废物收集容器。

（6）在候诊区将可疑者和确诊患者与其他疾病患者隔离；有条件医院应设立结核病专病诊断室（区）。

（7）将可疑和确诊的结核病患者置于优先候诊区，以便加快他们的诊疗速度，减少停留时间。

（8）将可疑或确诊结核病患者转诊到结核病防治机构，确诊患者能得到及时治疗。

（9）通过管理控制、环境控制和呼吸防护措施，对结核病的感染加以预防和控制。

（10）加强教育培训，并确定培训时间安排和经费预算。

（11）对感染控制计划的实施监测，进行评价感染控制计划。

（二）结核病感染控制策略

（1）加强管理控制措施，重视医护人员职业性结核病感染的防护。

（2）建立健全感染控制的制度和管理办法。

（3）开展避免职业暴露的技术培训，提高自我防范意识。

（4）采用多种宣传教育形式，对患者、家属、医务人员进行结核病感染预防知识宣传。

（5）感染者的早期诊断、早期隔离及早期治疗。

（6）对机构中传染性的评估。

（7）制定感染控制计划和对医护工作者培训。

（三）结核病感染预防与控制制度

1）《结核病防治管理办法》2013 年 1 月 9 日经卫生部部务会审议通过，2013 年 2 月 20 日原中华人民共和国卫生部令第 92 号公布。该《办法》分总则，机构与职责，预防，肺结核患者发现、报告与登记，肺结核患者治疗与管理，监督管理，法律责任，附则 8 章 41 条，自 2013 年 3 月 24 日起施行。

结核病列为《中华人民共和国感染性疾病防治法》乙类感染性疾病管理，各级医疗保健或卫生人员，发现结核病患者或疑似结核病患者时，应按《中华人民共和国感染性疾病防治法》《医院感染管理办法》《预防与控制医院感染行动计划（2012—2015 年)》及《结核病防治管理办法》的要求，向卫生行政部门指定的卫生防疫机构报感染性疾病报告卡，确保结核病疫情的监测。

2）在《感染性疾病防治法》中规定，医疗机构首诊医生，在明确诊断肺结核病例，应在 24h 内通过网络系统进行疫情的网络直报。

3）为了避免结核病在医院院内传播，其他患者及家属应该尽可能减少在医疗卫生机构停留的时间，包括门诊；遵照执行感染性疾病相关法律法规根据原卫生部相关结核病感染预防与控制的制度。

4）医疗机构要建立健全结核病感染预防与控制的规章制度和工作规范，建立健全结核病防治人员工作制度、接诊制度、卫生管理制度、消毒隔离制度、感染监测制度、污物处理制度和个人防护制度等。

5）根据原卫生部相关结核病感染预防与控制的制度，医疗机构要建立健全结核病感染预防与控制的规章制度和工作规范，建立健全结核病防治人员工作制度、接诊制度、管理制度、消毒隔离制度、感染监测制度、污物处理制度和个人防护制度等，并指定专人负责监督和检查各项管理制度的落实。

（1）落实《结核病防治管理办法》《感染性疾病防治法》《医院感染管理办法》《结核病预防控制工作规范》。

（2）落实全国结核菌并发艾滋病双重感染防治工作实施方案、《感染性疾病院建筑设计规范》征求意见稿。

（3）落实《预防与控制医院感染行动计划（2012—2015 年)》及《结核病防治管理办法》《全国结核病防治规划（2011—2015 年)》《肺结核门诊诊疗规范》。

（四）结核病感染预防与控制

1）医疗卫生机构应当将结核病的感染预防与控制工作纳入本机构感染管理的组织体系，并由业务能力较强的临床医护人员、感染管理人员组成感染控制小组，以加强对结核病感染控制的技术指导。

2）明确结核病感染控制责任人，进行结核病风险评估，制定和实施结核病感染控制书面计划，确保实验室及时进行标本处理，检测和结果报告，实施有效的工作规范来管理可能患有结核的患者，确保仪器设备正确的清洁和杀菌消毒，对医务人员进行结核病方面的教育、培训和咨询，对有结核病发病风险或可能暴露于结核菌的医务人员进行检查和评价，协调卫生部门和高风险机构间的工作。

3）结核病管理控制活动包括确认和加强合作体系，制定机构计划，重新评估可利用的空间及潜在的病房再分配，评估医务人员的结核感染情况，监督评价感染控制措施实施，向医务人员、患者及来访者发起倡议，鼓励他们参加社会动员活动，参与结核的管理及研究。

4）结核病患者管理方案

（1）预检分诊：通过筛选早期发现有结核病症状的患者，要及时隔离传染性患者，控制病原体传播，加强患者咳嗽礼仪和呼吸道卫生健康指导，尽量减少患者在医疗卫生机构停留时间，早期发现有结核病症状的患者及时进行分诊。

早确诊，早隔离，快速追踪具有可疑结核症状的患者，这样减少了其他人在结核人群中的暴露。

（2）设立专门的发热门诊、结核门诊：早期发现有结核病症状的人（筛选）非常重要。隔离患者的特殊标准取决于当地情况和患者数量。结核病可疑者必须与其他患者分开，安置在通风良好的区域，并且优先诊断及时分诊。

（3）隔离传染性结核病患者：培养阳性的耐药结核病患者尤其是 MDR 和 XDR－TB 或耐药结核病可疑者应该与其他患者，包括其他结核病患者隔离（优先根据耐药谱）。

a. 鼓励文明咳嗽，要求患者捂着口咳嗽，安全处理痰液及清洗双手，尽可能缩短住院时间。

b. 如果医务人员出现结核症状，免费为他们做结核诊断试验。

c. 为医务人员提供免费的 HIV 监测和咨询服务；为那些 HIV 阳性的患者提供抗反转录病毒的治疗及异烟肼预防治疗。

d. 培训医务人员，使其了解结核症状、体征、预防与治疗措施及控制感染的方法。

（4）遵守相关消毒隔离规范：尽量减少患者在医疗卫生机构停留时间，在评价结核病可疑者或者管理药物敏感性结核病患者时，不建议住院，除非患者病情复杂或者有并发症需要住院治疗。

（五）结核病感染控制措施

为了避免结核病院内感染，管理者尽量减少结核病患者在医疗卫生机构（包括门诊）的停留时间，优先选择以社区为基础的结核病患者管理方法。

（1）适用于痰菌阳性或胸片显示活动性阴影的肺结核及喉结核患者。

（2）同病种患者，可居住一室。关闭门窗，要有特殊的通风装置。

（3）密切接触患者应戴口罩，穿隔离衣。

（4）接触患者、污物后，护理下一个患者前，应洗手。

（5）污染物应按消毒规范分类处理。

（6）采用隔离标识。飞沫粉红色，空气黄色，接触蓝色。

（7）在 HIV 流行地区，医疗卫生机构的重点在于，将 HIV 感染者和其他形式的免疫抑制人群与疑似或确诊传染性结核病患者隔离。

（8）为感染结核的卫生工作者提供一个含预防和保健干预的服务措施，将其调整到低风险区域进行工作。

（六）结核病感染危险控制措施

1. 机构管理活动 机构水平的组织管理活动构成了医疗机构管理控制措施设立和实施的框架，组织管理活动应确保本医疗机构领导和国家级的政府承诺，对结核病疫情及网络直报系统进行监管。

2. 其他类型的控制措施

（1）机构水平的控制措施也包括管理控制和环境控制，以及个人防护。由于这些控制措施相互补充，因此应该同时实施。

（2）督导患者服用每剂抗结核药物，确保患者做到全疗程规则服药。

（3）掌握患者用药后有无不良反应，并及时采取措施，最大限度地保证患者完成规定的疗程。

（4）督促患者定期复查，掌握其痰菌变化情况，并做好记录。

（5）采取多种形式，对患者及其家属进行结核病防治知识的健康教育，提高患者的依从性和对社会及家属的责任心。争取痰菌尽早转阴，减少传播。

（6）保证充足的药品储备与供应。

（李保胜）

第三节 结核病的管理控制

（一）结核病感染管理控制定义

结核病感染管理控制定义是指能减少结核杆菌传播的特定方法与工作流程，同时也是减少结核病在人群中传播的多种措施的综合，其基础是早期快速诊断、治疗和对结核病患者正确管理。

（二）结核病感染控制层级的管理

结核病感染控制三个层级的管理分为管理控制、环境控制和呼吸防护三个层级。结核病感染控制需要完善并开展结核病控制、HIV 控制和加强卫生系统的核心活动管理。管理控制是采取管理措施来减少暴露于结核分枝杆菌的风险。环境控制是采取工程系统来预防结核菌的蔓延，减少空气中结核分枝杆菌飞沫核浓度。个人呼吸防护是通过个人防护进一步减少和暴露结核分枝杆菌的风险，管理控制也应该辅之以环境控制和个人防护，因为这些措施也有助于进一步减少结核病的传播。结核病的感染控制对于预防结核病传播来说是一个重要的策略，所有医疗机构和人群聚集的地方都应该实施结核病感染控制措施。

（三）结核病感染管理措施

1）管理措施是有效预防与控制结核分枝杆菌传播的第一道防线，是环境控制措施和个人防护措施顺利开展的基础和前提，是最重要的控制措施。它通过应用管理控制措施来阻止飞沫的产生，从而降低医务人员及其他陪护人员暴露于结核分枝杆菌。

2）管理措施包括加强组织领导、开展本单位结核感染危险性评估、制订结核感染预防与控制计划、建立健全感染预防与控制的制度、落实《感染性疾病防治法》《医院感染管理办法》及其相关技术性标准、规范，对机构中相关工作人员开展感染预防与控制、职业安全防护等技术培训和开展预防结核感染的宣传教育。通过筛选早期发现有结核病症状的患者，要及时隔离传染性患者，控制病原体传播，加强患者咳嗽礼仪和呼吸道卫生健康指导，尽量减少患者在医疗卫生机构停留时间。早期发现有结核病症状的患者及时进行分诊。患者隔离的标准取决于当地情况和患者数量。一般来讲，结核病可疑者必须与其他患者分开，安置在通风良好的区域，进行咳嗽礼仪和呼吸道卫生教育，并且优先诊断及时分诊。

3）传染性结核病患者筛选后，隔离患者非常重要。尤其是 HIV 感染者或者有明显的临床症状提示HIV 感染的人，或者其他形式免疫抑制的患者都应该与传染性结核病可疑者或确诊患者隔离。

4）培养阳性的耐药结核病患者尤其是 MDR 和 XDR－TB 或耐药结核病可疑者应该与其他患者，包括其他结核病患者隔离（优先根据耐药谱）。

5）筛选和隔离应该以促进患者流动的方式实施。这对于控制呼吸感染很重要并且有助于控制结核病感染。筛选和隔离的联合控制措施已经成功用于结核病暴发的控制，并且降低结核病在卫生工作者中的传播。这些控制措施对于尽量减少非感染者，不论疑似的或者已知的耐药类型，都应该实施这些控制措施。

6）控制结核病传播（咳嗽礼仪和呼吸道卫生）为了尽量减少飞沫核的传播，任何有呼吸道感染的咳嗽患者尤其是结核病患者或者可疑者，都应该接受咳嗽礼仪和呼吸道卫生的教育，也就是在打喷嚏或者咳嗽时盖住口鼻。咳嗽礼仪也能降低较大飞沫的传播，控制其他呼吸道感染，这些礼仪也适用于医疗卫生工作者、访视者和家庭成员。

7）在评价结核病可疑者或者管理药物敏感性结核病患者时，不建议住院，除非患者病情复杂或者有并发症需要住院治疗。如果住院，不应该将有结核症状的患者安置在与易感染患者或者传染性结核病患者相同的区域。

8）为了避免结核病院内传播（即在医院或者医疗卫生机构获得的），应该尽可能减少在医疗卫生机构停留的时间，降低诊断延迟。

9）应该优先选择社区为基础的结核病患者管理方法，可以对家庭成员或者其他的密切接触者通过结核病感染控制的教育来实施。卫生工作者应该保证为传染性患者提供高质量的临床诊治与护理，并且尽量减少与这些患者在拥挤或者通风差的区域停留的时间。

10）管理控制应该辅之以环境控制和个人防护，因为有证据表明，这些措施也有助于进一步减少结核病的传播。为了确保有结核病症状的人在被快速确诊后，能被及时隔离到合适的地方进行治疗，管理控制必不可少。此外，在可能的情况下，尽量避免或减少住院，减少门诊的次数，避免病房和候诊区内的拥挤，以及优先利用社区服务来管理结核病等，都可以降低潜在的暴露危险。

11）管理控制能够降低医疗卫生机构的结核病传染，因此管理控制应该最优先实施。管理控制是良好的感染控制的重要组成部分，要求快速诊断、隔离和治疗具有结核病症状的患者。结核病患者或者结核病可疑者的物理隔离需要合理的设计、建设或改造，以及合理使用建筑。管理控制措施来加以完善。

12）人口聚集场所的管理控制：

（1）为减少结核病在人口聚集场所的传播，管理部门应开展咳嗽礼仪和呼吸道卫生相关知识教育，早期发现、隔离和适当治疗传染性患者。特别是所有长期停留机构的人群和其他人口聚集场所的人群应在进入机构前进行结核病筛查。如果任何卫生工作者有提示结核病的症状和体征，他们都应该被给予正确的信息并且鼓励其进行结核病诊断。应尽快确诊结核病可疑者。

（2）结核病可疑者和传染性患者通常要隔离，如果可能的话，应隔离在一个足够通风的区域，直到痰涂片转阴。也推荐对接受治疗的患者进行直接面视下治疗（DOT）。在短期停留人口聚集场所，如拘留所和监狱，应建立转诊系统，妥善管理患者。除了上述的管理控制措施，还应该实施其他的管理控制措施。尽量减少诊断延迟。

（3）通过使用快速诊断工具，通过降低涂片和培养的时间，开展平行调查而不是顺序调查使用痰涂片阴性诊断测算法对于诊断为结核病的患者，尽快开始充分治疗和教育、鼓励依从性及确保完成治疗非常重要。如果需要的话，到卫生系统的有结核病症状的患者应该有知识和能力获得快速诊断评价和充分治疗。

（李保胜）

第四节　结核病感染环境控制

环境控制是医疗卫生机构预防结核分枝杆菌感染的第二道防线，主要作用是运用工程学技术阻止空气中具有感染性的飞沫核的传播，降低空气中飞沫浓度。通常情况下，很难消除各类人群暴露于结核分枝杆菌的风险，这就需要在高危区域使用多种环境控制措施以降低空气中飞沫浓度。这些措施包括自然通风、机械通风、消毒和使用高效微粒空气过滤器等。这些技术若与工作实践及给药控制结合起来应用是最有效的。通风可以使用自然的（开窗）、机械的或两者混合的方法，目的是置换污染环境空气，让其他患者和医务人员吸收外界进入的新鲜空气。紫外线辐射消毒可以进一步降低空气中的细菌浓度，医疗机构的设计和建筑样式、当地的气候、机构就诊的患者数量及机构可利用的资源都是影响环境控制的因素。

（一）医院感染分区

1. 低危险区　行政管理区、教学区、生活服务区、图书馆等。
2. 中危险区　普通门诊、普遍病房等。
3. 高危险区　呼吸科门诊、呼吸科病房。
4. 极高危险区　结核病门诊和病区、特别是耐药结核病病区、感染疾病（科）门诊和病房、特殊检查场所等。

（二）常用的环境控制措施

1）开窗实现最大的自然通风，稀释空气（最简单、最便宜的技术）。

2）吊扇在许多地方都已经使用，开窗时进一步加大自然通风。

3）排气扇在开窗及使用吊扇通风不足的情况下，排气扇可以提供定向的空气流通。定向气流是指引入"清洁"空气稀释室内结核杆菌的浓度再排出，从而减少传播的风险。通常在窗户上放置排气扇，在室内有感染颗粒的空气与室外"清洁"空气进行交换。

4）排气通风系统当区域风险较高且经费允许，排气通风系统可以防止污染的空气进入清洁区域，至少要提供 6 次/h 换气。最常见的方法就是使用负压设备建立通风系统，房间通过相对周边区域的负压引入外面的空气并且排出。

5）辅助措施，如使用高效空气颗粒过滤器（HEPA）或紫外线杀菌可能会有帮助，但不能取代上面提到的环境控制措施，除非有充足的空气流通确保感染颗粒与这些设备的接触，否则这些辅助措施的作用十分有限，而且很难现场评估其效果。

6）消毒方式：

（1）空气消毒：紫外线照射、高效过滤装置、化学消毒相对复杂花费较高；自然通风最简单并且花费最少。

（2）通风（自然和机械）能稀释空气，是最简单、最便宜的技术，可以减少工作环境中高浓度感染性颗粒最好的方法，即空气流通能够确保空气的稀释和交换。可以通过以下方法实现：

a. 室外风产生的气流。

b. 室内的热源产生对流。

c. 直接抽入空气的机械风扇。

d. 各种各样的机械通风设备理想的情况是，新鲜的空气持续进入，然后安全排到室外，每小时要进行多次空气交换。

（3）由于气候或其他原因无法实现足够通风时，可选择性的减少空气中飞沫核浓度的措施包括试用紫外线照射杀菌，或利用空气过滤设备移走感染性颗粒。然而需要确保空气充分混合和流通，否则这些方法的效果有限。

（三）结核病感染控制区域自然通风

自然通风是一种最简单、最低廉的环境控制措施。通过打开的门窗等通路确保室内外室气流动畅通，以降低飞沫的浓度，从而控制结核感染。

在结核病传染危险的机构及机构内的特定区域，应保持良好的通风（最好是通路相对），避免通风不畅、拥挤不堪。对于自然通风不畅的房间，可对房间进行重新设计或改造，以确保有良好的通风条件。应注意的是某一房间的通路应直接通往户外，而不是通往其他病区或候诊室。

在气候温暖和热带气候地区，卫生机构的病房和其他地点可以采用自然通风。通过打开窗户周围的空气流入房间或病房，发生自然通风（单侧或双侧自然通风）。医院、门诊、病房、房间进行最大限度的自然通风，可能是达到良好通风效果的最简单、成本最低的方法。可以使用以下各种不同的策略，候诊室、检查室及病房等应与周围的环境"开放"（例如房间有顶窗或侧窗）。安排窗户有助于更好地通风，窗户应与外面环境相通而不是与其他病房相通。

吊扇有助于空气混合及流通。由于目的是稀释和交换空气而不仅仅是混合空气，因此所有吊扇应该和开窗一起协同发挥通风的作用。咳嗽时可能增加空气中感染飞沫核浓度，因此应该在通风良好的区域收集痰标本，最好是在室外并远离其他人。由于这些区域可能邻近空气流动差的建筑物、走廊或阳台，因此应该对这些区域进行关注、评价以确保有良好的空气流通。

在很多情况下，建立交叉通风是不可能的。含感染飞沫核颗粒的密闭房间有较高的风险。有窗户的房间在窗户附近可以发生气体交换，然而，通过窗户产生的空气交换较少。在这种情况下，打开房间的其他窗户或开门可以提高空气交换，但开窗或开门并不能保证良好的稀释通风的效果。使用自然通风常遇到的问题是在天气寒冷时或在夜晚，患者或医务人员要关闭窗户。天气的改变或其他阻挡气流的结构可能会改变气流的运动模式。采用自然通风的地方，通过烟雾管或其他类似措施可以很容易评估气流方向。特别是在高风险的区域，需要使用机械或其他通风措施。

（四）结核病感染控制区域机械通风

机械通风是指使空气循环和流动的设备技术的使用，是一种较复杂、较昂贵的环境控制措施。在自然通风不良或不能进行自然通风的条件下，可采取机械通风，以降低飞沫浓度。机械通风采用窗扇、排气扇等加强室内外空气的流动，或应用负压装置造成一定区域负压状态，使空气从邻近区域吸入后直接排放到室外，从而降低区域内飞沫浓度。机械通风被用在自然通风不能产生足够的气流减少感染飞沫核浓度的情况下。在感染飞沫核高浓度区域强烈推荐使用机械通风。

（五）结核病感染控制区域高效微粒空气过滤器消毒

该方法主要适用于有限患者的较小区域或较小且相对封闭的区域。它可以随意放置或被暂时固定在地板或天花板上，以最大限度地减少室内空间的占用，但此种方式较昂贵且必须及时对过滤器进行清洗和维护。目前认为，只在隔离房间安装空气过滤器是一个较经济有效的措施。这种装置独立于中央空调系统，价格较低，而起到的保护作用可能比对整个建筑物进行过滤还要明显。总之，空气过滤在控制结核病中的作用仍然是有限的，且受经济条件的影响。

高效微粒空气过滤器可以清洁空气，合适的过滤器可以从空气中除去很多通过空气传播的微粒，可以从空气中去除接近一半的结核飞沫核。高效过滤器的维护很重要，因为随着灰尘的聚集，风扇通过过滤器过滤的空气会越来越少。这就意味着，高效过滤器良好维护有助于清洁室内空气，前提是有充足的室内混合气体、设备的空气流速与空间大小相协调。过滤器维护不良，会降低其稀释和去除空气中感染微粒的能力。

大量传染性 MDR - TB 患者的病房/房间、支气管镜检查室、痰液诱导室、痰标本培养实验室、尸体解剖室或太平间，使用机械通气时，使用足够功率的设备确保空气进入和排出房间和区域非常重要。换句话说，如果没有空气流入，也就不会发生空气排出。尽量引导空气单向流通，从而确保患者咳出的感染性飞沫核被排出而远离他人。应该保持气流从"清洁"的区域里流入，经过医务卫生工作者，患者，然后流出。空气流入区域应远离进风口从而避免"短循环"，如果太近排出的废气还会造成再次的感染。

（六）结核病感染控制区域空气消毒

肺结核门诊、指定的专门实验室和放射检查和病区，可根据实际情况酌情选用下述消毒措施。空气消毒应当根据实际情况选用，并必须在无人且相对密闭的环境中进行（消毒时关闭门窗），严格按要求操作，消毒完毕后方可打开门窗通风。

1. 紫外线灯照射消毒

（1）可选用产生较高浓度臭氧的紫外线灯，以利用紫外线和臭氧的协同作用。一般安装紫外线灯瓦数 $\geq 1.5W/m^3$，计算出装灯数。考虑到紫外线兼有表面消毒和空气消毒的双重作用，可安装在桌面上方 1m 处。不考虑表面消毒的房间，可吸顶安装，也可采用活动式紫外线灯照射。上述各种方式使用的紫外线灯，照射时间一般均应大于 30min，每周 1~2 次。

（2）使用的紫外线灯，新灯的辐照强度不得低于 $90mW/cm^2$，使用中紫外线的辐照强度不得低于 $70mW/cm^2$，凡低于 $70mW/cm^2$ 者应及时更换灯管。

（3）紫外线使用注意点：相对湿度 >70% 的房间不建议使用；一般安装紫外线灯瓦数大于等于 $1.5W/m^3$。照射时间应大于 30min。天花板的高度 2m，空气流动 6 次/d，紫外线灯管质量：5 000~10 000h（7~14 个月），灯管清洁避免皮肤、眼睛损害。

2. 熏蒸或喷雾消毒

（1）可采用化学消毒剂熏蒸或喷雾消毒，每周 1 或 2 次。

（2）常用的化学消毒剂

a. 过氧乙酸：将过氧乙酸稀释成 0.5% ~ 1.0% 水溶液，加热蒸发，在 60% ~ 80% 相对湿度，室温下，过氧乙酸用量按 $1g/m^3$ 计算，熏蒸时间 2h。

b. 过氧化氢复方空气消毒剂：市售品以过氧化氢为主要成分，配以增效剂和稳定剂等，一般用量按过氧化氢 $50mg/m^3$ 计算，采用喷雾法，在相对湿度 60% ~ 80%，室温下作用 30min。

c. 季铵盐类消毒液：采用双链和单链季铵盐，配以增效剂和稳定剂制成的空气消毒剂。采用喷雾法 $1.2ml/m^3$（折合药物浓度 $10mg/m^3$ 左右），作用 30min。

（七）结核病感染控制区域地面和物体表面的清洁和消毒

地面、物体表面应当每日定时清洁，有污染时按以下方法消毒：

1）地面要湿式拖扫，用 0.1% 过氧乙酸拖地或 2 000mg/L 有效氯消毒剂喷洒（拖地）。

2）桌、椅、柜、门（门把手）、窗、病历夹、医用仪器设备（有特殊要求的除外）等物体表面可用 2 000mg/L 有效氯消毒剂擦拭消毒。

3）其他物品消毒及处理：

（1）每病床须设置加盖容器，装足量 2 000mg/L 有效氯消毒液，用作排泄物、分泌物随时消毒，作用时间 30 ~ 60min。

（2）消毒后的排泄物、分泌物按照结防机构和医疗卫生机构生物安全规定处理。每天应当对痰具进行高压灭菌或高水平消毒。患者使用的便器、浴盆等要定时消毒，用 2 000mg/L 有效氯消毒液浸泡 30min。

（3）呼吸治疗装置使用前应当进行灭菌或高水平消毒，尽量使用一次性管道，重复使用的各种管道应当在使用后立即用 2 000mg/L 有效氯消毒液浸泡，浸泡 30min 后再清洗，然后进行灭菌处理。

（4）每个诊室、病房备单独的听诊器、血压计、体温计等物品，每次使用前后用 75% 的乙醇擦拭消毒。

（5）患者的生活垃圾和医务人员使用后的口罩、帽子、手套、鞋套及其他医疗废弃物均按《医疗废物管理条例》及《医疗卫生机构医疗废物管理办法》执行。患者出院、转院、死亡后，病房必须按照上述措施进行终末消毒。

（八）结核病感染环境控制措施

（1）最好给患者一间空气流通，阳光充足的房间。如无条件者，经常注意开窗通风。

（2）患者被服要经常用日光暴晒消毒，患者痊愈后，房间要进行彻底消毒。

（3）患者应减少与他人接触，尽可能不到公共场所去。

（4）患者的用品食具、痰液、呕吐物要及时消毒、特别注意患者痰液要吐在纸上或痰盂里，进行焚烧或消毒后倒去。

（5）结核病患者隔离最好方法是去肺结核专科医院住院隔离，减少对家中人员及其他人的传染机会，有益于家庭，也有益于社会。

（李保胜）

第五节　结核病的呼吸防护

结核病的呼吸防护是在医疗卫生机构预防结核分枝杆菌感染的第三道防线，是管理控制和环境控制的有效补充。主要作用是防止吸入飞沫核，医务人员和患者都应接受标准原则教育和防护设备使用的培训。防护设备的选择必须对结核杆菌传播给患者或者医务工作者或者家属风险进行评估，是在管理措施和环境控制前两者不能有效降低飞沫浓度的情况下，通过让结核病患者佩戴普通口罩，医务人员佩戴防护口罩（N95 型口罩）等措施进行防护，保护特定人群。在医疗机构一次性口罩和手套都应该得到充足的供应。除标准防护措施，应用于空气传染疾病患者或可疑者的防护措施，包括卫生工作者佩戴口罩，将患者安置在隔离的有良好通风的区域，当患者在患者隔离区域外活动时使用医用口罩。这些应用于所有空气传染疾病的防护措施，能有效减少结核病的传播。

（一）结核病患者及家属佩戴外科口罩

（1）外科口罩是通过阻挡大的微粒，防止微生物传播给其他人，口罩应该能够把鼻子、脸、颌部全部遮住。对结核杆菌可疑者及结核明确诊断者离开隔离区接受检查或者治疗都应佩戴外科口罩。

（2）合适的口罩能够阻止病原微生物通过佩戴者口鼻扩散到他人，但不能防止佩戴者吸入传染性飞沫，因此佩戴合适的口罩能减少传染他人的风险。

（3）结核病患者在结防机构及医疗卫生机构就诊时，应尽可能带外科口罩，疑似或已知传染性肺结核病患者在离开隔离室进入必要的医学检查科室或转诊时，都要佩戴合适的外科口罩。

（4）教会患者正确佩戴合适的口罩，是发挥预防作用的重要前提。

（二）医务人员佩戴防护性 N95 型口罩

（1）防护性的口罩是一种特殊类型的面罩（N95 型口罩）具有一定标准的滤过能力，与面部结合紧密，能有效地遮盖口鼻，能防止传染性结核分枝杆菌微粒的通过，起到控制和预防感染作用。

（2）有条件的机构可为医务人员提供防护性 N95 型口罩来防止医务人员吸入传染性飞沫。

（3）在进行管理和环境控制的同时，与具有传染性的患者接触的医务工作者都要佩戴 N95 型口罩。医务人员佩戴防护性 N95 型口罩，如不能一次使用必须经紫外线消毒后方可再次使用。因 N95 型口罩或防微粒口罩都可以保护佩戴者本人。当访视者与传染性患者同在密闭空间时也应该佩戴微粒过滤呼吸器。考虑到使用微粒过滤呼吸器会产生歧视的风险，应该强烈关注医务工作者、患者和社区的行为改变。

（4）在治疗和护理已确诊或疑似的结核病患者（尤其是耐多药结核病患者）时；对结核病患者实施可能产生气溶胶的程序时；在支气管镜检查、气管插管、吸痰过程中医务工作者需要佩戴 N95 型口罩。

（5）应该对卫生工作者就微粒过滤呼吸器的使用进行综合的培训，因为正确的持续的呼吸器使用能够引起医务工作者显著的行为改变。同时，应该考虑包含呼吸器适合测试。

（三）N95 型口罩的正确戴法及更换

（1）先将头带拉松 2～4cm，手穿过口罩头带，金属鼻位向前。

（2）戴上口罩并紧贴面部，口罩上端头带位放于头后，然后下端头带拉过头部，置于颈后，调校至舒适位置。

（3）双手指尖沿着鼻梁金属条，由中间至两边，慢慢向内按压，直至紧贴鼻梁。

（4）双手尽量遮盖口罩并进行正压及负压测试。

正压测试：双手遮着口罩，大力呼气。如空气从口罩边缘逸出，即佩戴不当，须再次调校头带及鼻梁金属条；负压测试：双手遮着口罩，大力呼气。口罩中央会陷下，如有空气从口罩边缘进入，即佩戴不当，须再次调校头带及鼻梁金属条。

（5）N95 型口罩的使用寿命依赖工作环境与类型。当口罩受污染如有血迹或飞沫等异物，使用者感到呼吸阻力变大，口罩损毁，需要更换口罩。

（6）N95 型口罩适合性试验是为确保佩戴者佩戴的医用防护口罩具有一定的密闭性，包括适合性试验和敏感试验。

（四）结核病的呼吸防护措施

（1）同一病种患者，可同住一室。进入病室者应戴外科口罩，必要时穿隔离衣，接触患者或可能污染物品。

（2）治疗护理下一名患者前应洗手。

（3）患者所用食具，痰杯等应予隔离。食具每餐消毒，痰杯每天消毒更换，呼吸道分泌物应于消毒后废弃。

（4）病室空气消毒 1~2 次/d，患者有必要离开病室时，必须戴外科口罩。

（5）采用隔离标志勤洗手，使用肥皂或洗手液并用流动水洗手，不用污浊的毛巾擦手。双手接触呼吸道分泌物后（如打喷嚏后）应立即洗手。

（6）打喷嚏或咳嗽时应用手帕或纸巾掩住口鼻，避免飞沫污染他人。患者在家或外出时佩戴口罩，以免传染他人。

（7）均衡饮食、适量运动、充足休息，避免过度疲劳。

（8）长期人群聚集场所的个体疑似或确诊为结核病的患者，要给患者戴外科口罩，痰涂阳性患者实行隔离治疗。在短期人群聚集场所的个体疑似或确诊为结核病的患者，应组织转诊。

（胡勤明）

第六节　结核病病区的感染控制

结核病的传播对公共卫生安全造成重大危害，尤其是在医疗卫生机构内的传播，不仅危害患者，也同样危害医务人员。因此，加强医疗卫生机构内的结核感染预防控制工作，是目前我国结核病控制亟须解决的问题，也成为我国结核病防治工作的优先领域。结核病感染预防控制应与整个感染预防控制相结合，并纳入国家结核病防治规划。肺结核患者是结核病的主要传染源。主要通过近距离的飞沫传播，其传染性与空气中的结核菌的数量及密切接触的人直接相关，如肺结核患者的家属成员（尤其是儿童）、与患者接触的医务人员及在通风不良环境中集体生活和工作的人群（如学生、单身职工等），接触者吸人患者咳嗽、打喷嚏时喷出的带菌飞沫而受感染。因此感染的预防和控制对预防结核病非常重要。

一、医院结核病区的感染管理

降低结核分枝杆菌的暴露，是有效预防与控制结核病传播的第一道防线。通过合理的诊治肺结核患者，减少结核分枝杆菌的传播。重视结核病的预防和控制，医院要成立以分管领导为组长的结核病感染控制领导小组及医护人员组成的结核病感染控制小组，加强对结核病感染控制的技术指导。要求 300 张床以上的医院建立医院感染管理科，配制感染管理专职人员，开展对本机构结核病感染危险性的评估，统计本机构及机构中特定区域每年发现的传染性肺结核患者数，评估上述患者在本机构停留时间、停留的区域；评估本机构或特定区域是否存在导致空气中结核杆菌上升的因素。建立健全的感染控制制度和管理办法并指定人员监督制度的落实。发挥医院感染管理科的督导作用，重视消毒隔离措施的落实，医院感染管理科针对预防医院感染制定的规章制度和考核标准，增加监督检查次数，不断强化防护意识，使医务人员充分认识严格执行标准在控制医院感染中的重要性，加强排菌患者和耐药患者的管理。

（一）病房布局环境控制措施

（1）设结核病房或隔离病区，最好是单独建筑。

（2）在结核病房，涂阳与涂阴患者、耐药与非耐药患者分开安置，减少病室中住院患者人数。

（3）病房分为污染区、半污染区和清洁区。

（4）将高危险区处在下风侧，在病室内将患者安置在下风向。

（二）病房通风环境控制措施

（1）充足的通风，安装排风扇，禁用中央空调。

（2）耐多药结核病房应使用机械通风。

（三）病房消毒环境控制措施

（1）耐多药结核病病房应使用带有挡板的紫外线灯消毒。

（2）非耐多药结核病病房当通风不足时，辅以紫外线消毒。

（3）耐多药病房应使用高效空气过滤器。

（4）痰及口鼻分泌物随时消毒。

· 67 ·

（四）病房个人防护环境控制措施

（1）接触传染性结核病患者（特别是耐多药结核病患者）的医务人员或高风险操作时，佩戴医用防护口罩。

（2）患者在离开病房时，应佩戴外科口罩。

（五）医院结核病区分区

（1）清洁区为医务人员更衣室、休息室。

（2）潜在污染区为医办室、治疗室、护理站。

（3）污染区为病房及外走廊、接待室、穿刺室。

（4）缓冲区为清洁区与潜在污染区之间、潜在污染区与污染区之间。

（5）医务人员穿脱防护用品的区域，两面的门不能同时打开。建立两个通道：医务人员和患者的通道。

（6）医务人员和患者均应严格执行各区域的管理。患者不得随便进入潜在污染区和清洁区；医务人员在不同区域穿戴不同的防护用品。

（7）减少污染物的产生，合理地规划建筑布局，建筑面积与收治患者数量相匹配。

二、医院耐多药病区感染管理

1）采用立体化健康教育，保证健康教育的效果立体化。健康教育是各种形式和方法相结合的一种模式，方法如下。

（1）由责任护士实施路径化健康教育、病房走廊设置健康教育专栏、闭路电视视频教育、对住院患者发放的宣教材料、成立健康教育大课堂、病区办健康教育板报等形式。

（2）集中的健康教育形式，内容结合整个病区患者的情况，倾向于多数患者的需求来设定；个体的健康教育形式内容根据患者的情况有针对性地实施。如：患者入院后由责任护士讲解各项规章制度，发给患者痰纸及痰袋，嘱患者有痰吐在纸里后放入痰袋，统一回收处理，嘱患者外出散步时随身携带痰杯，做到不随地吐痰，不面对别人咳嗽、打喷嚏，咳嗽、打喷嚏时用手帕遮住口鼻，减少结核菌的传播。通过不同形式让患者接受、巩固、强化耐多药结核病的防治知识，调动患者的积极性，提高患者主动自我监控意识。患者能更有效地进行消毒隔离，按时服药，合理饮食，适当训练，治疗依从性提高。

2）加强医务人员的培训，提高感染控制和自我防护的意识。

（1）耐药结核病管理的主要干涉手段是加强结核病控制，重点是实验室能力及感染控制。医院需要改善耐多药结核病传播的感染控制操作，医务人员必须进行感染控制操作培训，医院采取多种培训形式来培训医务人员。

（2）开设专题讲座，讲解耐多药结核病区工作的标准流程与要求，环境、物品、器具的消毒方法，个人防护的原则和措施等，开展标准操作比赛，如七步洗手法、防护性口罩的佩戴方法等；联系实际工作，进行理论知识考试；预防院内感染，院感办加强对日常工作的监督检查，及时纠正工作中的错误做法。这些能够让医务人员对感染控制工作更加重视，并保持良好工作习惯。

三、医院结核病区的安全防护措施

医院感染监测是长期、系统、连续地观察、收集和分析发生感染及其影响因素，并将监测结果报送和反馈给有关部门和科室，为控制感染和管理提供科学依据。

（一）加强对患者的管理

（1）应根据患者病情特点安排病房，如菌阳、菌阴、疑似、肺外结核分室管理。尽量选择单间隔离，也可以将同类患者安置在同一房间，病床之间要有1m以上的距离。没有条件实施单间隔离时，应当进行床旁隔离。患者一览表上应当有隔离标识。不宜将排菌患者或耐药患者与留置各种管道、有开放伤口或者免疫功能低下的患者安置在同一房间，该类患者采取相应隔离措施。

（2）加强患者陪护及探视人员的管理，制定宣教制度，让患者掌握有关预防医院感染的基本常识。对患者加强健康教育，使患者及其家属懂得结核病的危害和传染方式，养成不随地吐痰的卫生习惯。患者在咳嗽、打喷嚏时，要用卫生纸捂住口鼻，并将痰吐在纸上包好后放在痰袋或将痰液吐入放有消毒液的痰缸中集中处理。不要近距离面对他人大声说话。

（3）医院建立严格的探视、陪护制度。减少陪护，限制探视。陪侍者及患者需戴外科口罩，护理患者后要及时洗手或手消毒。对并发糖尿病及其他基础疾病的患者和老年性结核病患者，要注意个人卫生管理、心理管理、加强支持疗法、增加免疫功能。

（二）环境的监控，减少空气中飞沫的浓度

1. 做好病区空气消毒　防止空气污染过道和办公区，每日 1～2 次。

（1）自然通风是最简单、最低廉的环境控制措施，开窗通风，保持室内空气流通，降低结核菌飞沫的浓度，控制结核菌的感染，进行自然通风时，应注意房间的通路应直接通往室外，对于自然通风不畅的房间予以改造。自然风的通风对流，保持室内空气与外空气的交换，自然通风不良的，必须安装足够的通风设施（排气扇）。风向必须从清洁区到半污染区再到污染区排出室外。

（2）机械通风是一种较复杂、较昂贵的环境留置措施，在自然通风不良和不能进行通风的情况下，可采取机械通风，以降低飞沫浓度。机械通风采用窗扇、排气扇等加强室内外空气的流通，或应用负压装置造成一定区域负压状态，使空气从邻近区域吸入后直接排放到室外，从而降低区域内飞沫浓度。

（3）紫外线空气消毒是较常见的消毒方法，其原理是利用紫外线和臭氧的协同作用，一般按每立方空间安装紫外线灯瓦数 >1.5W，可采用活动式紫外线灯照射，每次时间应大于 30min。高效微粒空气滤光器应用较小的相对封闭的区域，一般用于隔离病房。

2. 加强对痰液的管理也是控制感染的重要措施　病区每天要有专人收集、发放痰缸，高压灭菌后送至医疗废物处置中心集中处置，餐具专人专用，患者生活垃圾同感染性废物处理。

3. 做好病区环境控制

（1）物品表面、墙面、地面、痰盂等定时清洗消毒，泄露的排泄物按规定清理消毒，严格按区域（房间）使用拖把。病房湿式清扫，拖布分区使用，一室一拖布，湿式扫床，1 次/d；一床一套，床头桌湿式擦拭；一桌一布，用后用 2 000mg/L 含氯消毒剂消毒晾干备用。桌、椅、柜、门、窗、病历夹等物体表面可用 2 000mg/L 的含氯消毒剂擦拭。与患者直接接触的相关医疗器械、器具及物品如听诊器、血压计、体温表、止血带等要及时消毒处理。轮椅、担架、床旁心电图机等医疗器械、器具及物品要在每次使用后擦拭消毒。

（2）严格落实一次性物品使用，注射做到一人一针一管一带，医护人员加强手卫生的管理，接触患者前后洗手或用速干手消毒剂消毒手。做好空气检测，每月定期或不定期的抽检治疗室、办公区、走廊及病房空气消毒情况，对存在问题及时分析整改。

（三）医务人员的个人防护

（1）加强医院感染知识培训，增强医院感染意识，遵守消毒隔离工作制度。办公区域紫外线照射 1 次/d，30min/次。正确佩戴医用防护口罩，接触患者前后洗手或手消毒。结核菌素试验强阳性者，给予预防性治疗，锻炼身体，增强机体抵抗力。结核病是呼吸道感染性疾病，主要通过飞沫、尘埃传播。

（2）全面的知识培训，组织全科医护人员、认真学习 MDR-TB 结核分枝杆菌传播、症状体征、感染控制计划、消毒技术、手卫生方法、医院感染诊断标准、抗菌药物的合理应用等有关知识，医院感染管理科在进行 MDR-TB 控制专题讲座的基础上，对全体医护人员进行相关知识的理论考试。新分入本科室人员需进行系统的医院感染知识培训，经考核合格后方能上岗。通过层层培训，大家充分认识了医院感染的危险因素及预防医院感染的重要性，从而自觉规范执行消毒隔离制度、无菌操作规程，使医院感染的相关因素及环节切实得到控制和改善。

（四）严密的医疗废物管理

按照《医疗卫生机构医疗废物管理办法》要求，建立了医疗废物管理组织，制定了《医疗废物处

理流程》《医疗废物管理制度》及《医疗废物处理措施》，明确此类感染性疾病患者的生活废物属于医疗废物，包装采用双层，容量只达到包装容器的3/4，出科时注明科室名称、产生日期及重量，分类放置、分类收集。

（五）健全各项规章制度、制定防范措施

（1）加强医护人员的感染意识，遵守消毒隔离工作制度树立无菌观念，遵守操作规程，保持良好的职业卫生习惯。医务人员对患者实施诊疗护理操作时，应当将排菌患者或耐药患者安排在最后进行。接触患者的伤口、溃烂面、黏膜、血液、体液、引流液、分泌物、排泄物时，应当戴手套，必要时穿隔离衣，完成诊疗护理操作后，要及时脱去手套和隔离衣，并按规范进行洗手。

（2）在患者管理方面需加强患者疾病健康知识的宣教，做好饮食指导，增强服药依从性。同时在结核病区工作的医护人员也要增加自身营养、锻炼身体提高自身抵抗力。只有加强了对防痨知识的宣传力度，加强了感染源的控制，切断传播途径，提高人群抗病力，加强对结核病人规范治疗的监管，从而提高患者服药的依从性，才能真正地控制结核病的流行。

四、肺结核病患者的管理

1. 肺结核病患者是结核病的主要传染源

（1）肺结核的传播与人群、社会生活有着密切联系，传染源的排菌量不同，其传染力也不同。患者排菌量大小与其传染力大小成正比，痰菌阳性患者的传染力远远大于痰菌阴性的患者。为了控制结核病，应从公共卫生观点出发，对每一个肺结核患者尤其是排菌患者，及时发现，合理治疗，以消除传染，减少复发，并对患者密切接触人群，积极予以预防，减少疾病的传播。

（2）肺结核患者从发病到发现、确诊有一段时间，因此早期发现、早期治疗、预防传染、减少发病是非常重要的。涂片阳性的肺结核病患者是主要的传染源。典型的传染过程是活动性肺结核患者咳嗽、打喷嚏、大笑、喊叫、唱歌时，将结核分枝杆菌喷出，使大量的传染性微滴，在空中水分蒸发后，重量减轻，能长时间悬浮在空气中，随着空气流动，飘散到各处，健康人吸入机体后，定位于肺泡表面，被巨噬细胞吞噬并开始复制。结核病并非一发生就具有传染性，排出结核菌只是结核病发展过程的一个特定阶段，只有在组织破坏，病灶与外界相通时才能排出结核菌，机体感染结核分枝杆菌后，可以潜伏很长时间才发生活动性结核。当机体营养不良、免疫力低下、精神压力和影响细胞免疫的其他疾病均可促进蛰伏的感染复燃。复燃患者把结核分枝杆菌传给其他接触者，造成结核病的传播。有效的治疗可以使活动性结核病的传染性迅速降低，因此结核病传染性主要发生于诊断和治疗前期。

（3）空气传播是结核病最主要的传播途径：易感者与传染源的接触越频繁越密切，受感染的机会越多。患者疾病严重程度、咳嗽频繁、痰密度、化疗等都会影响排出的细菌数量及其生存力。通风不良、接触患者时间长、拥挤、接触密切等均增加了获得感染的危险性。因此，肺结核患者，特别是活动性肺结核的患者都需要接受住院治疗并进行系统管理。控制结核病的核心是尽可能地发现患者，尤其是具有传染性的患者，才能达到对结核病疫情的控制。

2. 结核病患者治疗的落实及管理的要求

（1）患者一旦被确诊为菌阳结核患者，在治疗期间，护理人员就要根据患者病情进行评估。并根据评估结果有针对的为患者及家属讲解疾病的相关知识，讲解治疗用药的名称、用量、用法，以及在治疗中可能出现的不良反应；讲明强化治疗的作用及效果，如不规律治疗可能造成的后果，使患者树立治疗疾病的信心，提高配合治疗的主动性。

（2）住院期间护理人员为患者及家属讲明结核病的传播、发病情况，及相关消毒、隔离等知识及日常生活中如何掌握自我预防疾病的卫生知识，以防止肺结核的传染和提高患者自身预防保健能力。住院期间护理人员做到送药到口，监督患者按时服药，使患者积极配合医生治疗，加强患者服药依从性的管理。要教育菌阳患者的密切接触者定期体检。

3. 加强消毒隔离及控制传染

（1）菌阳患者住院治疗时不应与其他患者住同一病室，分室隔离。一览表要有明显隔离标识，做

好患者的卫生宣教，培养良好的卫生习惯，告知患者将痰液吐入放有消毒液的痰缸内，不得随地乱吐，痰缸中的痰液不得随意倒入下水道中，每日更换消毒痰缸。

（2）加强病房通风是非常重要的，要保持病室的空气流通，早、晚各30min 开窗通风换气，并使用空气消毒机定时开放每天进行空气消毒，床单位终末消毒用紫外线照射30min。

（3）肺结核传染途径主要是菌阳患者通过咳嗽、说话、打喷嚏传染给他人。医护人员教会菌阳患者咳嗽、打喷嚏时要罩住口鼻。菌阳患者应隔离治疗，避免前往公共场所，在不得不去公共场所时，应该主动佩戴口罩，以免将结核菌在人群中传播。

（4）医院要建立严格的陪护及探视制度，医护人员教育探视者佩戴口罩。

4. 医护人员教会菌阳患者在治疗期间应配合的注意事项　在整个治疗期间对患者要做到"三定期"。

（1）定期做痰检：通过痰检了解痰菌是否转阴或减少，痰检结果是考核化疗效果的最好指标，可以评估所采用的化疗方案是否合理，治疗是否有效。无效者则分析其原因或更改治疗方案。应每月连续查痰3d，直至痰菌转阴。

（2）定期检查肝、肾功能：在治疗用药中每月检查1～2次肝、肾功能，血常规、尿常规，如发现损害应及时给予相应的处理和调整用药。

（3）定期X线检查：了解病灶吸收情况，应1～3个月做1次X线检查，全面了解病情变化。必要时2～3个月行CT检查。

5. 治疗期间医护人员还要教会菌阳患者学会自我管理　患者在治疗期间一定严格按医嘱规律服药，按时复查，不能自行停药，以免影响治疗效果，甚至出现耐药。同时，治疗期间医护人员要指导患者要注意休息，做到戒烟、戒酒，加强营养，避免劳累，保持心情愉快。因此，加强痰菌阳性患者的管理，使患者进行早期、联合、适量、规律、全程的治疗，是减少结核病传播、切断传播途径的重要手段。

五、痰菌阴性肺结核患者的管理

（一）管理方式

初治涂阴活动性肺结核患者采用强化期督导管理治疗，即在强化期进行由督导人员直接面视下的治疗，巩固期采用全程管理。方法见《中国结核病防治规划实施工作指南》，具体内容如下。

（1）做好对患者初诊的宣教，内容包括解释病情，介绍治疗方案，药物剂量、用法和可能发生的不良反应及坚持规则用药的重要性。

（2）强化期每次由督导人员面视下服药，并由督导人员填写肺结核患者治疗记录卡。

（3）巩固期定期门诊取药，每月取药1次，建立统一的取药记录，每次取药时带已服完药的空板。误期取药者，应及时采取措施，如通过电话，家庭访视等方式及时追回患者。并加强教育，说服患者坚持按时治疗。对误期者城镇要求在3d内追回，农村在5d内追回。

（4）培训患者和家庭成员，要求达到能识别抗结核药物，了解常用剂量和用药方法，以及可能发生的不良反应，督促患者规则用药。做好痰结核菌的定期检查工作，治疗期间按规定时间送痰标本进行复查。

（5）巩固期"治疗记录卡"，由患者及家庭成员填记。

（6）家庭访视：建立统一的访视记录。基层医务人员对在强化期由非医务人员督导化疗的患者，每2周家访1次，继续期每月家访1次；乡镇级防保人员每月访视一次；县结防所（科）人员在强化期及继续期各访视一次；访视内容包括健康宣教、核实服药情况、核查剩余药品量、抽查尿液颜色、督促按期门诊取药和复查等。

（二）病程记录

患者每次来结防机构取药都应做病程记录，疗程结束时进行小结，主要包括以下几个方面。

（1）是否规律用药，如不规律用药记录其原因。

（2）病情进展情况，好转还是恶化，并说明其具体情况。

（3）痰涂片检查结果。

（4）有无药物不良反应，如有，要记录其种类、程度、持续时间进展及处理意见。

（5）最终治疗结果。

（6）其他需要记录的信息。

（胡勤明）

第七节　结核病感染控制的团队合作

在结核病防治体系中的参与者不管是医院中的医务工作者，还是社区工作人员及疾控机构都应履行责任，担负起结核病感染控制的角色，利用三位一体的结核病防控体系来有效进行结核病的感染控制。只有每位工作人员都能履行职责，并严格执行监控指南，结核病感染控制才能得以实现。

一、医疗机构中结核病感染控制的团队合作

结核病患者进入医疗机构后，从候诊、接诊及住院等各环节及区域均应做好相应的防控工作，以减少疾病在医疗机构中的传播。

（一）患者进入门诊涉及团队成员

1. 涉及团队成员　门诊导医人员。

2. 角色和责任

（1）迎接患者，提供相应指导并对患者进行登记。

（2）导医对患者的等待时间进行评估。

（3）合作：导医人员通知医生患者的到来，导医人员接待者如果面对一个需要立即照顾的紧急患者，应以恰当的方式通知护士或医师。

（二）患者在候诊区的团队合作

1. 涉及团队成员　导医人员、门诊医生、收费员、门诊药剂员、医技人员、住院处工作人员、护理人员、医院管理人员。医院专职感染控制人员。

2. 角色和责任

（1）住院接待者注意观察咳嗽的患者。有条件者应为潜在感染的患者提供独立的良好通风的候诊区。

（2）住院接待者、护理人员为患者提供纸巾、口罩和病员服。

（3）住院接待者、护理人员告知患者正确的咳嗽方式方法及感染控制措施。

（4）住院接待者、护理人员给予疑似结核病的患者相应处理。

（5）住院接待者、护理人员保证所有区域最大限度的通风，有条件者可采取机械通风和紫外线灯照射。

（6）医院专职感染控制人员准备和发放当地语言的相关结核病健康宣传单。

（7）医院专职感染控制人员监测候诊区，确保遵循程序与指导原则，卫生间的水池应该提供洗手液，并提供描述洗手方法的图示。

（8）加强合作。医院管理部门与感染控制团队进行联系，感染控制团队对医院管理的不足进行反馈。

（三）患者接受结核病相关检查诊断的团队合作

1. 涉及团队成员　护理人员、护工、放射科、医院管理部门、感染控制团队。

2. 角色和责任

（1）护理人员收集痰标本。

（2）放射科技师安排进行 X 线检查。

（3）医院管理部门在高危区域如实验室、X 线检查室及痰标本收集区提供警告标示。

（4）感染控制团队监管感染控制标准的执行情况。

3. 合作　如果患者表现出明显的感染迹象护理人员应告知护工，护工及时将这些信息转达给医技部门加强防护。感染控制团队应在日常监管工作中发现问题时和医院管理部门联系。

（四）患者在病房接受继续治疗团队合作

1. 涉及团队成员　医生、护士、医务工作者、清洁工。

2. 角色和责任

1）护理人员评估患者。

（1）记录患者个人信息和用药史。

（2）检查结核病的症状和体征。

（3）为患者提供相关检查（如痰标本和 X 线）的解释和说明。

2）根据医嘱，按处方要求给患者发放药物。

3）治疗初期，患者会产生药物的不良反应，护理人员和医生要会识别药物不良反应，并能采取适当的措施。

4）医务工作者协助患者，满足其基本照顾需求，必要时进一步提供感染控制的健康教育。

5）医务工作者、清洁工都必须严格执行感染控制程序，必要时向患者提供解释。

3. 合作　患者与医生讨论药物不良反应，医生可以替换治疗方案。

（五）疑似结核病患者进入病区后的团队合作

1. 涉及团队成员　医生、护理人员，清洁员、感染控制团队，医院管理部门。

2. 角色和责任

（1）护理人员告知患者医院规章制度和感染控制措施，教育和提供有关结核病的相关知识，保证患者理解遵守制度和感染控制措施的重要性，并制定患者护理计划。

（2）医院管理部门提供结核病诊治和护理程序。

（3）感染控制团队负责保证正确的隔离、整合患者资料（例：涂片＋和涂片－，HIV＋等隔离措施）合作。

（六）痰标本送达实验室的团队合作

1. 涉及团队成员　护工、实验室技师、医院管理部门、感染控制团队。

2. 角色和责任

（1）护工确保痰标本处理得当并正确转送。

（2）实验室技师遵循实验室安全指南对痰标本进行涂片显微镜检查结核菌培养和药物敏感试验。

（3）医院管理部门提供安全措施和个人防护用具，并保证仪器设备处于良好工作状态。

（4）医院管理部门提供安全检测，如进行培养和药敏试验区的通风系统。

3. 合作

（1）护工送交痰标本给实验室工作人员，实验室工作人员将结果报告迅速地回报给医生。

（2）实验室工作人员仪器设备如破损立即通知医院管理部门。

（3）感染控制团队教育实验室工作人员正确地处理样本和感染测评。

（七）患者痰涂片转为阴性后的团队合作

1. 涉及的团队成员　医生、护理人员、实验技师。

2. 角色和责任

（1）医生首先评估患者身体状况，再更改治疗方案。

（2）护理人员进一步采集痰标本，确认是否转阴。

（3）如果接受治疗 2 个月后（耐多药结核病患者接受治疗 3～4 个月），痰检仍为阳性，医生按照指南对患者进行再评估。

（4）护理人员准确记录患者的病情进展。

二、结核患者进入社区中的团队合作

（一）患者在家里接受结核病治疗的团队合作

（1）部分传染性肺结核患者由于诊断时病情严重，在诊断出结核的前几周医院会接收治疗，而出院在家治疗很可能感染其他人。

（2）感染的预防及控制只有在每一个工作人员及医务工作者理解他（她）的角色和应履行的责任，并理解遵循、执行、监控和交流相关感染控制指南的重要性时才能得以实现。

（3）所有医务工作者（临床人员、医疗辅助人员、行政管理人员及其他人员，清洁工、厨师等）都必须接受有关结核病的传播、预防、临床表现及相关并发症的培训，以及机构的感染预防和控制计划。

（4）所有医务工作者要了解患者的诊疗流程，并强调在患者就诊过程中的关键时刻及关键阶段的合作。这些关键时刻或阶段是从患者到达卫生保健机构，在此接受治疗直至离开的过程

（二）患者出院后回到社区

（1）患者出院后回到社区，不应间断治疗，与之相关的危险因素仍然存在，此时的患者多数存在治疗间断或处置不当的风险。治疗过程中患者不一定具有传染性，但如果治疗中断，患者可能存在病情恶化的风险。

（2）患者出院后恢复原来的生活方式，容易忘记自己的健康状况，对具有传染性（痰涂片阳性）的患者，社区工作者应该采取预防措施，指导患者注意咳嗽的方式。室内有人时让患者戴医用口罩防止传播，避免去人群密集的场所。在结核病患者治疗阶段，患者之间、家庭成员、社区成员、护士、社会工作者及医务人员的合作是至关重要的，是控制结核病感染的最有效措施。

（3）结核病的感染控制是跨学科的，涉及卫生部门和其他部门，包括卫生服务提供者，如医生、护士、药剂师、实验室技术人员、卫生管理及后勤工作者，即使是那些专门针对结核病的措施，由于涉及和实施汲取了不同领域的专业知识，而且提高了学科之间的合作。

（4）成功实施结核病感染控制，还需要正确的技术指南，卫生、财政、司法、劳工、公共工程和环境等部门之间的协调努力，国家不同疾病专项之间的协调，国家级和省级卫生部门之间的协调，技术合作伙伴和民间社会的努力，重要的倡导和社会动员，以消除各种广泛实施活动的障碍，各级筹集充足的资金。

（5）对于耐多药结核及在社区接受治疗并有传染性的患者，应该采取预防疾病传播的措施。应建议患者注意咳嗽的方式，居住空间应最大限度通风，天气情况良好时，室外活动有益于患者健康。如果生活空间足够，患者尽量与家人分室居住。患者、家属及社区卫生工作者都有必要接受结核预防措施的健康教育。

（6）患者的预防措施尽管非常必要，但可能使患者感到羞愧，感到被社会歧视和孤立。这会产生各种经济、社会及心理问题，如失业、嗜酒和药物滥用、贫困、遗弃、独居、抑郁及社会孤立等都可能影响患者的治疗依从性。社区有不同的成员参与到患者的照顾过程中，而医院只有医务人员参与。部分患者和医务专业人员失去联系，应采取适当的策略，找到失访患者，确保他们恢复治疗。因此在这一阶段，患者之间、家庭成员、社区成员、护士、社会工作者及医务人员的合作是至关重要的，以确保鼓励患者坚持长期治疗。

（7）世界卫生组织推荐在整个治疗阶段维持"直接监督下的治疗"。可能涉及的个人包括家庭成员，密友和邻居，即和患者日常生活关系紧密的成员，通常是给予患者照顾和建议的主要成员。社区卫生保健工作者，志愿者和患者支持团体是监督治疗、确保治疗能够延续的重要形式。无论由谁来承担"直接监督下的治疗"，承担者本身需要充分的支持和监督，这是一项困难而艰巨的任务。这类以社区

为基础的途径与门诊访视相比，更易于为结核患者提供个性化服务，消除结核患者和医疗机构的隔阂。在初级保健水平，与患者自我管理相比较，社区成员参与的治疗对患者更有益。无论如何安排患者的照顾活动，其最终责任仍属于义务工作者，并需要进行适当的指导。

（8）提高公众对结核传染性的认知：社区成员提倡抵制病耻感、给患者一个现实、可信的期望、鼓励患者寻求治疗。这样的交流可以在学校、教堂或者其他人口聚集的地方进行，其影响意义远远超出付出。所有社区的主动加入会给所有成员带来益处。为患者提供医疗的群体，无论与患者接触方式如何，都必须接受适当的感染控制的基础培训，并能够识别不良反应及他人无意中被感染结核后的征象。

（9）社区医务工作者和其他治疗服务者根据时间投入的多少需要得到经济补偿，例如交通。其次国家结核控制项目需要为初级结核保健服务提供基础设施和经济来源，以及提供专业人员的培训、诊疗服务、免费可获取的药物。

（10）国家层面上，遏制结核病合作组织或其他组织，可以协调当地的伙伴关系和合作关系。可以建立与非政府组织和私家医生转介和诊断结核疑似患者的协议，并支持正在进行的治疗。

（11）在社区层面，对于提高大众认知，宣传和交流结核病相关知识是非常重要的。许多社区大多数人的文化层次低，因此，社区领导及相关工作人员对公众进行结核病相关知识培训，让社区人员了解结核病感染控制措施的内容，掌握相关知识加强个人防护。

（三）社区卫生服务机构对结核病防治的贡献

结核病的治疗不仅仅是生物医学的治疗，更是一种社会干预。直视督导治疗的涵义要远比单纯的"监督患者服药"丰富，只有当患者与督导者均认识到治愈结核病对于患者和患者所在社区的价值，相互之间建立起责任联系时，直视督导治疗才能发挥最大效果。而结核病防控项目及患者所在社区同样需要在方便的时间、合适的地点为患者提供治疗，以表现对患者的尊重。因此，需要对 DOTS 策略进行修正，以适应各地的实际情况。策略的选择标准应当不单着眼于策略效果，而且同样需关注策略的适宜性和可接受性，而这些特性则是与各种社会、组织因素相关联。若项目无法满足患者需要，或是未能认识到患者的困难，则项目很难提供有效的结核病防治服务，社区卫生服务机构的贡献是结核病防控项目的重要组成部分。虽然防治结核的主要工作是由结核病防控项目来承担，但社区卫生服务机构可以通过多种方式加强对结核的有效防治，如社区卫生工作者督导患者治疗，对患者、家庭和社区进行健康教育，促进病例发现，促使政府做出控制结核的承诺，等等。社区卫生工作者可以接受物质激励，也可以无任何激励。每种文化氛围，每个社会和每个社区都是独一无二的，在实施 DOTS 的过程中，都有其独到优势，并面临着不同的挑战。有研究发现约有 1/3 的结核病患者不能规律服药，并且难以预测何种患者的依从性差，许多国家结核病防治指南要求结核病患者在工作日前往结核诊所或是健康中心服药，推荐的督导者顺序按降序排列依次为：卫生人员，社区志愿者，家庭成员，将卫生人员督导推荐为第一选择。

三、结核病传播宣传教育的团队合作

通过世界防治结核病日向社会宣传我国结核病流行现状，让患者及家属知道结核病是一种呼吸道传播的慢性感染性疾病，是严重危害广大人民群众的身体健康的，指导人们若患有结核病，应该到当地结核病专科医院正规治疗，宣传不随地吐痰。

住院患者把痰吐在有消毒液的痰盂里或吐在纸上焚烧等处理，咳嗽时应用手帕掩住口鼻，不要对着别人咳嗽或打喷嚏，房间应经常开窗，保持通风，室内温度适宜，保证环境卫生清洁。让患者及家属知道卫生部办公厅关于加强结核病防治宣传教育通知。

目前我国艾滋病并发结核病患者较多，加速了结核病的传播速度。需加强对这部分患者的宣传教育，改变其不健康的生活方式，相关防治机构要定期探访，向患者介绍结核病的相关知识，如：传播途径、流行特征、主要症状等，使得他们对结核病的防治有正确的认识并督导患者的行为、疏导不稳定的情绪、解决心理上的负担，使患者积极配合治疗。

《中华人民共和国感染性疾病防治法》第十八条规定：各级疾病预防控制机构在感染性疾病预防控制中要履行开展健康教育、咨询，普及感染性疾病防治知识的职责。作为结核病健康教育的提供方，各级结防机构和政府要担负起各自的责任，不断健全结核病健康教育机制，积极探索适合我国的健康教育模式。政府要在宏观层面保证各项健康教育法规的完善和具体政策的落实，使得健康教育的工作能够有法可依并向公众很好地宣传这些政策法规。参与制定国家结核病防治健康促进策略，编写、制作健康教育材料，指导和实施健康促进工作。

各部门间应相互协调，组织开展结核病防治健康促进活动，使各项健教措施落实到 DOTS 策略的相应环节中去，做好健康教育材料的发放工作。同时，还要做到政府监管，保证结核病健康教育的专项经费落到实处。制定详细的培训计划，对相关医务人员进行课程培训，传递科学的结核病诊断、监测和管理方法，努力打造一支强大的结核病防治队伍。此外，目前还需建立一套对结核病健康教育效果进行评价的指标和体系，通过对健康教育效果的评价，总结结核病防控中的得与失，指导下一步结核病预防控制工作的开展。

1. 健康教育的方式　目前开展健康教育是从入院教育、住院教育、出院教育三个方面进行。住院当日首诊护士采取一对一的方法向患者及其家属介绍病区环境、入院须知、安全注意事项、作息时间、陪护、探视及卫生制度。第二日由责任护士、护士长对患者进行相关知识教育如结核病的传播途径、易感人群的防护。主治医生、科主任介绍相关检查的目的、治疗方案、用药原则、注意事项及不良反应，患者表示了解掌握并签名。

2. 健康教育对肺结核患者的心理指导作用

（1）青壮年肺结核患者一旦确诊后往往表现以下几种心理反应：否认、消极、自卑、焦虑、恐惧等。首先否认自己患有感染性疾病，怕别人知道后另眼相看、怕被老板炒鱿鱼、怕同事朋友远离、怕传染给家人、怕给家人带来经济负担、担心学业、前途、恋爱、婚姻受到影响等，于是就出现消极自卑，沉默不语，不愿和同事朋友相处。疾病的折磨、亲朋好友的远离，使患者更加感到孤独。

（2）老年患者认为自己老了，对治疗缺乏信心、轻视治疗、缺乏合作甚至听传闻用药，看广告，迷信江湖医生治疗，不去专科医院治疗，失去治疗佳机，使病情加重，反而更增加经济负担和精神负担。

（3）医护人员不仅要掌握新知识、新技术、新对策，而且要掌握现代健康教育的基本理论。运用心理学原理去观察、分析和了解患者的心理活动，针对不同心理特点，有目的，有计划开展心理护理和健康教育，用生动形象的比喻、通俗易懂的语言向患者及家属解释肺结核发生、临床症状、治疗原则、注意事项及预防措施。使患者对自己所患的疾病有明确认识，适时开展健康教育及防痨宣传，消除患者各种心理障碍，稳定情绪，积极主动地配合治疗，以便取得良好的效果。

3. 医护人员应不失时机对这些患者进行健康教育

（1）结核病的治疗原则"早期、联用、适量、规律、全程"。早期发现，早期用药，才能获得满意的治疗效果。联合用药可减少耐药菌的产生，药量不足、种类不够、组织内不能达到有效杀菌浓度，疗效不佳，且易产生耐药。滥用药物或药量过大，不但造成浪费，极易出现不良反应。规律、全程用药是化疗成功的关键，从而使患者明白坚持治疗原则的重要性。并严格遵照化疗方案，避免遗漏和间断。

（2）通过各种渠道开展健康教育，使患者对所患疾病的基本知识有所了解，树立正确的健康信念。消除患者住院治疗期间的负性心理，保障规范用药，尽早发现药物不良反应，缩短病程，使患者早日康复、减少疾病传播，对控制结核病的发病有重要意义。在实施健康教育的过程中，应注意与患者的沟通技巧。

（3）抗结核药物不良反应较多，故医护人员应使患者熟知药物作用与不良反应。常用结核杀菌药物有异烟肼、利福平、吡嗪酰胺、链霉素。结核抑菌药物有乙胺丁醇、卡那霉素、对氨基水杨酸钠。其中对氨基水杨酸钠、吡嗪酰胺等可引起肠胃不适，利福平、异烟肼可有肝功损害，链霉素、卡那霉素可致听力障碍，乙胺丁醇可致视神经炎。在化疗过程中患者出现上述情况，可能是药物的毒不良反应，应及时与医生联系。健康教育内容可伴随治疗过程循序渐进地开展。

4. 医院及其他医疗单位　开展《中华人民共和国感染性疾病防治法》《结核病防治管理办法》和"结核病归口管理办法"的宣传，这是结核病健康教育的一个特殊内容，对加强结核患者的归口管理，从而对提高患者发现率有特殊意义。一定要注重健康宣传效果的评价，加大健康教育的深度和广度，探索适合本地区实情、花费相对小、效果好的健康教育措施。结核病健康教育要以提高患者发现率和治愈率作为最终目标。健康教育的内容包括：

（1）肺结核的发病原因、传播途径。

（2）肺结核常见的症状及始发症状，如出现相关症状，及时到结核病治疗地点进行治疗。

（3）介绍肺结核的消毒隔离及如何正确留取痰标本。

（4）结核病的治疗原则：早期、联合、适量、规律、全程用药，要在专业医师指导下服用，抗结核药的使用如果不足量，不足疗程会使治疗失败，产生耐药，剂量过大，则会出现不良反应。

（5）常用抗结核药物的用法、作用、不良反应及定时复查肝肾功能、血常规的目的及意义。

（6）建立科学健康的生活方式，劳逸结合，适当锻炼，戒烟戒酒。

（7）饮食指导。

（8）心理护理。

（9）出院指导。

5. 涂阳肺结核病患者发现与治疗管理水平　决定着控制结核病传染源的总效应，因此结核病控制的关键是提高涂阳肺结核患者的发现率和治愈率才能控制结核病传染源，达到最终控制结核目标。

（胡勤明）

第六章

消毒隔离技术规程及感染控制

当前，医院感染已经成为一个严重的公共卫生问题，医院既是诊治疾病和促进健康的场所，又是感染源、传播途径和易感宿主集中的场所。为了有效地预防和控制医院内结核病感染，减少医务人员职业暴露的发生，必须遵循相关的消毒隔离制度。消毒是指清除或杀灭传播媒介上的病原微生物，达到无害化的处理。隔离是将传染源传播者和高度易感人群安置在指定地点和特殊环境中，暂时避免和周围人群接触，对前者采取传染源隔离，对具有传染性的分泌物、排泄物、用品等进行集中消毒处理，防止感染性疾病病原体向外传播；对后者采取保护性隔离，保护高度易感人群免受感染。隔离技术可预防微生物在患者、医务人员及媒介物中播散。正确运用结核病的消毒隔离技术可控制结核病传染源、切断传染途径，同时保护易感人群。

第一节 医疗卫生机构消毒灭菌基本要求

一、消毒因子作用的水平

根据消毒因子的适当剂量（浓度）或强度和作用时间对微生物的杀灭能力，可将其分为 4 个作用水平的消毒方法。

1. 灭菌　可杀灭一切微生物（包括细菌芽孢）达到灭菌保证水平的方法。方法包括：热力灭菌、电离辐射灭菌、微波灭菌、等离子体灭菌等物理灭菌方法，以及用甲醛、戊二醛、环氧乙烷、过氧乙酸、过氧化氢等消毒液进行灭菌的方法。

2. 高水平消毒法　可以杀灭各种微生物，对细菌芽孢杀灭达到消毒效果的方法。这类消毒方法应能杀灭一切细菌繁殖体（包括结核分枝杆菌）、病毒、真菌及其孢子和绝大多数细菌芽孢。方法包括：热力、电离辐射、微波和紫外线等及用含氯、二氧化氯、过氧乙酸、过氧化氢、含溴消毒液、臭氧、二溴海因等甲基乙内酰脲类化合物和一些复方配制的消毒液等消毒因子进行消毒的方法。

3. 中水平消毒法　是可以杀灭和去除细菌芽孢以外的各种病原微生物的消毒方法，包括超声波、碘类消毒液、醇类、醇类和氯己定的复方、醇类和季铵盐类化合物的复方、酚类等消毒液进行消毒的方法。

4. 低水平消毒法　只能杀灭细菌繁殖体（分枝杆菌除外）和亲脂病毒的化学消毒液及通风换气、冲洗等机械除菌法。如单链季铵盐类消毒液（苯扎溴铵等）、双胍类消毒液如氯己定、植物类消毒液和汞、银、铜等金属离子消毒液等进行消毒的方法。

二、医用物品对人体的危险性分类

医用物品对人体的危险性是指物品污染后造成危害的程度。根据危害程度分为 3 类。

1. 高度危险性物品　这类物品是穿过皮肤或黏膜而进入人体无菌组织或器官内部的器材，或与破损的组织、皮肤、黏膜密切接触的器材和用品，一旦被微生物污染，具有极高感染风险，如：手术器械、穿刺针、输血器材、输液器材、注射的药物和液体、透析器、血液和血液制品、导尿管、膀胱镜、腹腔镜、活检钳、心脏导管及脏器置入物等。

2. 中度危险性物品　这类物品仅和破损皮肤、黏膜相接触，而不进入无菌的组织内。如：呼吸机管道、胃肠道内镜、气管镜、麻醉机管道、避孕环、压舌板、喉镜、体温表等。

3. 低度危险性物品　虽有微生物污染，但在一般情况下无害，只有当受到一定量的病原微生物污染时才造成危害的物品。这类物品和器材仅直接或间接地和健康无损的皮肤相接触，包括生活卫生用品和患者、医护人员生活和工作环境中的物品。如：毛巾、痰杯、地面、便器、桌面、床面、被褥，一般诊疗用品（听诊器、血压计袖带等）等。

三、微生物对消毒因子的敏感性

一般认为，微生物对消毒因子的敏感性从高到低的顺序为如下。

（1）亲脂病毒（有脂质膜的病毒）：如乙型肝炎病毒、流感病毒等。

（2）细菌繁殖体。

（3）真菌。

（4）亲水病毒（无脂质膜的病毒）：如甲型肝炎病毒、脊髓灰质炎病毒等。

（5）分枝杆菌：如结核分枝杆菌。

（6）细菌芽孢：如炭疽杆菌芽孢、枯草杆菌芽孢。

（7）朊毒（感染性蛋白质）。

四、选择消毒、灭菌方法的原则

（一）根据物品污染后的危害程度选择消毒、灭菌方法

（1）高度危险性物品，必须选用灭菌方法处理。

（2）中度危险性物品，一般情况下达到消毒即可，可选用中水平或高水平消毒法。但中度危险性物品的消毒要求并不相同，如内镜必须采用高水平消毒法消毒。

（3）低度危险性物品，一般可用低水平消毒方法，或只做一般的清洁处理即可。如在有病原微生物污染时，必须针对所污染病原微生物的种类选用有效的消毒方法。

（二）根据物品上污染微生物的种类、数量和危害性选择消毒、灭菌方法

（1）对受到细菌芽孢、真菌孢子、分枝杆菌和经血传播病原体（如乙型肝炎病毒、丙型肝炎病毒、艾滋病病毒等）污染的物品，选用高水平消毒或灭菌法。

（2）对受到真菌、亲水病毒、螺旋体、支原体、衣原体和病原微生物污染的物品，选用中水平以上的消毒方法。

（3）对受到一般细菌和亲脂病毒等污染的物品，可选用中水平或低水平消毒法。

（4）对存在较多有机物的物品消毒时，应加大消毒液的使用剂量和/或延长消毒作用时间。

（5）消毒物品上微生物污染特别严重时，应加大消毒液的使用剂量和/或延长消毒作用时间。

（三）根据消毒物品的性质选择消毒方法

（1）耐高温、耐湿的物品和器材，应首选压力蒸汽灭菌；耐高温的玻璃器材、油剂类和干粉类等可选用干热灭菌。

（2）不耐高温、不耐湿，以及贵重物品，可选择环氧乙烷或低温蒸气甲醛气体消毒、灭菌。

（3）器械的浸泡灭菌，应选择对金属基本无腐蚀性的消毒液。

（4）选择表面消毒方法，应考虑表面性质，光滑表面可选紫外线消毒灯近距离照射，或液体消毒液擦拭；多孔材料表面可采用喷雾消毒法。

（四）消毒、灭菌基本程序

被甲类感染性疾病患者及肝炎、结核、艾滋病、炭疽病等患者的排泄物、分泌物、血液等污染的器

材和物品，应先消毒后再清洗，再按物品危险性的种类，选择合理的消毒、灭菌方法进行消毒或灭菌处理。普通患者用过的物品，可先清洗后消毒。

（五）消毒工作中的个人防护

消毒因子大多对人是有害的，因此，在进行消毒时，工作人员一定要有自我保护的意识和采取自我保护的措施，以防止消毒事故的发生和因消毒操作方法不当可能对人体造成的伤害。

1. 热力灭菌　干热灭菌时应防止燃烧；压力蒸汽灭菌应防止发生爆炸事故及可能造成的人员灼伤事故。

2. 紫外线、微波消毒　应避免对人体的直接照射。

3. 气体化学消毒液　防止有毒有害消毒气体的泄漏。

4. 液体化学消毒液　应防止过敏和可能对皮肤、黏膜的损伤。

5. 处理锐利器械和用具　应采取有效防护措施，以避免可能对人体的刺、割等伤害。

（胡勤明）

第二节　结核分枝杆菌的消毒灭菌方法

结核分枝杆菌是一种革兰阳性需氧细菌，它是一种具有复杂细胞壁的小型棒状杆菌，细胞壁中含有大量类脂质，具有疏水性，与普通细菌相比，对物理和化学因素的作用具有比较强的抵抗力。结核分枝杆菌对干燥、低温、酸、碱的抵抗力较强。结核分枝杆菌可存在于患者的痰液中、悬浮于空气中，也可随尘埃落在物体表面，黏附在尘埃中的结核分枝杆菌可保持传染性 8～10d，在干燥环境或室内阴暗潮湿处可存活数月或数年。结核杆菌只能生长在宿主生物体中，通过传染性肺结核患者咳嗽、打喷嚏、大笑、大声谈话、随地吐痰等方式把含有结核分枝杆菌的微粒排到空气中而传播疾病（消化道和皮肤等途径传播较少见）。对患者周围环境中的空气、物体表面、患者用物、分泌物及排泄物等进行消毒灭菌是有效地消灭传染源、切断传播途径的方法。结核分枝杆菌的消毒灭菌方法应采取高水平的消毒或灭菌。

（一）空气消毒方法

1. 通风　可选择自然通风和机械通风。自然通风是一种最简单的环境控制防护措施。通过室内外空气流通，以降低飞沫的浓度，控制结核病感染。结核病病房不宜安置中央空调。

负压病房：负压病房是指在特殊的装置之下，病房内的气压低于病房外的气压，空气只能是外面的新鲜空气流进病房，病房内被患者污染过的空气通过专门的通道及时排放到固定的地方。

在无负压病房的条件下，可利用建筑物内外空气的密度差引起的热压或风压，促使空气流动而进行的通风换气。室内定时通风的最佳时间为上午 9 时、下午 3 时左右，一般通风时间为 30min。

2. 紫外线灯照射消毒

1）消毒原理：紫外线属电磁波辐射，其杀菌机制是使细菌 DNA 链上相邻的胸腺嘧啶形成二聚体，从而干扰 DNA 的复制、转录，使细菌变异死亡。紫外线根据波长分为 A 波、B 波、C 波和真空紫外线。消毒使用的紫外线是 C 波紫外线，其波长范围是 200～275nm。结核分枝杆菌对紫外线具敏感性，但紫外线的穿透力比较弱，难以透入固体物质内部和液体深层，因此，它常适用于室内空气和物体表面的消毒。

2）紫外线消毒灯的要求：

（1）紫外线消毒灯在相对湿度为 60%、温度为 20℃ 时，辐射的 253.7nm 紫外线强度应不低于 $70\mu W/cm^2$。

（2）应定期监测消毒紫外线的辐照强度，当辐照强度低到要求值以下时，应及时更换。

（3）应保持紫外线灯表面清洁，每周用乙醇擦拭一次，发现灯管表面有灰尘、油污等时，应随时擦拭。

3）使用方法及注意事项：

（1）在室内无人状态下，采用紫外线灯悬吊式或移动式直接照射消毒。灯管吊装高度距离地面1.8～2.2m。安装紫外线灯的数量为大于等于1.5W/m^3，照射时间≥30min。

（2）消毒时对环境的要求：紫外线直接照射消毒空气时，关闭门窗，保持消毒空间内环境清洁、干燥。消毒空气的适宜温度20～40℃，相对湿度低于80%。

（3）采用紫外线消毒物体表面时，应使消毒物品表面充分暴露于紫外线。

（4）不应使紫外线光源直接照射到人。

3. 循环风紫外线空气消毒器（机）　采用循环风紫外线消毒器（机）可在有人的场所定时或持续对室内空气进行消毒，安全有效，对人体无害。消毒器由高强度紫外线灯和过滤系统组成，其作用原理是将室内空气吸入机器内部通过多层过滤网和杀菌能力极强的C波段紫外线灯管照射，有效地杀灭空气中病毒、细菌，并同时过滤掉空气中的尘埃，防止通过空气传播的各种疾病，改善空气质量。与传统紫外线灯相比，其杀菌能力提高3～4倍，其产生的负离子能使空气清新。使用时应关闭门窗，进风口和出风口避免物品遮挡或覆盖。有条件医院应在每间病房内安置循环风紫外线消毒机进行定时空气消毒，一般每天2次，每次1h。

4. 化学消毒液喷雾　化学消毒液喷雾消毒需在无人且相对密闭的环境中进行（消毒时关闭门窗），消毒完毕后方可打开门窗通风。可采用化学消毒液熏蒸或喷雾消毒，每周1～2次。

常用的化学消毒液浓度及方法如下。

（1）含氯消毒液：对结核分枝杆菌有较强的杀灭作用。用含有效氯2 000mg/L的消毒液均匀喷洒，作用时间>60min。喷洒后有强烈的刺激性气味，人员应离开现场。

（2）过氧乙酸：将过氧乙酸稀释成0.5%～1.0%水溶液，在60%～80%相对湿度，室温下，过氧乙酸用量按1g/m^{3}计算，加热蒸发时间为2h。

（3）过氧化氢复方空气消毒液：一般用量按过氧化氢50mg/m^{3}计算，采用喷雾法，在相对湿度60%～80%，室温下作用30min。

（4）季铵盐类消毒液：采用双链和单链季铵盐，配以增效剂和稳定剂制成的空气消毒液。按1.2ml/m^{3}喷洒量（折合药物浓度10mg/m^{3}左右），作用30min。

（二）物体表面及地面消毒

1. 物体表面消毒

（1）紫外线直接照射消毒：可采取紫外线灯悬吊式照射或使用便携移动式紫外线消毒器近距离照射，对小件物品可放于紫外线消毒箱内照射。被消毒物应充分暴露于紫外线灯下，照射30min可达消毒目的。

（2）含有效氯2 000mg/L消毒液喷洒消毒：含氯消毒液属高效消毒液，具有广谱、速效、低毒或无毒、对金属有腐蚀性、对织物有漂白作用，受有机物影响很大，粉剂稳定而水剂不稳定等特点。对一般污染的物品表面，用1 000mg/L的消毒液均匀喷洒，作用30min以上，对经血传播病原体、结核杆菌等污染的表面的消毒，用含有效氯2 000mg/L的消毒液均匀喷洒，作用60min以上。

2. 地面消毒　地面采取湿式拖扫，每日用含有效氯2 000mg/L的消毒液进行拖地1～2次。

3. 病床、桌、椅、柜、门（门把手）、窗、病历夹、医用仪器设备等物体表面　可用2 000mg/L有效氯消毒液擦拭消毒。不宜用含氯消毒液擦拭的物品可用75%乙醇进行擦拭消毒。

（三）其他物品消毒

（1）呼吸治疗装置使用前应当进行灭菌或高水平消毒，尽量使用一次性管道。重复使用的各种管道应当在使用后立即用2 000mg/L有效氯消毒液浸泡30min后再清洗，然后进行消毒灭菌处理（环氧乙烷灭菌）。

（2）每个诊室、病房备单独的听诊器、血压计、体温计等物品，每次使用前后用75%乙醇擦拭消毒或用紫外线照射消毒。

（3）医护人员使用后的口罩、帽子、手套、鞋套及其他医疗弃物均按医疗废物进行焚烧处理。医护人员最好使用一次性 N95 型口罩，若是纱布口罩可采用煮沸消毒或高压灭菌消毒。

（4）快速手消毒：75% 乙醇能使结核分枝杆菌细胞蛋白质变性凝固起到杀菌作用。医务人员可选用 75% 乙醇或含乙醇的快速手消毒液进行手卫生消毒，揉搓 2～3min 即可杀灭结核杆菌。

（5）高温高压蒸汽灭菌：可重复使用的医疗器具及实验室物品的灭菌，可采用高温高压蒸汽灭菌法，它是最有效和最可靠的方法：在 121.3℃（1.05kg/cm^2）持续 30min。

（四）患者分泌物及用物消毒

1）痰液消毒：

（1）含氯消毒液：每病床须设置加盖容器，内装足量含有效氯 2 000～5 000mg/L 消毒液，用作排泄物、分泌物（痰）随时消毒，作用时间 >30min。

（2）焚烧：患者的痰液可用密封袋装送焚烧处理。

（3）苯酚溶液：主要通过破坏结核分枝杆菌细胞膜使细胞质内容物漏出，使菌体蛋白质变性凝固而杀死细菌。2% 苯酚 5min 及 5% 苯酚溶液 1min 能杀死结核分枝杆菌培养物。用 5% 苯酚溶液与等量的痰液混合，需 24h 杀灭结核分枝杆菌。

（4）"84" 消毒液：主要成分是氯，氯是一种氧化剂，能使菌体的酶失活，还能与蛋白质的氨基结合，使菌体蛋白氧化，代谢功能障碍，使细菌死亡。5% "84" 消毒液 15min 可杀死结核分枝杆菌培养物，但对在蛋白质混合液中的结核分枝杆菌几乎无效。

（5）甲醛：使菌体蛋白质变性凝固，而杀死细菌。1% 甲醛处理结核分枝杆菌 5min，可使细菌死亡。5% 甲醛与等量痰液混合，处理 12h 以上才能达到杀菌目的。

2）患者的生活垃圾按医疗废物进行焚烧处理。

3）湿热对结核分枝杆菌杀伤力强，80℃ 5min、95℃ 1min 或煮沸 5min 即可杀死结核分枝杆菌。患者使用后的餐具、用具等耐热物品可采用煮沸方法灭菌，煮沸 5min 可达消毒灭菌效果。干热对结核分枝杆菌的杀伤力较弱，100℃ 干热灭菌需要 4～5h 才能达到灭菌效果。也可采用微波消毒方法，700W 功率的微波炉，高温 4～7min 即可达到杀灭结核杆菌效果。微波消毒的物品应浸入水中或用湿布包裹。

4）患者使用后的棉絮置于太阳下暴晒 2～3h，可杀灭结核杆菌。

（五）结核病患者家庭消毒隔离方法

肺结核是慢性呼吸道感染性疾病，主要通过呼吸道传染，其次通过被结核杆菌污染的食物或食具感染。肺结核病治疗时间长，恢复慢，绝大多数患者急性期过后均需要在家中进行长期治疗。因此，做好肺结核患者的家庭消毒，直接关系到肺结核患者及其家人的健康。

1. 隔离

（1）排菌期间患者应单独居住，无条件者可分床睡或分头睡。

（2）患者不要近距离面对他人咳嗽、高声谈笑、打喷嚏；咳嗽时要用手或纸巾遮盖口鼻。在病情许可情况下，患者佩戴口罩，以减少传播机会，保护家人。

（3）患者要注意个人卫生，勤洗手，严禁随地吐痰，可将痰吐在纸上烧掉，或吐在盛有消毒液的专用加盖痰杯中浸泡后 30min 后倒入下水道。

（4）患者的餐具最好单独使用，家庭采用分餐制。

（5）患者尽量减少去公共场所。

2. 消毒

（1）居室消毒：居室每日开窗通风是最简单有效的空气消毒方法，一般早晚各开窗通风 1h，以保持室内空气新鲜；有条件时每天对居室用化学消毒液如过氧乙酸进行喷雾消毒，也可用食醋煮沸熏蒸消毒或用艾叶燃烧熏蒸消毒。消毒时室内人员必须离开房间，消毒后开窗通风 0.5h 后再进入。屋内采取湿式清扫。

（2）痰具消毒：肺结核患者最好将痰吐在带盖的专用痰杯内。有条件时在痰杯内加 2 000mg/L 含氯消毒液，每日更换 1 次，无条件时将痰液煮沸 15～20min 倒弃。应急情况下将痰吐在纸上，并连同擦拭口鼻分泌物的纸张烧掉，不要随处乱扔。痰杯用流水冲净，煮沸消毒 20min，或用含 2 000mg/L 的有效溴或有效氯的消毒溶液浸泡 30min。一次性痰杯用后可焚烧处理。

（3）餐具消毒：患者的餐具应该专人专用，定位单独放置。用过的餐具在开水中煮沸 5min 后晾干，剩余食物煮沸 20min 后倒弃。每天将洗漱用品在含有 2 000mg/L 有效溴或有效氯的消毒溶液中浸泡 30min 并冲洗晾干备用。

（4）用物消毒：患者的被褥要经常在日光下暴晒消毒，一般每次直接日光暴晒 2～3h。小的物品如棉质床单、枕巾、衣服、口罩等可煮沸 5～10min，或用 0.5% 的过氧乙酸浸泡消毒 0.5～1.0h。化纤织物只能用消毒液浸泡消毒。家具、陈设品、墙壁和地面可用含氯消毒液擦拭。门把手、水龙头、门窗、洗手池、卫生间、便池等很容易受到污染的物体表面，每天用含氯消毒液消毒，再用洁净水清洗擦拭干净。

3. 家庭成员隔离消毒 家属接触排菌患者时应戴口罩；护理患者后及时认真洗手消毒，也可用 75% 乙醇或含乙醇消毒液擦拭双手进行手卫生消毒。

（曹春玉）

第三节 标准预防

在肺结核患者明确诊断前，医务人员应采取标准预防措施，预防院内交叉感染及结核病职业暴露。标准预防是指针对医院所有患者和医务人员使用的一种预防，将患者的血液、体液、分泌物及排泄物均视为具有传染性，需进行隔离，不论是否有明显的血迹污染，是否接触非完整的皮肤与黏膜，接触上述物质者，必须采取预防措施。

（一）标准预防的基本特点

（1）强调双向预防既要防止疾病从患者传至医护人员，又要防止疾病从医护人员传至患者。

（2）防止血源性疾病的传播。

（3）防止非血源性疾病的传播。

（4）根据疾病的主要传播途径，采取隔离措施：接触隔离、空气隔离、飞沫隔离。

（二）标准预防操作原则

1）标准预防针对所有为患者实施操作的全过程。

2）不论患者是否确诊或可疑感染感染性疾病均采取。

3）包括洗手、戴手套、穿隔离衣、戴防护眼镜和面罩等基本措施。

4）进行可能接触患者体液、血液的操作时须戴手套。

5）操作完毕脱去手套后应洗手，必要时进行手消毒。

6）有可能发生血液、体液飞溅到医务人员面部时戴具有防渗透性的口罩、防护眼镜。

7）有可能发生血液、体液大面积飞溅污染身体时穿戴具有防渗透性的隔离衣或者围裙。

8）手部皮肤破损有可能接触患者血液、体液时戴双层手套。

9）戴手套操作过程中，应避免已经污染的手套触摸清洁区域或物品。

10）进行侵袭性诊疗、护理操作过程中要保证充足的光线，特别注意防止被针头、缝合针、刀片等锐器刺伤/划伤。

11）预防被使用后的锐器刺伤。

（1）将锐器直接放入耐刺、防渗漏的锐器盒。

（2）使用具有安全性能的注射器、输液器。

（3）禁止将使用后的一次性针头重新套上针头套。

（4）禁止用手直接接触使用后的针头、刀片锐器。

12）立即清洁被污染的环境。

13）保证废弃物的正确处理。

（1）运输废弃物的人必须戴厚质乳胶清洁手套。

（2）处理体液废弃物必须戴防护眼镜。

（三）标准预防措施

1. 洗手　接触血液、体液、排泄物、分泌物后可能污染时，脱手套后，要洗手或使用快速手消毒液洗手。

2. 手套　当接触血液、体液、排泄物、分泌物及破损的皮肤黏膜时应戴手套；手套可以防止医务人员把自身手上的菌群转移给患者的可能性；手套可以预防医务人员变成传染微生物的媒介，即防止医务人员将从患者或环境中污染的病原体在人群中传播。在两个患者之间一定要更换手套；手套不能代替洗手。

3. 面罩、护目镜和口罩　戴口罩及护目镜可以减少患者的体液、血液、分泌物等液体的传染性物质飞溅到医护人员的眼睛、口腔及鼻腔黏膜。

4. 隔离衣　穿隔离衣为防止被传染性的血液、分泌物、渗出物、飞溅的水和大量的传染性材料污染时才使用。脱去隔离衣后应立即洗手，以避免污染其他患者和环境。

5. 可重复使用的设备

（1）可复用的医疗用品和医疗设备，在用于下一患者时根据需要进行消毒或灭菌处理。

（2）处理被血液、体液、分泌物、排泄物污染的仪器设备时，要防止工作人员皮肤和黏膜暴露、工作服的污染，以致将病原微生物传播给患者和污染环境。

（3）需重复使用的利器，应放在防刺的容器内，以便运输、处理和防止刺伤。

（4）一次性使用的利器，如针头等放置在防刺、防渗漏的容器内进行无害化处理。

6. 物体表面、环境、衣物与餐饮具的消毒

（1）对医院普通病房的环境、物体表面包括床栏、床边、床头桌、椅、门把手等经常接触的物体表面定期清洁，遇污染时随时消毒。

（2）在处理和运输被血液、体液、分泌物、排泄物污染的被服、衣物时，要防止医务人员皮肤暴露、污染工作服和环境。

（3）可重复使用的餐饮具应清洗、消毒后再使用，对隔离患者尽可能使用一次性餐饮具。

（4）复用的衣服置于专用袋中，运输至指定地点进行清洗、消毒，并防止运输过程中的污染。

（四）医院标准预防制度

1. 一级预防　适用于发热门（急）诊的医务人员。

（1）严格遵守标准预防的原则，遵守消毒、隔离的各项规章制度。

（2）工作时应穿工作服、隔离衣、戴工作帽和防护口罩，必要时戴乳胶手套。严格执行洗手与手消毒制度。

（3）下班时进行个人卫生处置，并注意呼吸道与黏膜的防护。

2. 二级预防　适用于呼吸道传染性疾病的留观室、隔离区的医务人员。

（1）严格遵守标准预防的原则，根据传染性疾病的传播途径，采取相应的隔离措施，并严格遵守消毒、隔离的各项规章制度。

（2）进入隔离区和专门病区的医护人员必须戴防护口罩，穿工作服、防护服或隔离衣、鞋套、戴手套、工作帽。严格按照清洁区、半污染区和污染区的划分，正确穿戴和脱摘防护用品，并注意呼吸道、口腔、鼻腔黏膜和眼睛的卫生与保护。

3. 三级预防　适用于为患者实施吸痰、气管插管和气管切开的医护人员。除二级防护外，还应当加戴面罩或全面型呼吸防护器。

（曹春玉）

第四节　医院隔离技术规范

（一）隔离的管理要求

（1）在新建、改建与扩建时，建筑布局应符合卫生学要求，并应具备隔离预防的功能，区域划分应明确、标识清楚。

（2）应根据国家的有关法规，结合本医院的实际情况，制订隔离预防制度并实施。

（3）隔离的实施应遵循"标准预防"和"基于疾病传播途径的预防"的原则。

（4）应加强感染性疾病患者的管理，包括隔离患者，严格执行探视制度。

（5）应采取有效措施，管理感染源、切断传播途径和保护易感人群。

（6）应加强医务人员隔离与防护知识的培训，为其提供合适、必要的防护用品，正确掌握常见感染性疾病的传播途径、隔离方式和防护技术，熟练掌握操作规程。

（7）医务人员的手卫生应符合 WS/T313。

（8）隔离区域的消毒应符合国家有关规定。

（二）建筑布局与隔离要求

1. 呼吸道感染性疾病区的建筑布局与隔离要求

1）适用于经呼吸道传播疾病患者的隔离。

2）建筑布局：应设在医院相对独立的区域，分为清洁区、潜在污染区和污染区，设立两通道和三区之间的缓冲间。缓冲间两侧的门不应同时开启，以减少区域之间空气流通。经空气传播疾病的隔离病区，应设置负压病室，病室的气压宜为 –30Pa，缓冲间的气压宜为 –15Pa。

3）隔离要求：

（1）应严格服务流程和三区的管理，各区之间界线清楚，标识明显。

（2）病室内应有良好的通风设施。

（3）各区应安装适量的非手触式开关的流动水洗手池。

（4）不同种类感染性疾病患者应分室安置。

（5）疑似患者应单独安置。

（6）受条件限制的医院，同种疾病患者可安置于一室，两病床之间距离不少于1.1m。

2. 负压病室的建筑布局与隔离要求

1）适用于经空气传播疾病患者的隔离。

2）建筑布局应设病室及缓冲间，通过缓冲间与病区走廊相连。病室采用负压通风，上送风、下排风；病室内送风口应远离排风口，排风口置于病床床头附近，排风口下缘靠近地面但应高于地面10cm。窗应保持关闭。

（1）病室送风和排风管道上宜设置压力开关型的定风量阀，使病室的送风量、排风量不受风管压力波动的影响。

（2）负压病室内应设置独立卫生间，有流动水洗手和卫浴设施。配备室内对讲设备。

3）隔离要求：

（1）送风应经过初、中效过滤，排风应经过高效过滤处理，每小时换气6次以上。

（2）应设置压差传感器，用来检测负压值，或用来自动调节不设定风量阀的通风系统的送、排风量。病室的气压宜为 –30Pa，缓冲间的气压宜为 –15Pa。

（3）应保障通风系统正常运转，做好设备日常保养。

（4）一间负压病室宜安排一个患者，无条件时可安排同种呼吸道感染疾病患者，并限制患者到本病室外活动。

（5）患者出院所带物品应消毒处理。

（三）医务人员防护用品的使用

1. 防护用品　应符合国家相关标准，在有效期内使用。

2. 口罩的使用

1）口罩的作用：口罩可预防经空气、飞沫传播的疾病，戴口罩还可减少患者的血液、体液等传染性物质溅入医护人员的口及鼻腔；同时防止医务人员将病原体传染给患者。

2）常用口罩分类：常用的口罩可分为纱布口罩、外科口罩、医用防护口罩等。

3）常用口罩的特点：

（1）纱布口罩：纱布口罩起机械阻挡作用，可阻止一部分病毒侵袭，但其结构与人面部密合性差，不能达到一定颗粒过滤效率。

（2）外科口罩：标准的外科口罩分3层，外层有阻水作用，可防止飞沫进入口罩里面，中层有过滤作用，内层有吸湿作用。外科口罩有阻水、滤过、吸湿作用，能阻止血液、体液和飞溅物传播，可阻隔空气中直径 $5\mu m$ 颗粒大于 90%。

（3）医用防护口罩：如 N95 型口罩，N95 型是美国国家职业安全卫生研究所（NIOSH）认证的。"N"的意思是指非油性的颗粒物，"95"是指在 NIOSH 标准规定检测条件下，过滤率达到 95%，有较好的密合性，适合人脸型的口罩。N95 型口罩能阻止直径 $\leqslant 5\mu m$ 感染因子的空气传播或近距离（小于 1m）接触的飞沫传播的疾病感染。

4）口罩的应用指征：

（1）应根据不同的操作要求选用不同种类的口罩。

（2）纱布口罩：适用于一般诊疗活动，如配液、晨间护理等可佩戴纱布口罩。

（3）外科口罩：手术室工作或护理免疫功能低下患者、进行有创操作时应戴外科口罩。一般诊疗活动，如配液、晨间护理等也可佩戴一次性外科口罩。

（4）医用防护口罩：接触经空气传播或近距离接触经飞沫传播的呼吸道感染性疾病如肺结核、SARS、H_1N_1 甲流等患者时，应戴医用防护口罩。

5）口罩使用的注意事项：

（1）掌握口罩的正确佩戴方法，使口罩与面部有良好的密合，保证防护效果。

（2）外科口罩应一次性使用。

（3）口罩一旦潮湿应马上更换。

（4）口罩受到患者血液、体液污染后应立即更换。

（5）防护口罩（N95 型）可累计使用 8h 更换，外科口罩应 4h 更换。

（6）纱布口罩应保持清洁，4~8h 更换，定期清洗与消毒。可用煮沸或高压灭菌消毒。

3. 防护镜（护目镜）、防护面罩的使用

1）护目镜、防护面罩的作用：医务人员为患者进行诊疗护理过程中，佩戴护目镜或防护面罩可有效防止患者的血液、体液等物质溅入医务人员的眼睛、面部皮肤和黏膜。

2）防护镜的选择要求：选择防护镜应符合《医用防护镜技术要求》中的标准，如顶焦度、棱镜度偏差、色泽、可见光透射比、抗冲击性能、耐腐蚀和消毒性能等应符合规定。防护镜及防护面罩应有弹性佩戴装置。

3）护目镜或防护面罩的应用指征：

（1）在进行诊疗、护理操作，可能发生患者血液、体液、分泌物等喷溅时。

（2）近距离接触经飞沫传播的感染性疾病患者时。

（3）为呼吸道感染性疾病患者进行气管切开、气管插管等近距离操作，可能发生患者血液、体液、分泌物喷溅时，应使用全面型防护面罩。

4）注意事项：

（1）在佩戴防护镜或防护面罩前应检查有无破损，佩戴装置有无松懈。

（2）防护镜或防护面罩用后应清洁与消毒。

4. 手套的使用

1）手套的作用

（1）预防医务人员手上的病原微生物传给患者。

（2）预防患者身体的病原微生物传给医务人员。

（3）预防医务人员手上的病原微生物污染环境。

2）手套的分类　医用手套大多由天然乳胶制成。医用手套均经过严格灭菌，属于无菌手套，一次性使用。按使用环境的不同可以分为手术手套与检查手套两大类。根据操作目的不同可分为清洁手套和无菌手套两类。

3）手套的选择及应用指征

（1）应根据不同操作的需要，选择合适种类和规格的手套。

（2）清洁手套应用指征：接触患者的血液、体液、分泌物、排泄物、呕吐物及污染物品时。

（3）无菌手套应用指征：医务人员进行手术等无菌操作时；接触患者破损皮肤、黏膜时；接触机体免疫力极度低下的患者时。

4）无菌手套正确戴脱方法

（1）戴手套的方法：打开手套包，一手掀起口袋的开口处，另一手捏住一只手套的翻折部分（内面）取出手套，对侧手对准五指戴上。用尚未戴手套的手掀起口袋的另一侧，以戴着无菌手套的手指插入另一只手套的翻边内面，将另一只戴上手套。分别将对侧手套的翻转处套在工作服衣袖外面。

（2）脱手套的方法：一手捏住对侧手套的污染面边缘将手套脱下。脱下手套的手捏住另一只手套清洁面（内面）的边缘，将手套脱下。

5）手套使用注意事项

（1）诊疗护理不同的患者之间必须更换手套。

（2）操作完成后脱去手套，必须进行洗手，戴手套不能替代洗手，必要时进行手消毒。

（3）戴手套操作中，如发现手套有破损时应立即更换。

（4）戴无菌手套时应防止手套污染。

5. 防护服的使用

1）防护服的作用：预防医务人员受到患者血液、体液和分泌物的污染，同时预防患者间的感染和特殊易感患者受到感染。

2）防护服的分类：根据材质和使用方法的不同，防护服可分为一次性防护服和可重复使用的隔离衣。

3）防护服的选择要求：选择一次性防护服应符合《医用一次性防护服技术要求》的规定，防护服应具有良好的防水性、抗静电性、过滤效率和无皮肤刺激性，穿脱方便，结合部严密，袖口、脚踝口应为弹性收口。

棉布隔离衣应后开口，身长超过工作服或长及膝，清洗消毒后可重复使用。

4）防护服的应用指征：

（1）隔离衣应用指征：接触经接触传播的感染性疾病患者如感染性疾病患者、多重耐药菌感染患者等时；对患者实行保护性隔离时，如大面积烧伤、骨髓移植等患者的诊疗、护理操作时；可能受到患者血液、体液、分泌物及排泄物喷溅时。

（2）防护服应用指征：临床医务人员在接触甲类或按甲类感染性疾病管理的感染性疾病患者时；接触经空气传播或飞沫传播的感染性疾病患者，可能受到患者血液、体液、分泌物、排泄物喷溅时。

5）防护服的正确穿脱方法：

（1）布制隔离衣的穿脱方法：布制隔离衣一般一用一消毒，如果条件有限也可多次使用后再行消毒。

穿法：右手提衣领，左手伸入袖内，右手将衣领向上拉，使左手露出；换左手持衣领，右手伸入袖内，使右手露出，避免衣袖触及面部；两手持衣领，由领子中央顺领边向后系好颈带；扎好双侧袖口；

将隔离衣一侧（腰下5cm）处向前拉，见到后背开口边缘，捏住；同样方法捏住对侧后背开口边缘；双手在身体背后将衣边对齐；向一侧折叠，一手按住折叠处，另一手将腰带拉至背后折叠处，将腰带在背后交叉，回到前面将带子系好。

脱法：解开腰带，在前面打一活结；解开两侧袖带，将袖带塞入袖襻内，充分暴露双手，进行手消毒；消毒双手后，解开颈后带子，双手持带将隔离衣从胸前向下拉；右手伸入左手腕部袖内，拉下袖子过手；用遮盖着的左手握住右手隔离衣袖子的外面，将右侧袖子拉下；双手转换渐从袖管中退出，脱下隔离衣；左手捏住领子，右手将隔离衣两边对齐，若挂在污染区，污染面向外，否则污染面向里（如为一用一消毒的隔离衣，则可直接将污染面向里，放入污衣袋送去清洗消毒）。

（2）一次性防护服穿脱方法。

穿法：先穿下衣，再穿上衣，然后戴好帽子，最后拉上拉链。

脱法：脱分体防护服时，应先将拉链拉开；向上提拉帽子，使头部脱出；脱袖子、脱下上衣将污染面向里放入医疗废物袋；脱下衣，由上向下边脱边向内卷，污染面向里，脱下后放入医疗废物袋；脱连体防护服时，先将拉链拉到底；向上提拉帽子，使头部脱离帽子，脱袖子；从上向下边脱边卷；脱下衣，将污染面向里脱下后放入医疗废物袋内。

6）使用防护服的注意事项：

（1）穿防护服前要检查防护服有无破损。

（2）穿防护服后只限在规定区域内进行操作。

（3）在操作过程中，防护服有破损应立即更换。

（4）穿多次使用再消毒的隔离衣时，注意避免衣袖触及面部及衣领。

（5）脱防护服时，注意避免污染。

（四）不同传播途径疾病的隔离与预防

1. 隔离原则

（1）在标准预防的基础上，医院应根据疾病的传播途径（接触传播、飞沫传播、空气传播和其他途径传播），结合本院的实际情况，制订相应的隔离与预防措施。

（2）一种疾病可能有多种传播途径时，应在标准预防的基础上，采取相应传播途径的隔离与预防。

（3）隔离病室应有隔离标志，并限制人员的出入。黄色为空气传播的隔离，粉色为飞沫传播的隔离，蓝色为接触传播的隔离。

（4）感染性疾病患者或可疑感染性疾病患者应安置在单人隔离房间。

（5）受条件限制的医院，同种病原体感染的患者可安置于一室。

（6）建筑布局符合相应的规定。

2. 飞沫传播的隔离与预防　接触经飞沫传播的疾病，如百日咳、白喉、流行性感冒、病毒性腮腺炎、流行性脑脊髓膜炎等，在标准预防的基础上，还应采用飞沫传播的隔离预防。

1）患者的隔离

（1）应减少转运，当需要转运时，医务人员应注意防护。

（2）病情容许时，患者应戴外科口罩，并定时更换。应限制患者的活动范围。

（3）患者之间、患者与探视者之间相隔距离在1m以上，探视者应戴外科口罩。

（4）加强通风，或进行空气消毒。

2）医务人员的防护

（1）应严格按照区域流程，在不同的区域，穿戴不同的防护用品，离开时按要求摘脱，并正确处理使用后物品。

（2）与患者距离（1m以内）接触，应戴帽子、医用防护口罩；进行可能产生喷溅的诊疗操作时，应戴护目镜或防护面罩，穿防护服；当接触患者及其血液、体液、分泌物、排泄物等物质时应戴手套。防护用品按规定使用。

3. 空气传播的隔离与预防　接触经空气传播的疾病，如肺结核、水痘等，在标准预防的基础上，还应采用空气传播的隔离与预防。

1）患者的隔离

（1）无条件收治时，应尽快转送至有条件收治呼吸道感染性疾病的医疗机构进行收治，并注意转运过程中医务人员的防护。

（2）当患者病情容许时，应戴外科口罩，定期更换，并限制其活动范围。

（3）应严格空气消毒。

2）医务人员的防护

（1）应严格按照区域流程，在不同的区域，穿戴不同的防护用品，离开时按要求摘脱，并正确处理使用后物品。

（2）进入确诊或可疑感染性疾病患者房间时，应戴帽子、医用防护口罩，行可能产生喷溅的诊疗操作时，应戴护目镜或防护面罩，穿防护服；当接触患者及其血液、体液、分泌物、排泄物等物质时应戴手套。

4. 其他传播途径疾病的隔离与预防　应根据疾病的特性，采取相应的隔离与防护措施。

（曹春玉）

第五节　飞沫隔离标准操作规程

飞沫传播是一种近距离（1m以内）的传播方式，具有传染性的患者通过说话、打喷嚏、咳嗽及进行支气管镜检查等时，将带有微生物的飞沫核（大于等于 $5\mu m$）在空气中移行短距离（小于1m）喷溅到易感者的鼻、口等部位而传播疾病。

（一）飞沫隔离基本原则

飞沫隔离适用于预防通过飞沫传播的感染源，如 SARS、百日咳、流感病毒、腺病毒、鼻病毒、脑膜炎双球菌及 A 群链球菌（特别是指使用抗菌药物治疗24h 内）等，无论是疑似或确诊感染或定植的患者都应隔离。

（二）患者安置

1）应将患者安置于单人病房，条件受限时，应遵循如下原则。

（1）优先安置重度咳嗽且有痰的患者。

（2）将感染或定植相同感染源的患者安置于同一病房。

（3）当需与其他不同感染源的患者安置于同一病房时，应遵循以下原则。

a. 避免与感染后可能预后不良或容易传播感染的患者安置于同一病房，例如：免疫功能不全或可能长期住院的患者。

b. 床间距应大于等于1m，并拉上病床边的围帘。

c. 不论同一病房的患者是否都需采取飞沫隔离，接触同一病房内不同患者之间，都应更换个人防护装备及执行手卫生。

2）门、急诊应尽快将患者安置于检查室或分隔间，并且建议患者遵循呼吸卫生（咳嗽）礼仪。

（三）个人防护装备

（1）进入病房或分隔间应戴口罩。

（2）密切接触患者时，除了口罩以外，不建议常规佩戴护目装备，如护目镜或防护面罩。

（3）针对疑似或确诊 SARS、禽流感或流感大流行的患者应遵循最新感染控制指南。

（四）患者转运

（1）除非必要，应限制患者在病房外活动及转运。

（2）确需转运时，应指导患者佩戴口罩，并遵循呼吸卫生（咳嗽）礼仪。

（3）如患者已戴口罩，负责转运患者的人员不必戴口罩。

（曹春玉）

第六节 空气隔离标准操作规程

空气传播是由长期停留在空气中的含有病原微生物的飞沫颗粒（小于等于 5μm）或含有传染因子的尘埃引起。

（一）空气隔离基本原则

空气隔离适用于预防通过空气传播的感染源，如麻疹病毒、水痘病毒、结核分枝杆菌、播散性带状疱疹病毒等，无论是疑似或确诊感染或定植的患者都应隔离。

（二）患者安置

1）应将患者安置于负压病房，负压病房应达到以下要求。

（1）空气交换大于等于 6 次/h（现存病房）或大于等于 12 次/h（新建或改建病房）。

（2）病房空气可直接排至室外，若排入邻近空间或空气循环系统需经高效过滤。

（3）每日监测、记录负压值，并通过烟柱、飘带等肉眼观察压差。

（4）病房门应随时保持关闭。

2）当负压病房不足时，应尽快将患者转送至有条件的医疗机构。

（三）门、急诊

（1）应建立预分诊制度，及时发现通过空气传播疾病的患者或疑似患者。

（2）应将患者安置于负压病房，条件受限时，应指导患者佩戴外科口罩并安置于专用隔离诊室。当患者离开以后，应将房间空置至少 1h。

（3）应指导患者佩戴外科口罩并遵守呼吸卫生（咳嗽）礼仪。除了在负压病房内，患者需持续佩戴外科口罩。

（四）人员限制

应尽可能安排具有特异性免疫的医务人员进入病房。

（五）个人防护装备

医务人员无论是否具有特异性免疫，当进入病房时，均应佩戴经过密合度测试的 N95 型呼吸防护器或医用防护口罩。

（六）医用防护口罩（N95 型）佩戴方法

（1）一手托住防护口罩，有鼻夹的一面向外。

（2）将防护口罩罩住口鼻及下巴，鼻夹部位向上紧贴面部。

（3）用另一手将下方系带拉过头顶，放于颈后双耳下。

（4）再将上方系带拉至头顶。

（5）将双手指尖放在金属鼻夹上，从中间位置开始，用手指向内按鼻夹，并分别向两侧移动和按压，根据鼻梁的形状塑造鼻夹。

（6）佩戴完成后进行密闭性检查：轻按口罩，做深呼吸，气体不从口罩边缘泄漏，吸气时口罩中央略凹陷，这样就符合医用防护口罩的佩戴要求。

（七）患者转运

（1）应限制患者在病房外活动及转运。

（2）确需转运时，应指导患者佩戴外科口罩，并遵循呼吸卫生（咳嗽）礼仪。

（3）应覆盖水痘、天花或结核性等皮肤损伤。

（乔 杰）

第七节 医务人员手卫生与洗手消毒规程

（一）术语和定义

1. 手卫生 为医务人员洗手、卫生手消毒和外科手消毒的总称。

2. 洗手 医务人员用肥皂（皂液）和流动水洗手，去除手部皮肤污垢、碎屑和部分致病菌的过程。

3. 卫生手消毒 医务人员用速干手消毒液揉搓双手，以减少手部暂居菌的过程。

4. 外科手消毒 外科手术前医务人员用肥皂（皂液）和流动水洗手，再用手消毒液清除或者杀灭手部暂居菌和减少常居菌的过程。使用的手消毒液可具有持续抗菌活性。

5. 常居菌 能从大部分人体皮肤上分离出来的微生物，是皮肤上持久的寄居菌，不易被机械的摩擦清除。如凝固酶阴性葡萄球菌、棒状杆菌类、丙酸菌属、不动杆菌属等。一般情况下不致病。

6. 暂居菌 寄居在皮肤表层，常规洗手容易被清除的微生物。直接接触患者或被污染的物体表面时可获得，可随时通过手传播，与医院感染密切相关。

7. 手消毒液 用于手部皮肤消毒，以减少手部皮肤细菌的消毒液，如乙醇、异丙醇、氯己定、聚维酮碘（碘伏）等。

8. 速干手消毒液 含有醇类和护肤成分的手消毒液，包括水剂、凝胶型和泡沫型。

9. 手卫生设施 用于洗手与手消毒的设施，包括洗手池、水龙头、流动水、清洁剂、干手用品、手消毒液等。

（二）手卫生的管理与基本要求

（1）医疗机构应制订并落实手卫生管理制度，配备有效、便捷的手卫生设施。

（2）医疗机构应定期开展手卫生的全员培训，医务人员应掌握手卫生知识和正确的手卫生方法，保障洗手与手消毒的效果。

（3）手消毒效果应达到如下相应要求：卫生手消毒，监测的细菌菌落总数应小于等于 $10cfu/cm^2$；外科手消毒，监测的细菌菌落总数应小于等于 $5cfu/cm^2$。

（三）手卫生设施

洗手与卫生手消毒设施如下。

（1）设置流动水洗手设施。

（2）手术室、产房、导管室、层流洁净病房、骨髓移植病房、器官移植病房、重症监护病房、新生儿室、母婴室、血液透析病房、烧伤病房、感染疾病科、口腔科、消毒供应中心等重点部门应配备非手触式水龙头。有条件的医疗机构在诊疗区域均宜配备非手触式水龙头。

（3）应配备清洁剂。肥皂应保持清洁与干燥；盛放皂液的容器宜为一次性使用；重复使用的容器应每周清洁与消毒；皂液有浑浊或变色时及时更换，并清洁、消毒容器。

（4）应配备干手物品或者设施，避免二次污染。

（5）应配备合格的速干手消毒液。

（6）手卫生设施的设置应方便医务人员使用。

（7）卫生手消毒液应符合下列要求：①应符合国家有关规定。②宜使用一次性包装。③医务人员对选用的手消毒液应有良好的接受性。④手消毒液无异味、无刺激性等。

（四）洗手与卫生手消毒

1. 洗手与卫生手消毒应遵循以下原则

（1）当手部有血液或其他体液等肉眼可见的污染时，应用肥皂（皂液）和流动水洗手。

（2）手部没有肉眼可见污染时，宜使用速干手消毒液消毒双手代替洗手。

2. 手卫生的五大时刻（指征）

（1）接触患者之前。

（2）无菌操作之前。

（3）接触患者体液后。

（4）接触患者之后。

（5）接触患者周围环境及物品后。

3. 医务人员洗手方法

（1）在流动水下，使双手充分淋湿。

（2）取适量肥皂（皂液），均匀涂抹至整个手掌、手背、手指和指缝。

（3）认真揉搓双手至少15s，应注意清洗双手所有皮肤，包括指背、指尖和指缝，具体揉搓步骤为：掌手相对，手指并拢，相互揉搓；手心相对，双手交叉指缝相互揉搓，交换进行；掌心相对，双手交叉指缝相互揉搓；弯曲手指使关节在另一手掌心旋转揉搓，交换进行；右手握住左手大拇指旋转揉搓，交换进行；将五个手指尖并拢放在另一手掌心旋转揉搓，交换进行。

（4）在流动水下彻底冲净双手，用干手设施（擦手纸、风干机）擦干。

（五）外科手消毒

1. 外科手消毒应遵循以下原则

（1）先洗手，后消毒。

（2）不同患者手术之间、手套破损或手被污染时，应重新进行外科手消毒。

2. 洗手方法与要求

（1）洗手之前应先摘除手部饰物，并修剪指甲，长度应不超过指尖。

（2）取适量的清洁剂清洗双手、前臂和上臂下1/3，并认真揉搓。

（3）清洁双手时，应注意清洁指甲下的污垢和手部皮肤的皱褶处。

（4）流动水冲洗双手、前臂和上臂下1/3。

（5）使用干手物品擦干双手、前臂和上臂下1/3。

3. 外科手消毒方法

1）冲洗手消毒方法取适量的手消毒液涂抹至双手的每个部位、前臂和上臂下1/3，并认真揉搓2～6min，用流动水冲净双手、前臂和上臂下1/3，无菌巾彻底擦干。流动水应达到GB 5749的规定。特殊情况水质达不到要求时，手术医师在戴手套前，应用醇类手消毒液再消毒双手后戴手套。手消毒液的取液量、揉搓时间及使用方法遵循产品的使用说明。

2）免冲洗手消毒方法取适量的免冲洗手消毒液涂抹至双手的每个部位、前臂和上臂下1/3，并认真揉搓直至消毒液干燥。手消毒液的取液量，揉搓时间及使用方法遵循产品的使用说明。

3）注意事项：

（1）不应戴假指甲，保持指甲和指甲周围组织的清洁。

（2）在整个手消毒过程中应保持双手位于胸前并高于肘部，使水由手部流向肘部。

（3）洗手与消毒可使用海绵、其他揉搓用品或双手相互揉搓。

（4）术后摘除外科手套后，应用肥皂（皂液）清洁双手。

（5）用后的清洁指甲用具、揉搓用品如海绵、手刷等，应放到指定的容器中；揉搓用品应每人使用后消毒或者一次性使用；清洁指甲用品应每日清洁与消毒。

（六）手卫生效果的监测

1. 监测要求　医疗机构应每季度对手术室、产房、导管室、层流洁净病房、骨髓移植病房、器官移植病房、重症监护病房、新生儿室、母婴室、血液透析病房、烧伤病房、感染疾病科、口腔科等部门工作的医务人员手进行消毒效果的监测；当怀疑医院感染暴发与医务人员手卫生有关时，应及时进行监测，并进行相应致病性微生物的检测。

2. 手卫生效果监测方法

（1）采样时间：在接触患者、进行诊疗活动前采样。

（2）采样方法：被检者五指并拢，用浸有含相应中和剂的无菌洗脱水液浸湿的棉拭子在双手指曲面从指跟到指端往返涂擦 2 次，一只手涂擦面积约 30cm²，涂擦过程中同时转动棉拭子；将棉拭子接触被检者的部分剪去，投入 10ml 含相应中和剂的无菌洗脱液试管内，及时送检。

（3）检测方法：将采样管在混匀器上振荡 20s 或用力振打 80 次，用无菌吸管吸取 1.0ml 待检样品接种于灭菌平皿，每一样本接种 2 个平皿，平皿内加入已溶化的 45~48℃ 的营养琼脂 15~18ml，边倾注边摇匀，待琼脂凝固，置 36℃±1℃ 温箱培养 48h，计数菌落数。

（4）细菌菌落数总数计算方法：

细菌菌落总数（cfu/cm²）＝平板上菌落数×稀释倍数/采样面积（cm²）

3. 手卫生合格的判断标准

（1）卫生手消毒：监测的细菌菌落总数应小于等于 10cfu/cm²。

（2）外科手消毒：监测的细菌菌落总数应小于等于 5cfu/cm²。

（乔 杰）

第八节 环境清洁标准操作规程

（一）环境表面分类

医疗机构内的环境表面主要分为以下两大类。

1. 医疗表面 如医疗仪器按钮或把手、推车、牙床等。

2. 卫生表面 如地板、墙面、桌面等。

（二）医疗表面的清洁标准操作规程

（1）操作者进行医疗表面清洁前，应穿戴好个人防护装备。

（2）每天工作开始前和结束后均应对医疗表面进行湿式擦拭，可以适当加入清洁剂。

（3）特殊的仪器要提供维护和保养说明，内容必须包括仪器适合使用的消毒液、是否防水、一旦污染如何去除等内容，粘贴在仪器表面显眼位置。

（4）一般的低危医疗仪器（如听诊器、血压计、仪器按钮和把手等）首先进行清洁，之后可以使用低效或中效消毒液，如 60%~90% 的乙醇或异丙醇。

（5）推荐覆盖保护方法：当在不同患者之间医生戴着手套操作仪器或者仪器表面如牙椅治疗台和灯把手，很可能被患者血液体液污染或仪器表面很难清洁时，医疗仪器表面可以覆盖一次性使用的薄膜、锡纸、防水纸等，要求一患者一更换。每个患者诊疗结束后，工作人员在手套摘除前，将覆盖物丢弃；在下一个患者的诊疗工作前，医生进行完手部卫生后、戴手套之前，铺上新的覆盖物。

（6）发现医疗表面有明显血液、体液污染时，应先采取"覆盖消毒"后，再采用清水擦抹清洁。

（7）清洁医疗表面的抹布应做到每清洁一个单位物品（物品表面）一清洗。不同区域的抹布应做到专区专用。

（三）卫生表面的清洁操作规程

（1）卫生表面分为两大类：一是手很少接触的表面，如地面和天花板；二是手经常接触的表面，如桌面、门把手、床栏杆、灯开关、病房厕所的墙面、窗帘的边缘等。

（2）进行卫生表面清洁时，穿戴个人防护装备。

（3）卫生表面每日进行常规的清洁和除尘工作。采用湿式打扫，必要时可采用清洁剂；日常不需要对卫生表面进行消毒。但患者病床及周围家具，不论其是否为感染性疾病患者，出院后，均应采用清水进行彻底的清洁，必要时还需消毒。

（4）洗拖把与抹布的水池应以高低水池加以区分；需要采用水桶盛水来洗涤抹布时，该水桶更换清水的指标不是视水的浑浊度，而以清洁一个单位物品为更换依据，必要时同一个清洁单位可以更换多次水。不同区域的抹布和拖把应做到专区专用，并用颜色加以标记；用后洗净，必要时还需消毒后再洗净，悬挂晾干，备用。

（5）根据卫生表面的分类，清洁工作的频率可以视患者的接触程度进行适当调整，如手经常接触的卫生表面，可每隔 2~4h 清洁 1 次；而非手经常接触的卫生表面，如墙面、天花板等，可每隔 1 周清洁 1~2 次。

（乔　杰）

第九节　结核病病房废物处理操作规程

（一）结核病病房医疗废物收集点

（1）结核病病房医疗废物的收集点可设立在污物整理间，亦可在治疗室附近设置专室。

（2）结核病病房患者所产生的生活垃圾也属医疗废物，其收集点可设在盥洗间附近。

（3）收集点应设醒目标识，有医疗废物分类收集方法的示意图或者文字说明。

（二）分类收集

1）结核病病房医疗废物分类：见表 6-1。

表 6-1　结核病病房医疗废物分类及放置规范

类别	特征	常见组分或废物名称	放置
感染性废物	携带病原微生物具有引发感染性疾病传播危险的医疗废物	1. 被患者血液、体液、排泄物污染的物品 2. 感染性疾病或疑似感染性疾病患者产生的生活垃圾 3. 病原体培养基、标本和菌种、毒种保存液 4. 各种废弃的医学标本、血液 5. 用后的一次性使用的医疗用品及器械	1. 放入黄色专用垃圾袋 2. 疑似或确诊感染性疾病患者污物入双袋，封紧袋口 3. 病原体的培养基、标本和菌种、毒种保存液消毒后装双袋，封紧袋口
损伤性废物	能够刺伤或割伤人体的废弃的医用锐器	1. 各种医疗锐器，如医用针头、剪刀等 2. 玻璃类：玻璃安瓿等	1. 锐器入锐器盒 2. 玻璃类可入黄色专用垃圾袋后再置于硬质容器中
药物性废物	过期变质或者被污染的废弃的药品	废弃的一般性药品，如：抗生素、非处方类药品等	送药剂科统一处理
化学性废物	具有毒腐性、易燃易爆性的废弃的化学物品	废弃的汞血压计、汞温度计	血压计、温度计废弃后送设备科

2）将医疗废物存放于专用容器（袋）中：

（1）医用垃圾用黄色医疗废物专用包装袋。在盛装前，应对包装袋或锐器盒进行认真检查，确保无破损、渗漏和其他缺陷。感染性废物和病理性医疗废物应立即丢弃至黄色医疗废物专用包装袋内；损伤性医疗废物（如针头、刀片、缝合针等）应立即丢弃至黄色医疗废物专用锐器盒内。锐器盒放置点应便于就近丢弃，运送时不得放入收集袋中，以防运送时造成锐器伤。

（2）药物性废物应由药剂部门统一回收、集中处置。

（3）患者的体液（如胸腔积液、腹腔积液）及其他排泄物由 2 000mg/L 有效氯消毒液浸泡消毒 60min 后倒入下水管道，由医院统一进行污水处理。

（4）输血器、血袋单独收集，由血库回收统一处理。

（5）放入包装袋或锐器盒内的感染性废物、损伤性废物不得取出。

3）可疑或确诊的感染性疾病患者的废物需消毒处理：感染性疾病患者的废物可放入 2 000~5 000mg/L 有效氯消毒液浸泡消毒 1h，无法消毒且不会在运送中造成污染的物品（损伤性废物除外）用双层收集袋收集，以防收集、运送时泄漏、扩散、污染，并在收集袋上特别说明的地方写明具体情况。

4）所有医疗废物出科室时需标明产生科室、类别、产生日期及需要特别说明的内容。

5）所有长期存放感染性医疗废物的容器必须有盖，便于随时关启。

6）盛装医疗废物时，不得超过包装物或者容器的3/4，应当使用有效的封口方式，使包装物或者容器的封口紧实、严密。

（7）包装物或容器的外表面被感染性废物污染时，应对被污染处进行消毒处理或增加一层包装。

（乔 杰）

第十节 医院重点部门的结核病感染控制

（一）门诊的结核病感染控制

1. 结核门诊设置 综合性医疗机构和相关的专科医疗机构应当设置感染性疾病专用门诊，包括功能相对独立的呼吸道发热门（急）诊、肠道门诊、肝炎门诊、结核门诊等，严格设置防护分区，应设有污染区、半污染区和清洁区，三区划分明确，相互无交叉，严格区分人流、物流的清洁与污染路线流程，各出入口应设有醒目标志，采取安全隔离措施。呼吸道发热门（急）诊、结核门诊与肠道门诊、肝炎门诊应区域完全分隔，做到空气气流互不相通。

2. 设分诊咨询导医台 人员分工相对固定，方便患者就医；护士应加强对患者及陪护的教育，对咳嗽患者督促其佩戴口罩，遵守咳嗽礼仪，禁止随地吐痰，减少交叉感染。

3. 通风与空气消毒 感染性疾病专用门诊业务用房应保持所有外窗开启，保持室内空气流通。自然通风不良的情况下，应安装足够的机械通风设施，进行强制排风。有条件的医院应采取措施形成从清洁区到污染区的室内空气压力梯度。空调系统应独立设置。诊室、候诊室在中午（下午）停诊后用紫外线循环风消毒机进行空气消毒，每日2次，每次1h。

4. 消毒及医疗废弃物的处理 感染性疾病专用门诊的污水、污物等废弃物应严格消毒，符合《医疗废物管理条例》《医疗卫生机构医疗废物管理办法》《医疗机构污水排放要求》《医院消毒技术规范》等卫生法规、规范、标准的要求。传染患者所接触的用物一用一消毒，体温计、用后的血压计袖带及听诊器可用含氯消毒液溶液或75%乙醇棉球反复擦拭消毒；采血室、抢救室、处置室内的物表及地面每日用1 000~2 000mg/L的含氯消毒液擦拭。

5. 遵照标准预防规范医务人员的行为 医务人员进入污染区、半污染区前应穿戴工作服（必要时穿隔离衣）、帽、口罩，各诊室均应配备非手触式洗手装置，严格按照规范进行洗手及手卫生消毒。

（二）急诊科的结核病感染控制

1. 急诊与普通门诊、儿科门诊分开 设单独出入口。严格遵照预检、分诊制度，发现传染患者或疑似感染性疾病患者，做好必要的隔离和消毒。所有诊室必须设置流动水非手触式洗手装置。设立结核患者单独留观室，有条件者设负压房间。工作人员在接诊过程中必须实施标准预防，严格执行无菌操作规程及手卫生消毒规范，并做好自我防护。

2. 通风及空气消毒 各诊室应定时通风，病室及走廊每日通风2次，如患者或陪客太多或为呼吸道感染性疾病流行季节时，可酌情增加通风次数。通风时不要直吹患者，冬季时要注意防寒（可以开走廊的窗户）。空气消毒：使用动态空气消毒机每日2次，每次1h，并认真记录。

3. 物体、仪器表面清洁消毒 物表擦拭顺序：由清洁到污染，治疗车、抢救车、**换药车**、**诊疗桌**、诊疗椅、诊疗床等用专用抹布每天清洁，被血液、体液污染后应及时用1 000mg/L的含氯消毒液进行擦拭消毒处理。诊疗床单、诊疗巾一人一用一消毒，听诊器、血压计袖带用后及时75%乙醇擦拭消毒。患者使用的吸氧装置、雾化吸入器、氧气湿化瓶、呼吸机面罩、呼吸机管道等要一人一用一消毒，用后立即消毒，并干燥保存。湿化瓶应每日更换湿化液。呼吸机的螺纹管、湿化器及接头、活瓣通气阀等可拆卸部分应定期用消毒液浸泡消毒处理。

4. 地面清洁消毒

1）原则：由清洁区到污染区的顺序。

2）地面拖洗时间：每天 2 次。每日上午 10：00 以前，下午下班以前必须完成，遇污染时随时拖洗。

3）保洁员每日用专用抹布进行湿式清洁、去污，必要时（有血迹污染时）及时用 500mg/L 含氯消毒液擦拭窗台、设备带、床旁桌、床旁椅、床单位。必须做到：一桌、一床、一巾。用后抹布完全浸泡于有效氯为 1 000~2 000mg/L 的含氯消毒液中，浸泡 30min 后取出清水漂洗干净后晾干备用并做好消毒记录。

4）拖布：不同区域的拖布分区使用。治疗室、换药室、值班室、抢救室及特殊隔离患者的病室的拖把、拖布等用具应专用，标记明确。

（1）地面无明显污染情况下，采用湿式清扫，用清水或清洁剂拖地 2 次/d。

（2）地面受到病原菌污染时，根据污染的范围及污染量采用消毒后擦拭，用含氯消毒液进行拖地或喷洒地面，污染区用含氯消毒液浸泡擦布覆盖擦拭后再拖洗等方法去除污染物（常用含氯消毒液 1 000mg/L）。

（3）被特殊感染患者污物污染的地面，如：结核杆菌、病毒性肝炎、艾滋病患者，可用含氯消毒液消毒后再拖洗等方法去除污染物。（含氯消毒液浓度：2 000~3 000mg/L）。

（4）拖布每次使用后清洗干净，各区拖布（30min 之内清洗消毒），分区悬挂晾干，干燥备用。

注：悬挂拖布时，拖布头与拖布头之间应有一定间隔。

5. 病床单位　保持清洁整齐，被服每周更换一次，被血液、体液污染时及时更换。病床每天湿扫，做到一床一巾；患者出院、死亡、转科、转院等均应按病种进行终末消毒。

6. 诊疗过程中产生的医疗废物　按《医疗废物管理制度》规定的处理。

7. 隔离

（1）可疑结核病感染患者应单间隔离，最好设有负压房间，严格限制探视及陪护人员，如必须探视或陪护时，必须在医务人员的指导下，采取保护措施后方可进入。

（2）医务工作人员应加强手卫生，重视自身防护，在病区内正确佩戴口罩；医务人员如患呼吸道感染性疾病，应尽早就医，建议休息，多饮水。

（3）患者使用后的痰杯，应当按照 1：1 比例向杯中注入 2 000mg/L 含氯消毒液处理痰液 30min，然后将痰液倒入卫生间下水道。带痰液或喷嚏的纸巾应入黄色垃圾袋焚烧。

（4）向患者及家属做好宣教工作，内容包括：①讲卫生，勤洗手。向患者说明保持个人卫生的重要性，在打喷嚏、咳嗽和擦鼻子后洗手。②用纸巾掩着口鼻打喷嚏、咳嗽，用过的纸巾妥善处理勿乱扔。③加强室内科学通风，保持空气新鲜、清洁。④呼吸道感染患者正确佩戴口罩，避免感染周围人。⑤不要随地吐痰，应吐在痰盂内，且痰盂内加入 2 000mg/L 含氯消毒液。⑥探视者正确佩戴口罩。呼吸道感染者、儿童、孕妇、年迈体弱者谢绝探视。接触患者及处理呼吸道分泌物后立即洗手；与患者避免近距离接触。

（三）纤维支气管镜室的结核病感染控制

1. 纤支镜室的布局　气管镜室应分内镜诊疗室和清洗消毒室。内镜诊疗室又分清洁区和检查区。清洁区放置消毒好的内镜及检查所需要的一次性用物和灭菌物品。

2. 医务人员实施标准预防　在诊疗室操作时，医务人员着装符合规范，正确佩戴口罩、帽子、防护眼罩及无菌手套；操作前后遵循手卫生规范；禁止在操作间或清洗消毒间饮食。气管镜室清洗消毒专职人员在清洗消毒操作时必须穿戴灭菌隔离衣、防水围裙及袖套，正确佩戴口罩、帽子、防护眼罩及无菌手套。医疗废物处理按规范实施。

3. 消毒隔离防护

1）空气消毒：空气消毒由气管镜专职清洗消毒人员负责。诊疗室及清洗消毒间于早晨做气管镜检查前通风 30min 后关闭门窗，用动态消毒机电脑程控定时 4h（夏季 9：30~13：30，冬季 10：00~14：

00）消毒，气管镜操作完毕后，打开门窗通风 30min。

2）物表清洁及消毒：①每日工作完毕后由专职保洁员用专用拖布清洁地面，遇有污染时，随时消毒。②每周彻底大扫除一次，要求室内各物表上无灰尘，无污垢，无死角。检查床在每日诊疗工作结束后更换清洁床单，一天一换。③内镜储存柜每周由气管镜室清洗消毒专职人员用专用毛巾擦拭一遍，紫外线循环风每日消毒 2 次，早晚各 30min（早晨 8：00~8：30，晚间 22：00~22：30），并登记在专用本上。

3）气管镜及其附件的清洗消毒：由气管镜清洗消毒专职人员执行，诊疗医师必须熟知气管镜清洗消毒过程。

（1）操作前准备：清洗消毒间应备好无菌纱布、75% 乙醇、灭菌注射用水、无菌注射器（20ml、5ml）、长、短清洁刷；戴无菌手套，在干燥台上铺无菌单，用 75% 乙醇将乙醇灌流器灌流消毒一遍，定时 2s，用 75% 乙醇纱布将终末冲洗池消毒 1 遍；戴无菌手套，从内镜储存柜内取出气管镜。

（2）操作后纤支镜及附件的清洗消毒。

水洗：在流动水下彻底冲洗，首先用纱布将操作部清洗干净，同时把镜身擦洗干净（反复擦洗镜身 3~4 遍）。定时 2min；取下吸引按钮和活检入口阀门并用清洁小毛刷彻底刷洗按钮，至清洗干净，先用水枪分别向腔内注水冲洗，然后用清洁毛刷刷洗内腔，须两头见刷头，并洗净刷头上的污物，反复 3 次，然后用高压气枪吹干镜身及管道内的水分以免稀释酶洗液浓度，定时 3min。流动水清洗时，清洗池内不得有积水。

酶洗：将高压气枪吹干后的内镜置于 1：100 的酶洗液槽中（专用量器配制 5 000ml 水加入 50ml 酶液），连接灌流器，打开开关，反复冲洗管道内，定时 10min，同时表面用纱布在酶洗液中擦洗 2 遍，酶洗液每清洗一条内镜后更换一次。

次清洗：用酶洗液浸泡清洗后的内镜在清洗池中用流动水及水枪冲洗管道及镜身表面，以去除酶洗液及松脱的污物，再用气枪吹干镜身及管道内的水分以免稀释消毒液浓度。定时 3min。

消毒：将清洗干净吹干后的内镜完全浸泡于 2% 碱性戊二醛液内，连接灌流器，将消毒液注满内腔，持续浸泡灌流 20min，结核杆菌、其他分枝杆菌等特殊感染者使用过的气管镜，须浸泡灌流时间不少于 45min（2% 碱性戊二醛液准备方法：在消毒池内倒入 2% 戊二醛 15L 原液，按说明书加入 0.5% 亚硝酸钠后搅匀，再加入 0.3% 碳酸氢钠后搅匀，将 pH 值调至 7.5~8.5，使用期限 7d，每天使用前用戊二醛专用测试卡测试戊二醛浓度，达标后方可使用并有记录。在监测戊二醛浓度前需先检查戊二醛专用测试卡是否在有效期内。超过有效期不得使用）。

终末冲洗：戴无菌手套将消毒后的内镜，捞起沥干，在消毒的终末冲洗池内，用灭菌注射用水约 100ml，用灭菌水通过灌流器将内腔道持续灌流 30s 或采用静脉输液方式将气管镜腔内残留消毒液冲洗干净，用约 400ml 灭菌注射用水将镜体表面残留消毒液冲洗干净，最后在铺无菌单的干燥台上用气枪吹干镜身和内腔面，再用 75% 乙醇通过灌流器将内腔道灌流 1 次，由清洗消毒专职人员将清洗消毒后的气管镜送入诊室内的清洁台上，以备下一个患者使用。灭菌单一人一用一灭菌。

4）当日不再继续使用的气管镜的清洗消毒：清洗方法同上，仅延长用 2% 碱性戊二醛液浸泡灌流时间至 30min，清洗消毒过程结束后，按自然位悬挂于消毒内镜储存柜内。

5）活检钳、异物钳、细胞刷的清洗灭菌：活检钳、异物钳、细胞刷使用完毕后由诊疗操作人员用乙醇纱布擦拭一遍，随支气管镜一起由诊疗助手送至清洗消毒间的初洗池内，由清洗消毒专职人员在初清洗池内去除其表面血迹和分泌物后送供应室进一步清洗灭菌，灭菌方法为高压灭菌或环氧乙烷灭菌，必须做到一人一用一灭菌。

6）终末消毒：每日诊疗工作结束后，每一个清洗池内用含有效氯 500mg/L 的消毒液浸泡消毒 30min 后，将消毒液全部排空并擦拭干净。使用后吸引器瓶在专用池内清洗干净后用 500mg/L 含氯消毒液盛满浸泡消毒 30min，用毕的吸引器管浸泡在初清洗池内消毒 30min，方法同吸引器瓶，经消毒处理后的吸引器瓶和吸引器管全部保持干燥备用状态。

7）气管镜清洗消毒记录：记录内容为内镜检查日期、患者姓名、内镜编号、清洗时间、戊二醛浸泡消毒起止时间、戊二醛浓度监测、戊二醛更换时间、清洗消毒专职人员签名，由气管镜室清洗消毒专职人员负责消毒并登记，由科室质控员每月检查1次并记录。

8）戊二醛储存罐每7h更换1次，在更换戊二醛时，于前日下班前将戊二醛储存罐清洗干净并干燥备用，并登记在戊二醛更换测试专用记录本上。

4. 气管镜室清洗消毒专职人员的监督工作

（1）每月对支气管镜清洗消毒效果监测1次，针对异常结果上报医院感染管理控制科，以便协助查找原因，采取整改措施，并将原始化验单和结果分析，登记在专用本上。

（2）每月做诊疗室空气培养1次，并登记在专用本上。

（3）每日用相应测试卡测试戊二醛和含氯消毒液的浓度并有记录。

（4）督导诊疗医师的无菌操作、规范着装及手卫生执行情况并有记录。

（5）督导诊疗医师对医疗废物正确分类并有记录。

（6）督导保洁员按要求对室内进行保洁及正确处理抹布和拖布并有记录。

（四）手术室的结核病感染控制

（1）设施布局合理，符合功能流程和洁污分开的要求；分污染区、办公区、清洁区、无菌区，区域间标志明确。手术室内应设负压手术间、层流手术间。每间负压手术间限置一张手术台。

（2）医护人员做好呼吸道隔离措施，有呼吸道感染者一律不得参与手术或护理患者。严格限制手术室内人员数量。医务人员必须严格遵守无菌技术操作规程。洗手刷应一用一灭菌。

（3）负压手术间应用于开放性结核患者及其他呼吸道传播疾病的患者如水痘。手术通知单上应注明其痰菌情况，须使用一次性敷料，严格消毒隔离管理。参加手术人员须加穿一次性隔离衣、戴双层手套、穿专用手术鞋。禁止参观感染手术。

（4）负压手术间按相关规定对回风口、过滤器等进行清洁、更换。

（5）手术用器具、物品的清洁和消毒灭菌按照消毒灭菌原则进行。吸氧装置、负压吸引装置等一用一更换，墙壁阀门出口、监护仪、血压计、输液泵、微量泵、麻醉机表面、麻醉用器具、袖带、听诊器等，术后用75%乙醇擦拭消毒。

（6）严格执行卫生、消毒制度，每日常规清洁消毒物体表面2次，连台手术之间应对水平面物体表面清洁，未经保洁不能连台手术，手术造成污染后随时用消毒液擦拭物体表面和地面。每周固定卫生日。

（7）接送结核患者的平车应专车专用，用后随时消毒。

（8）手术所用器械用后统一置于密闭容器后直接送供应室清洗消毒；开放性结核患者使用的呼吸管路必须一次性使用。医疗废物按《医疗废物处理操作规程》规范处理。

（五）ICU室的结核病感染控制

1. 环境　布局合理，分治疗室（区）和监护区。各区内应设流动水洗手设施，每床床头应配备快速手消毒液。有条件的医院应配备空气净化装置。每天进行空气消毒（循环风紫外线空气消毒机），每月进行环境监测，监测资料存档备查。

2. 人员管理

（1）工作人员进入ICU要穿专用工作服，换鞋后进入ICU，进入ICU要做好基本防护：戴帽子、口罩、洗手，必要时加穿隔离衣。外出时应换外出服，换外出鞋。

（2）感染患者与非感染患者分开安置，特殊感染患者单独安置。开放性肺结核患者尽量做到单独隔离，最好设立负压病房。诊疗护理活动应采取相应的隔离措施，控制交叉感染。

（3）严格探视管理，特殊情况需要探视时，限制探视人数，探视者需更衣、换鞋、戴帽子、口罩、洗手，探视时间不超过30min。

（4）工作人员发生感冒、肠炎或皮肤炎症等感染性疾病时，不应接触重症患者。

（5）尽量减少人员流动，严格控制入室人员。

（6）工作人员应熟练掌握消毒隔离技术，严格执行无菌技术操作规程，认真执行手卫生规范。

3. 物品管理及消毒

（1）无菌物品按照无菌物品管理规定进行管理。

（2）重复使用的物品，使用后按照《供应中心清洗消毒及灭菌技术操作规范》要求进行处理。提倡使用一次性医疗、护理用品。

（3）每个床单位固定使用血压计、听诊器、床头物品、监护仪、供氧装置和简易呼吸器等，每日用75%乙醇擦拭消毒，一用一消毒。呼吸机的螺纹管、湿化器、接头、面罩等可拆卸部分应定期更换消毒，更换时要防止冷凝水倒流。

（4）送洗物被血、分泌物污染的物品应与未被血、分泌物污染的物品分开放置，分开清洗。

（5）医疗废物按《医疗废物处理操作规程》规范处理。

（6）根据《消毒技术规范》，对介入人体组织、器官的医疗器具、导管等必须达到灭菌标准；对接触皮肤、黏膜的器具应达到消毒要求，并应定期进行消毒、灭菌效果监测。

（7）地面每日湿式清扫2次，遇有污染时可用含有效氯500～1 000mg/L的消毒液拖地或喷洒地面。2次/d擦拭各种用品的表面，遇有污染时，必须采取严格的消毒处理。

4. 呼吸机使用的管理

（1）呼吸机外置管路及附件应达到一人一用一消毒或灭菌，有条件者一次性使用外管路。

（2）特殊感染患者使用的呼吸机管路（包括结核分枝杆菌，AIDS病毒、乙肝病毒、MRSA、MRSE等耐药菌群感染等）应使用一次性呼吸机外置管路，必要时使用专用过滤器。呼吸机的外表面应用75%医用乙醇擦拭每日一次。

（3）呼吸机内置回路：应由工程师定期保养维修，时间按各厂商的要求而定，定期更换呼吸机的皮囊、皮垫、细菌过滤器等，呼吸机每工作1 000h，应全面进行检修及消耗品的更换，并将每一次更换的消耗品名称和更换时间进行登记，建立档案，以备核查。

（4）呼吸机内部可拆卸的呼气管路、传感器、呼吸机吸入端或呼出端的细菌过滤器、供气模块滤网、冷却风扇过滤器、防尘网等部件可根据厂家要求或按需进行清洗更换。

（5）呼吸机湿化罐内湿化液应为无菌蒸馏水，使用过程中应适时添加保持一定水位，湿化罐中的湿化液24h彻底更换一次，湿化罐及滤纸应每周更换。

（6）呼吸机的使用过程中，集水杯中的冷凝水应及时清除（有水就清除），接水杯应垂直向下，位于管路最低处，防止冷凝水倒流至气管插管或呼吸机内（冷凝水应按污物处理）。

（六）产房的结核病感染控制

1）布局合理，严格划分无菌区、清洁区、污染区，区域之间标志明确，无菌区内设置正常分娩室、隔离分娩室、无菌物品存放间；清洁区内设置刷手间、待产室、隔离待产室、器械室、办公室；污染区内设置更衣室、产妇接收区、污物间、卫生间、车辆转换处。

2）产房周围环境必须清洁、无污染源，应与母婴室和新生儿室相邻近，相对独立，便于管理。

3）应根据标准预防的原则实施消毒隔离。对患有或疑似感染性疾病的产妇，应隔离待产、在隔离产房接产。按隔离技术规程护理和助产，所有物品严格按照消毒灭菌要求单独处理；房间应严格进行终末消毒处理。医务人员按无菌技术操作规范进行操作及用物管理。

4）普通患者的胎盘通过产妇或家属的签字而放弃的必须放入黄色塑料袋内，按病理性医疗废物处理；传染患者的胎盘属于医疗废物，不得交由家属处理。医疗废物的交接转运必须符合《医疗废物管理条例》。

5）工作人员进入无菌区要换手术衣、鞋、帽、口罩。接生前医务人员要采取外科洗手消毒措施。医护人员遵守标准预防原则，做好相应的防护，必要时戴护目镜。

6）产房内应定时通风换气2次，每次30min；每日使用动态消毒机进行空气消毒2次，每次1h；地面应湿式清扫，遇污染时即刻消毒（用500～1 000mg/L的含氯消毒液）。每接生完一位产妇后，用500～1 000mg/L的含氯消毒液对产床进行擦拭消毒，对各类监护仪器设备做好清洁与消毒。尽量使用一次性医疗卫生用品；重复使用的物品如湿化瓶、止血带、吸引器瓶可用有效氯为 500mg/L 的含氯消毒液中浸泡 30min，捞出后用自来水漂洗干净后晾干备用，也可由供应室消毒后备用。每周彻底进行一次室内卫生处置与消毒，并于每月进行一次室内环境监测，登记并保存记录。

7）根据具体情况定期进行环境卫生学监测。指标：室内空气菌落数应小于等于 $200cfu/m^3$；物体表面菌落数应小于等于 $5cfu/cm^2$；医务人员的手菌落数应小于等于 $5cfu/cm^2$。

8）婴儿用眼药水、油浴巾、治疗用品等，应一婴一用，避免交叉使用。遇有医院感染流行时，应严格执行分组护理的隔离技术。

9）地面的清洁与消毒：

（1）每日地面清洁 2 次，在早晨及下午通风时完成，由辖区保洁员执行。

（2）拖地的顺序：先分娩室、隔离分娩室、待产室、医生办公室等，每室都有专用拖布，拖布、扫把、抹布分开放置（悬挂于卫生间，并有标记，悬挂拖布之间保持 20~30cm 距离），不得混放、拖布头互相不得接触，不得触及它处。每拖洗一个房间均需更换清水，由辖区保洁员负责。

10）产房一般不准探视，但必须探视时，探视者必须在产房工作人员的指导下，着装合格后方可探视。

11）标准预防：

（1）手术过程中有可能出现血液、体液喷溅的操作时必须戴防护眼罩，使用过的眼罩由操作护士负责用清水清洗干净后沥干，浸泡于 75% 乙醇中消毒 30min，干燥备用。

（2）手术操作中使用的锐器由操作者放入事先准备好的弯盘内，由操作护士负责归类。

（3）清洗器械时需正确佩戴口罩、帽子、手套、防水围裙及防护眼罩，不直接用手接触锐器。

（七）高危新生儿室的结核病感染控制

（1）工作人员入室要求衣帽整齐，更换拖鞋。非本室人员不得随意进入。

（2）工作人员如患上呼吸道感染应戴口罩，如患结核、肠炎、痢疾、肝炎或皮肤感染应调离新生儿室，防止交叉感染。

（3）工作人员严格遵守手卫生制度。

（4）坚持每日清洁制度，定时开窗通风，用动态消毒机进行空气消毒，每天 2 次。保持桌面、窗台、墙面等处的清洁整齐。每周大扫除。

（5）新生儿出院后对床单元进行终末消毒。

（6）每日空气、物体表面和医护人员手监测一次。

（7）凡院外分娩新生儿或未消毒接生的新生儿不得进入母婴同室与高危新生儿室。

（8）产妇为乙肝表面抗原阳性者，新生儿进入病室应进行床旁隔离，洗澡护理使用单独操作台。

（9）早产儿暖箱每周更换后彻底消毒，水槽每日更换无菌水。

（10）婴儿粉、眼药水等单独使用，一婴一份。

（11）婴儿盛奶器、小匙用后清洗干净，压力蒸汽灭菌。

（12）其他消毒隔离制度同病房。

（八）供应室的结核病感染控制

1）室内布局合理，严格划分污染区、清洁区及无菌区、存放区和生活区，采用由污到净的流水作业方式布局，各区必须分开，有实际屏障相隔，人流、物流不许逆流。人流、空气流由洁到污，物流由污到洁，单向流程设置，不得交叉和逆行。对无菌、清洁与不清洁的物品应分别放置。并设置无菌与污染两个窗口。

2）工作人员：做好个人防护，应根据工作岗位需要配备相应的个人防护用品，包括护目镜、口罩、面罩、帽子、防护手套、防水衣（围裙）及防护鞋。在污染区工作时要穿隔离衣、防护围裙、口罩、必要时戴护目镜、戴胶皮手套。

3）消毒灭菌前、后工作流程：本流程包括回收、分类、清洗、包装、消毒或灭菌、发放各环节。

有完善的工作流程和技术操作规程，分工和职责明确有质量标准，按照要求开展有效的质检。

（1）回收：回收可重复使用医疗器械和物品的过程中，应使用密闭的回收车，以尽量减少污染物品和器械对环境的污染和工作人员的伤害。回收后包布送洗衣房清洗，物品进行分类，不得徒手操作。对回收车用毕后要进行消毒处理。

（2）清洗包括初洗、酶洗、冲洗、精洗，全过程按顺序完成，洗过物品不能交叉摆放。

（3）包装物品：包装材料符合要求，布包装层数不少于2层。要求干燥不湿，无碳化，无洞，清洁，不超重不超大，一用一换洗。应用自动启闭式或带通气孔的器具装放（不得用铝饭盒与搪瓷盒）。包内物品齐全，体积、重量符合要求（用下排气式压力蒸汽灭菌器的物品包，体积不得超过30cm×30cm×25cm；用于预真空和脉动真空压力蒸汽灭菌器的物品包，体积不得超过30cm×30cm×50cm。金属包的重量不超过7kg，敷料包不超过5kg）。

（4）消毒或灭菌待灭菌包外贴包外化学指示胶带或卡，有物品名、灭菌日期、失效期、消毒员等标记。手术包中心部位必须放置包内化学指示卡，包装后物品应4h内进行灭菌处理。

（5）质检从回收到发放均按要求做好各个环节的质检工作。

（6）灭菌后物品存放应存放在无菌物品储存区，离地大于等于20cm，离天花板大于等于50cm，离墙大于等于5cm的架子上或柜橱中，标识清楚，有效期内存放，一次性使用的无菌医疗用品应拆除外包装后才可进入无菌区内存放。

（7）发放灭菌后物品经过检查确认质量合格后方可发放，无菌物品应使用密闭、专用的发放车。

4）高压灭菌器及清洗机要定期检查，保养。鉴定灭菌及清洗效果，发现故障或未达到灭菌、清洗效果时，应及时维修找出原因，对维修工作要有记录。

5）无菌间有专人负责，控制进出无菌间人员。无菌间内物品摆放分类整齐，无过期物品，卫生符合要求，台面、柜内无灰尘。

6）灭菌监测：

（1）工艺监测每锅进行，入锅装载符合规范。根据物品的性质和类别选用压力蒸汽灭菌、环氧乙烷灭菌、干热灭菌或低温灭菌，掌握灭菌过程中的各种参数，如：压力、温度、时间、装载量等。记录资料齐全。

（2）化学监测每包进行，手术包和其他大包应进行中心部位的化学监测。其他灭菌包每锅放置标准包，包内必须放置包内化学指示卡，监测灭菌效果，有记录登记本。

（3）预真空压力和脉动真空压力蒸汽灭菌器每天灭菌前进行B-D试验，检测它们的空气排除效果。

（4）生物监测每月进行，灭菌器重新启用和维修后也要进行生物监测。

（5）定期对无菌区空气、物体表面、工作人员手进行监测（空气细菌总数≤200cfu/m³、物体表面细菌总数≤5cfu/cm²、工作人员手细菌总数≤5cfu/cm²），结果符合规范要求，有记录。

（6）使用的消毒液、监测用的化学指示物、菌片在有效期内使用，证件齐全。

（7）包装区、无菌间每天用动态消毒机进行空气消毒。

（九）病理科的结核病感染控制措施

（1）工作人员须穿工作服、戴手套，必要时穿隔离衣，检查标本时不得触摸检查台以外的器具。

（2）标本、病理单应分开放置在规定区域内。

（3）使用后的器械送供应室消毒灭菌，若感染性疾病标本使用过的器械，先用含氯消毒液浸泡30min后送供应高压蒸汽灭菌。

（4）各种废弃标本应分类无害化处理。丢弃的病理标本半月清理一次，由有资格的保洁公司回收消毒处理。

（5）每天工作前后，操作室须用消毒液擦拭检查台、桌面等物体表面。

（6）患者的病理报告属传染性疾病的，应做好感染性疾病登记工作，并及时报感染管理科。

（十）结核病实验室的结核病感染控制措施

1. 实验室设施

（1）实验室布局合理，明显的区域划分，清洁区、半污染区和污染区。清洁区包括储藏室、培养基和试剂室等；半污染区指卫生通道；污染区包括标本存放处理室、临床生化检验室、临床微生物检验室、临床免疫检验室等。实验室门能自动关闭并有明显标示，工作时应关闭实验室门限制人员进出。非实验室人员不得进入实验室。

（2）实验室内有良好的通风，空气最好单向流动。每天对空气、各种物体表面及地面进行常规消毒。

（3）实验室内应带冲眼器的漱洗池，最好在门附近，设有流动水洗手设施，设干手设施或一次性纸巾，并配有洗手液、消毒液等。

2. 工作人员　须穿工作服，戴工作帽，必要时穿隔离衣、胶鞋，戴口罩、手套。按"标准预防原则"做好防护，严格执行手卫生制度。

3. 严格执行无菌技术操作规程　静脉采血必须一人一针一管一巾一带；微量采血应做到一人一针一管一片；对每位患者操作前洗手或手消毒。重复使用的物品做到一用一消毒。检验人员结束操作后应及时洗手。

4. 操作防护程序

1）有关结核临床样本的操作均应在生物安全柜或其他物理抑制设备中进行，并使用个体防护设备。严禁在开放的工作台上进行操作。

2）为防止结核样本的溅出或雾化危害，必须使用面部保护装置（护目镜、面罩、个体呼吸保护用品或其他防溅出保护设备），通常使用 N95 型口罩。

3）处理已知或怀疑含有结核杆菌的临床样本时，必须戴手套，防止皮肤直接接触。如可能发生样本的溢出或溅出，宜戴双层手套。如果手套有可见污染，必须更换。有皮肤损伤的工作人员进行样本处理时应戴保护性手套。戴手套的手不得触摸暴露的皮肤、眼睛和鼻。工作结束后除去手套，立即洗手，必要时进行手消毒。

（1）样本的采集、接收时不得污染容器的外部，运送过程中防止容器破碎和外溢，以防止交叉感染。

（2）尽量少用注射器、针头和其他锐器或机械吸取器，必须使用时，应注意防止意外刺割伤。

（3）应经常保持工作台的清洁，如发生样本污染，应停止工作，立即洗手，戴一次性手套清洁污染区。

4）检验前须开启紫外线灯对实验室和操作区域进行照射消毒 1h 以上；检验结束后，开启紫外线灯进行照射消毒 2h 以上。

5）工作结束后，清理实验台，用 70% 乙醇或 3% ~5% 苯酚溶液（石炭酸）擦洗实验台面。

5. 标本采集人员安全要求

（1）标本采集人员的防护：痰标本由患者自行留取。采集咽拭子等特殊标本，采集人员应穿防护服，戴一次性口罩、帽子及一次性医用橡胶手套。

（2）标本污染器材的处理：采集标本的痰盒、试管等污染器材均需高压处理。

6. 标本运送安全要求　痰标本需留置在特制的痰盒内（直径 4cm、高 2cm 的光口盖密闭的塑料盒），并放置在专用的痰标本运送箱内，运送过程中切勿倒置，严防痰液外溢。由专人送至痰检实验室。标本送达后，痰标本运送箱及时用乙醇等化学消毒液或高压蒸汽方法彻底消毒。

7. 意外事故及处理

（1）实验过程中，操作台或地面的污染，如菌液溢出、结核分枝杆菌培养皿和药敏管破损等，应立即喷洒含有效氯 2 000 ~5 000mg/L 的消毒液，待消毒液彻底浸泡 30min 后，进行清理。

（2）实验过程中，如污染物溅落在身体表面，或有割伤、烧伤、烫伤、感染动物咬伤等情况，应立即进行紧急处理：皮肤表面用消毒液清洗，伤口以碘酒消毒，眼睛用无菌生理盐水冲洗。事故的情况应报告实验室主任和医院感染管理科。

（3）实验过程中，如发生气溶胶污染，应立即关闭实验室，用消毒液喷雾和紫外线照射污染的区域，24h后再进行终末消毒。

（4）进行毒菌操作后，有疑似症状出现时，应立即向实验室主任报告，观察就医。

8. 污染物处理及消毒

（1）实验用试管、吸管及其他器械，需装载加盖不漏的容器内，经高压蒸汽灭菌后，拿出实验室。

（2）培养物及污物，经高压蒸汽灭菌后，拿出实验室。

（3）出实验室的更衣顺序：先用消毒液浸泡手套5min，依次除去口罩、眼镜、防护服、鞋。

（4）实验室内，未经消毒的污水禁止直接排入公共排水系统。医疗废物处理按规定执行。

9. 生物标本保管安全要求　结核分枝杆菌菌株必须由专人负责，按照原卫生部《中国医学微生物菌种保藏管理办法》规定执行。应在4℃专用冰箱内保存，并要求双人双锁，有严格的菌株领取和销毁制度。

（周　艳）

第七章

医院感染重点部分的管理

第一节　手术室的管理

一、手术室环境管理

1. 布局

（1）区域划分：符合功能流程和洁污分开原则。手术室分为污染区、清洁区、无菌区，区域间标志明确，空气流向由洁到污。洁净手术部分为洁净区与非洁净区，两区之间设缓冲室或传递窗。

（2）通道：应符合便于疏散、功能流程短捷、洁污分明的原则。①单通道：应具备污物就地消毒和包装的条件。②双通道：洁污分开各行其道。③多通道具备对人和物均可分流的条件，中间通道一般为洁净走廊，外廊宜为清洁走廊。

2. 空气净化与消毒

（1）空气净化：手术室的空气净化常采用空气过滤净化系统来控制空气中细菌的含量。空气过滤器根据滤尘或菌落的大小，将其分为初效过滤器、中效过滤器、亚高效和高效过滤器，使用时根据不同要求，采用相应等级的过滤器。

（2）空气消毒：对未采用过滤净化系统进行消毒与净化的手术室，可采用下述方法进行消毒。循环风紫外线消毒器、静电吸附式空气消毒器、药物熏蒸或喷雾消毒。①过氧乙酸。将过氧乙酸稀释成 $0.5\% \sim 1.0\%$ 水溶液，加热蒸发，在 $60\% \sim 80\%$ 相对湿度。室温下，过氧乙酸用量按 $1 \sim 3g/m^3$ 计算，熏蒸 2h。②复方过氧化氢。复方过氧化氢空气消毒剂以过氧化氢为主要成分，配以增效剂和稳定剂等，一般用量按过氧化氢 $50mg/m^3$ 计算，采用喷雾法，在相对湿度 $60\% \sim 80\%$，室温下作用 30min。药物熏蒸或喷雾消毒法消毒时室内不能有人，因而只能用于终末消毒。

3. 日常管理

（1）手术室应设无菌手术间、一般手术间、隔离手术间，每一手术间放置一张手术台。无菌手术与污染手术分室进行，无条件时应先行无菌手术，后做污染手术，两台之间应做好环境净化和清洁消毒。

（2）手术室入口处洁污交替区域要有隔离带，接连患者应采用双车法或使用变换车。

（3）手术间只允许设置必要的器械和物品，如手术床、无影灯、器械桌、麻醉机等设施。

（4）隔离患者手术通知单上应注明隔离种类和感染诊断，在隔离手术间进行手术，严格隔离管理。

（5）手术时手术间的门窗应严密关闭，严防污染空气进入。接台手术时，两台之间应做好环境净化与消毒。

（6）落实"一日三清洁、三消毒"制度，即术前术后清洁消毒及每日全部手术结束后清洁消毒。每周对手术间内四壁进行彻底清洁一次，每月对全室进行卫生大打扫一次，二类环境手术室每月封闭消毒一次。

二、人员管理

1. 工作人员的管理

（1）遵守工作流程：由工作人员通道进入，先更鞋→进入清洁区→更衣、戴口罩、帽子→进入手术区域。帽子应将头发全部盖住，口罩应覆盖整个口鼻部，手术衣裤以不脱纤维、不落尘的材料为宜。外出接送患者，需更换外出衣、帽及外出鞋。

（2）手术人员的控制：人员的频繁流动，会将大量的细菌带入手术间，因而手术间内应严格控制人流量，非手术者禁入内。禁止患病工作人员参与手术。

（3）认真按外科刷手程序进行，严格遵守消毒灭菌制度和无菌技术操作规程。接台手术人员在两台之间要严格实行刷手、消毒手臂，更换无菌手术衣、手套。

（4）工作人员在手术过程中尽量减少活动，尤其避免大声说话、交谈、打喷嚏等，保持室内肃静和整洁。

（5）每月对医务人员手进行微生物学监测，结果应符合卫生学标准。

2. 无菌操作管理

（1）打开无菌包前先检查无菌包的灭菌标志、有效期及包装是否完整，一次性灭菌物品及气体灭菌物品使用之前应检查小包装有无破损、失效及产品有无不洁净。

（2）铺在台上的夹层包布向四周下垂，下垂部分30cm以内视为相对无菌区。无菌台面铺有4层以上的无菌单，刷手护士移动无菌台时不可手握边栏，巡回护士移动无菌台时不可手握下垂台布。

（3）手术开始后，无菌台上的一切物品不得再用于另一手术或作他用。已铺好的无菌台若4h未用，应重新做灭菌处理。

（4）无菌台上摆放的无菌器具、敷料等不可伸出台缘外。湿纱布、敷料应放在无菌弯盘内、不可直接放在无菌台上。并湿了的手术衣、巾成视为已被污染，应立即更换。

（5）手术进行中，所有工作人员均要严格执行无菌技术操作常规。手术人员的脐平面以下，肩部以上，背部均视为有菌区，手术器械触碰以上位置后即视为污染，必须立即更换。手术间内不得做与本次手术无关的任何活动。

（6）手术人员有必要调换位置时，应稍离开手术台，背对背地进行互换，并注意不得污染手臂及无菌区域。

（7）凡已打开放在无菌台上的备用物品，不论使用与否，均不得重新放回无菌容器里，必须重新灭菌后才能再使用。器械护士不得从术者身后传递器械，巡回护士不可用手越过无菌台传递物品。

（8）手术中用过的器械要及时擦净血迹，以减少细菌污染。无菌台上备用的器械盖以无菌巾（特别是时间比较长的大手术），以减少灰尘污染。手术中已应用的切开胃肠腔等刀剪应视为已污染，必须与其他器械分开，单独放置和处理。

（9）手术开始后通向室外的正门不再开启。手术间的人员应避免不必要的活动，手术的参观者要与手术区保持30~40cm以的距离。给手术者擦汗时，术者的头部应转向侧面并用湿毛巾擦。

（10）手术者手套破损时应即更换，凡怀疑物品器械被污染时，应立即更换。

（11）为缩短手术时间，手术器械和用具应使术者得心应手。在仔细操作的基础上，手术完成得愈快愈好，因为手术后污染的发生率与手术暴露的时间密切相关。

3. 病员管理

（1）进入手术室前应脱去鞋、袜，换穿清洁衣裤。

（2）尽量减少患者在手术台上的翻动，需要翻动时应尽量轻柔，以免带菌漂浮物沉降在手术区域。

（3）手术前护士应仔细检查患者术野皮肤是否清洁，有无疖肿、红肿及皮肤损伤，一旦发现，及时与手术医师研究补救措施，必要时延期手术，以防术后感染扩散。

三、物品的消毒灭菌及管理

（一）术后物品的处理

1. 器械处理原则　尽快清洁，就地密闭运送处理。

（1）清洗原则：先初洗、再精洗、精洗过程应使用超声清洗装置。

（2）处理程序：一般污染手术器械"清洗→擦干→上油→打包→灭菌"；感染手术器械"消毒→清洗→擦干→上油→打包→灭菌"。

器械的初步消毒，对于一般感染用 500～1 000mg/L 有效氯消毒液浸泡 30min；乙型肝炎、艾滋病、气性坏疽、破伤风等感染用 1 000～2 000mg/L 有效氯消毒液浸泡 30min。

2. 敷料　普通手术用物就地密闭打包运送处理，可回收敷料送洗衣房处理，不可回收敷料按医疗废物处理；特殊感染手术用物先消毒再按普通用物处理。

3. 其他物品　用含有效氯 500～1 000mg/L 的消毒液擦拭。特殊感染手术后所有物品分别浸泡于消毒液内或密闭熏蒸消毒后，再行分类消毒或灭菌处理。

4. 注意事项　清洗擦干后的器械和用品应尽快打包，以免再污染；清除污染前后的器械及盛装容器和运送工具，必须严格区分，并有明显标志，不得混用；盛装器械的容器和运送工具应每日清洗消毒，遇污染立即消毒。

5. 分类处置　用过不可回收的物品按医疗废物分类处置。

（二）物品的灭菌方法

根据物品的性质选择不同的灭菌方法。

1. 金属手术器械的灭菌　首选压力蒸汽灭菌。

2. 手术缝线的灭菌　可采用环氧乙烷等低温灭菌法，对 1 号丝线等张力较高的非吸收型手术缝线，可采用快速压力蒸汽灭菌。

3. 不耐热手术用品的灭菌　近年来大量高分子材料被作为手术用品广泛应用于手术，包括心脏起搏器、人工心肺机、人工瓣膜、整复手术材料、外科手术列具、麻醉器材、各种导管内镜等，这类用品不能采用热力灭菌，只能用冷灭菌方法和化学灭菌处理，可采用环氧乙烷、等离子体、戊二醛等灭菌。

4. 手术敷料的灭菌　除不宜用湿热灭菌的敷料外，手术敷料首选压力蒸汽灭菌；对凡士林纱布、纱条的灭菌，采用干热灭菌，厚度不超过 1.3cm，温度 160℃，2h。

（三）物品的管理

（1）无菌物品与非无菌物品严格分开放置，并注有醒目标志以免混淆。

（2）无菌物品的外包装要有灭菌标志和有效期。无菌物品必须存放于无菌敷料间，按消毒日期先后顺序排列放置，按先后日期取用，专人负责。储存的有效期：压力蒸汽灭菌棉布类包装的物品在温度 25℃ 以下 10～14d，炎热潮湿季节缩短天数，其他包装材料和灭菌方式的物品根据使用说明。超过灭菌有效期的物品必须重新灭菌后方可使用。

（3）一次性无菌物品存放于阴凉干燥、通风良好的物架上，距地面 20cm 以上，距墙壁 5cm 以上。外包装不应进入无菌间。

（4）无菌持物钳（罐）采用压力蒸汽灭菌，每台手术用一套经灭菌的干燥持物钳及罐，如手术时间超过 6h，应重新更换。

（5）洗手刷一用一灭菌。

（6）每月对灭菌器材、灭菌物品及使用中消毒剂进行微生物学监测，应符合卫生学标准。

四、隔离手术间的管理

对传染性疾病及特殊感染患者的手术，应在隔离手术间进行。特殊感染目前在临床上通常指三类疾病，一类是破伤风和气性坏疽等革兰阳性厌氧芽孢菌的感染，二是炭疽杆菌引起的感染，三是近年来不断增多的乙型肝炎、丙型肝炎、艾滋病毒感染患者，这三类患者的手术应在隔离手术间进行。

（1）凡需进入隔离手术间的手术，手术通知单应注明隔离种类和感染诊断。

（2）隔离手术间的设置应远离其他手术间，距手术室入口较近处。室内设备力求简洁实用，并挂有隔离标志。

（3）隔离手术间专人配合，谢绝参观和实习。

（4）参加手术人员要有明确分工，避免混乱。室内配合人员需穿隔离衣、戴手套，手术人员需戴双层手套。手术用具如手术衣、手术单、注射用具等尽可能使用一次性物品。

（5）手术间备有浸泡消毒物品及消毒手的消毒液。手术完毕工作人员离开手术间前要用消毒液泡手，脱去污染衣物，在门口换清洁鞋才能外出。

（6）术后器械和物品双消毒，手术后将一切污染物品分别泡于消毒液内进行初消，或置于室内密闭熏蒸消毒后再分类消毒或灭菌处理。

（7）手术间地面及1m以下墙壁、手术台、器械车等物品均用消毒液擦洗，手术间内所有物品及环境严格终末消毒。

五、洁净区域的感染管理

1）洁净区域的布局：应当符合功能流程合理和洁污区域分开的原则。各区域设有缓冲区，并设有明显标志，各区域的门应当保持关闭状态，不可同时打开出、入门。

2）洁净区域的环境卫生学管理：

（1）手术间的墙体表面、地面和各种设施、仪器设备的表面，应当在每日开始手术前和手术结束后进行湿式擦拭方法的清洁、消毒，墙体表面的擦拭高度为2.0～2.5m。未经清洁、消毒的手术间不得连续使用。

（2）其他区域的设施、设备的表面及地面，用湿式擦拭方法进行清洁、消毒，每日一次，墙体表面的擦拭每周一次。

（3）不同区域及不同净化级别手术间的清洁、消毒物品应分开使用。用于清洁、消毒的拖布、抹布应当是不易掉纤维的织物材料。

3）进入洁净区域的新设备或者必需要外带的仪器、设备，应当对其进行检查、清洁处理后方可进入和使用；进入洁净区域的物品药品应当拆除其外包装后进行存放，设施、设备应当进行表面的清洁处理。

4）进入洁净区域的人员应当严格按照不同区域的规定更换其各自专用的工作衣、鞋帽、口罩。工作衣帽应选择产尘少的面料。

5）在洁净区域的工作人员和实施手术或诊疗操作的医务人员应当严格遵守无菌技术操作规程；无菌技术操作应在气流的上风侧进行，有对空气产生污染的操作选择在回风口侧进行。

6）洁净区域温度应在20～25℃，相对湿度为40%～60%；噪声为40～50dB，洁净手术室在手术中应保持正压状态，洁净区对非洁净区的静压差为10Pa。

7）洁净手术部净化系统的使用管理：

（1）洁净手术间的净化空调系统应当在手术前30min开始，手术结束后30min关闭。洁净手术部的净化空调系统应连续运行，直至清洁、消毒工作完成。

（2）Ⅰ～Ⅱ级（百级、千级）用房的运转时间为清洁、消毒完成后再净化20min。

（3）Ⅲ～Ⅳ级（万级、10万～30万级）用房的运转时间为清洁、消毒完成后再净化30min。

8）负压区域净化系统的使用管理：

（1）负压手术室每次手术结束后应进行负压持续运转15min后再进行清洁擦拭，达到自净要求方可进行下一个手术。

（2）过滤致病气溶胶的排风过滤器应每半年更换一次。

9）消毒气体、麻醉废气的控制排放，应当使用单独系统或与送风系统连锁的装置。

10）空气净化设备的管理：

（1）洁净区域每周定期对设备层的新风机组设备进行彻底清洁，每两周对净化机组设备进行彻底清洁，并记录；由科室与设备管理机构进行协调，督促检查落实。

（2）对洁净区域内的非阻漏式孔板、格栅、丝网等送风口，应定期进行清洁。

（3）洁净区域内回风口格栅应使用竖向栅条，手术室每天擦拭清洁 1 次。

（4）空气净化系统的送风末端装置应保证密闭，不泄露。

（5）排放有致病气溶胶的风口应采用密闭装置。

11）清净区域的监测：

（1）每天对净化自控系统进行监控并记录，发现问题及时解决。

（2）每月对非洁净区域局部净化进、回风口设备进行清晰状况的检查，发现问题及时解决。

（3）每月对各级别洁净手术部至少一间手术室进行静态空气净化效果的沉降菌监测并记录。

（4）每半年进行一次尘埃粒子的监测，监控高效过滤器的使用状况并记录；由科室督促检查落实。

（5）每半年对洁净区域的正负压力进行监测并记录；由科室督促检查落实。

六、麻醉操作的感染管理

（1）麻醉人员应严格遵守手术室感染控制的相关规章制度。

（2）麻醉操作前认真洗手，必要时用消毒液刷手并戴无菌手套，严格执行各项无菌操作规则。

（3）麻醉车台面应相对区分清洁区与污染区，备用无菌物品及药品应放在铺有无菌治疗中的治疗盘内，治疗盘应保持整洁，无菌巾每日更换。

（4）麻醉监测系统、麻醉机及其他相关设备的表面应保持清洁。所有物品及设备使用后必须按规定进行清洗、消毒和灭菌。清洗时应将器械的关节打开，有管腔的器械应特别注意管腔内的冲洗、清洗、包装、干燥均要有一定的区域划分。

（5）接触患者的物品应一人一用一消毒或灭菌。耐高压、高温的物品应采用高压灭菌；怕湿、怕热物品采用等离子体或化学消毒剂灭菌或消毒。

（6）气管内插管、吸痰管等最好一次性使用，重复使用的气管插管、吸痰管使用后应彻底清洗，再行消毒灭菌。

（7）鼻导管、面罩等物品如需重复使用，应在每次使用后用含氯消毒剂消毒，再用无菌溶液冲洗后悬挂晾干，存放于清洁柜内备用。

（8）麻醉机、呼吸机管道（螺纹管）使用后应先清洁，再行等离子体灭菌备用。

（9）喉镜使用后，先彻底清洁，再用乙醇或碘伏擦拭消毒备用。

（10）气管内润滑剂应分装在小型灭菌容器内，每一份仅给一位患者使用一次，多余的应视为被污染。

（11）遇特殊感染患者，麻醉人员应配合实施各项必要的隔离技术。使用过的所有物品均应做到双消毒或灭菌，即消毒（含氯消毒液浸泡）→清洗→消毒或灭菌。

（12）呼吸道感染患者使用的各种呼吸导管、螺纹管、贮气囊等先用含氯消毒剂消毒，清洗后再行等离子体灭菌。

（13）特殊呼吸道感染患者使用后的麻醉机，将碱石灰倒净，并在密闭容器中用环氧乙烷消毒 10h 后取出备用。

（周　艳）

第二节　消毒供应室的管理

一、环境管理

1. 布局　供应室应接近临床科室，可设在住院部和门诊部中间位置。周围环境无污染源，相对独立。建筑布局合理，应分为工作区域和办公区域。工作区域分去污区、检查包装区、灭菌物品存放区，即污染区、清洁区、无菌区，三区划分清楚，区域间有实际屏障。去污区主要进行污染物品回收与分类、清洗，下收下送车辆、塑料箱冲洗消毒等工作；检查与包装区主要进行物品的检查与包装、敷料制作、灭菌等工作；灭菌物品存放区主要进行灭菌物品的储存与发放，灭菌物品存放区不宜设洗手池。人流物流由污到洁，强制通过，不得逆行。天花板、墙壁、地面等应光滑、耐清洗，避免异物脱落。办公区域设置工作人员更衣室、值班室、办公室、卫生间等。各区、室清洗池，消毒池，防火通道，物品架等均有明显标识。

2. 设施要求

（1）清洗消毒设备及设施配有：污物回收车及分类台，机械清洗消毒设备，手工清洗槽及相应清洗用品、压力水枪、压力气枪、超声清洗机、烘干机、车辆清洗装置等。机械清洗消毒设备应符合国家有关规定。

（2）检查包装设备配有辅助照明设备和照明放大镜的器械检查台、敷料及器械包装台、器械柜、敷料柜、包装材料及清洁物品装载车等。照明设施应满足器械检查等功能的需要，洗手设施应符合《医疗机构医务人员手卫生规范》。

（3）灭菌设备及设施配有：压力蒸汽灭菌器，低温灭菌装置，无菌物品卸载车、篮、筐等，根据需要配备干热灭菌装置。各类灭菌器应符合国家标准，并设有配套的辅助设备。

（4）储存发放设施灭菌物品存放架及下送车等。

（5）根据需要配备相应的个人防护用品。

3. 环境管理要求

（1）消毒供应室应相对独立，环境清洁，通风采光良好，周围环境无污染源。

（2）保持室内清洁整齐无灰尘。天花板、墙壁、地面等应光滑、耐清洗，避免异物脱落。每日湿式清洁，每周彻底打扫卫生一次。

（3）工作区域空气流向由洁到污。温度为 20～25℃，检查包装区与灭菌物品存放区的相对湿度不宜大于60%。

（4）物流由污到洁，强制通过，不得逆行。

（5）灭菌物品存放区血清洁干燥，并每月进行环境微生物监测。

二、人员管理

（1）从事消毒供应的各类人员必须经过相应的岗位培训或岗前培训。新上岗人员经培训合格后方能上岗，压力容器操作人员必须有岗位专业培训资格证书。

（2）工作中遵循标准预防的原则，严格遵守有关规章制度。

（3）掌握各类诊疗器械清洗、消毒及个人防护等医院感染预防与控制方面的知识。

（4）不同区域的工作人员应按区域要求进行着装，不能随意到其他区域。

（5）工作人员根据其岗位的不同，按规定采取不同的防护措施，穿戴相应的防护用品，去污区的工作人员应穿工作服、防水围裙，戴手套、袖套、防护屏或口罩等。进入无菌间要洗手、戴口罩、更换无菌衣、换专用鞋。非无菌间人员不得随便进入。

（6）工作人员每年应进行消毒供应相关知识的培训与学习，并有记录。

（7）所有工作人员每年体检，患有感染性疾病（活动期）、皮肤病、精神病者不得上岗。

三、物品管理

1. 灭菌物品的储存及管理

（1）灭菌物品应存放于专门区域由专人管理，并有清洁与消毒措施，其他无关人员不得入内。此区域的工作人员要按规定着装，并注意手的卫生。

（2）所有灭菌物品均应仔细检查，达到包装完整、包布干燥、化学指示胶带变色均匀，符合要求后方可进入灭菌物品存放区。一次性使用无菌医疗用品须拆除外包装后方能进入灭菌物品存放区。

（3）灭菌物品应分类放置，位置固定，避免挤压、弯曲，标清楚，并按有效期顺序排列，严禁过期。灭菌物品的贮存、周转、取用应采取"先进先出"原则。

（4）灭菌物品应存放于洁净的橱柜内或存放架上，物品必须离地 20～25cm，离墙 5～10cm，距天花板 50cm。

（5）灭菌物品存放的有效期，受包装材料、封口的严密性、灭菌条件、储存环境等诸多因素影响。压力蒸汽灭菌的物品，在温度低于 25℃，湿度低于 60% 的条件下，棉布包装材料和开启式容器，有效期为 10～14d，其他存放环境应为 7d。对于其他包装材料，如一次性无纺布、一次性纸塑包装材料，如证实该包装材料能阻挡微生物渗入，其有效期可相应延长。其他灭菌方式灭菌的物品，其有效期接相应的要求进行。

2. 灭菌物品的发放

（1）根据使用科室的需要，按照规定的路线由等人用封闭式运送车或容器进行发放或设特定通道或窗口进行发放，并做好发放记录。

（2）从无菌存放区发出的物品不能再退回存放区。

（3）发放物品的运送车、容器等工具应每日清洁、消毒后存放。

四、物品清洗、消毒、灭菌操作

（一）物品处理流程

1. 一般物品处理流程　应遵循回收→分类→清洗→消毒→检查→包装→灭菌→储存→发放的基本工作流程。

2. 特殊感染患者使用后物品的处理流程　特殊感染包括破伤风、气性坏疽、炭疽和朊毒体感染。这类患者使用后的物品，应先高水平消毒，再清洗，再按一般物品处理。

（二）污染物品的回收

（1）使用后物品由使用科室及时清除物品上明显的污物，并用清水或多酶液湿式暂存，特殊感染性疾病污染的器械和物品应放在防污染扩散的容器内，标明感染类型，尽快送供应室处理。

（2）供应室用封闭式回收车按规定线路定时下科室收集。尽量避免在使用科室清点、核查污染的器械物品，减少污染概率。

（3）对感染性疾病患者用过的物品，应先由病区消毒处理后方可与供应室进行交换。

（4）收回的污染器械、物品，及时进行清点、核查和记录，并尽快进行去污处理。一次性无菌物品用后统一回收，无害化处理。

（5）回收车和收集箱每次用后应清洗或消毒，干燥存放。

（三）物品的清洗

1. 清洗　包括分类、清洁剂浸泡、清洗、漂洗与干燥。根据物品的不同材质、形状、精密程度与污染状况进行分类。清洗分为手工清洗和机械清洗。

（1）手工清洗：①适用于严重污染的初步处理，精密、复杂器械以及不能采用机械清洗方法处理的器械。②手工清洗的操作流程：初步冲洗→清洁剂浸泡→刷洗→超声清洗→漂洗→干燥。③应使用专用的器械清洗水槽、专用酶清洁剂与专用的刷子或海绵。④清洗过程中应将器械轴节完全打开，复杂的组合器械应拆开。精密、复杂器械的清洗包括冲洗、清洁剂浸泡、冲洗（刷洗），再采用机械方法清洗。⑤操作中注意在流动水中进行冲洗，在清洗液面下进行刷洗，防止产生气溶胶。

（2）机械清洗：包括超声清洗、喷淋清洗，适用于大部分器械的清洗。设备的操作按照厂家的使用说明进行。①超声清洗方法：适用于金属器械、玻璃器皿等硬质材质的器械，不适宜橡胶和软塑类材质器械的清洗。②喷淋清洗疗法：其程序包括初洗、清洁剂清洗、漂洗（润滑）和消毒，适用于金属、塑料、橡胶、玻璃、乳胶等多类材质器械的清洗消毒。③超声喷淋自动清洗机清洗方法，由单舱或 4～

5 个清洗舱串联组成，清洗程序包括预清洗、超声波主洗、漂洗或至最终漂洗、消毒、干燥，清洗消毒温度与喷淋清洗机相同。

注意事项：①超声清洗用水根据污染情况及时更换。②器械上有锈渍时必须先除锈，然后再进行机械清洗。③器械轴节必须充分打开，容器、管状类放在专用冲洗架上清洗。器械表面和管腔内必须充分接触水流。④设备清洗仓或水槽每天用后需清洗。⑤每周检查自动添加清洗剂泵管是否通畅，准确控制清洗剂用量。⑥带电源的器械不得使用浸泡清洗方法，可用沾有清洁剂的纱布或海绵进行清洁。

2. 清洗用水原则　应根据清洗方法和程序使用不同水质的水，包括自来水、软化水、去离子或蒸馏水。①机械化清洗应使用软化水，最终冲洗和消毒使用去离子水。②湿热消毒使用去离子水或蒸馏水。③手工清洗的最后漂洗使用去离子水或蒸馏水。

3. 清洁剂与润滑剂的使用

（1）应选择器械专用清洁剂和润滑剂。

（2）器械清洗宜选用液态型清洁剂，不得使用研磨剂类产品。

（3）根据器械的种类和材质选用碱性、中性、酸性、酶类的清洁剂和润滑剂，塑料和铝质材料的器械不能使用酸性清洁剂和润滑剂。

（4）不同清洁剂不得混合使用。

（5）器械保养应用专用水溶性器械润滑剂，不能使用石蜡油等非水溶性油类溶剂进行器械保养和润滑。

（四）物品的消毒、烘干

（1）使用热力清洗消毒机进行清洗消毒时，消毒的温度应为中、低危险性物品与器械，90℃，1min 以上；高危险性的物品与器械，90℃，5min 以上。

（2）未使用热力清洗消毒机的器械、物品，清洗后采用物理（湿热）消毒方法进行消毒。

（3）清洗、消毒后的器械与物品可采用机械烘干，温度 70～90℃。一般金属器械15～20min，塑胶类器械如呼吸机管路等，30～40min。

（4）不适用高温干燥的器械，可用清洁纱布擦拭干燥或采用95％的乙醇擦拭干燥。

（5）各类器械禁止放置在空气中自然干燥。

（五）物品的检查与包装

经过清洗、消毒、干燥处理的器械、物品，在检查包装区进行检查、包装后灭菌。

1. 清洗质量检查　目测或借助放大镜检查。清洗后的器械应光洁，无残留物质，无血渍、污渍和水垢，器械表面包括关节、齿牙等处不得有锈斑。不合格器械应收回重新处理。

2. 器械功能检查检查　器械功能的完好性、灵活性、咬合性等，刀刃器械、穿刺针的锋利度等。

3. 器械包的组装与摆放

（1）盘、盆、碗的器皿物品，应单个包装，包装时应打开盖子，若必须多个物品包装在一起时，所有器皿的开口应朝向同一方向；摆放时，器皿间用吸湿毛巾、纱布或医用吸水纸隔开，以利于蒸汽的穿透。

（2）需要拆卸的必须拆卸，剪刀和血管钳等轴节类器械必须撑开；管腔类物品盘绕放置，不可打折，接头的开关应打开，保持管腔通畅，以利于灭菌因子接触所有物体表面。

（3）器械包重量不超过 7kg，敷料包重量不超过 5kg，下排气压力蒸汽灭菌的物品包装体积不得超过 30cm×30cm×25cm；预真空和脉动压力蒸汽灭菌器的物品包装体积不得超过 30cm×30cm×50cm。

4. 器械的包装

（1）核对器械种类与数量，使用的包装材料应符合包装材料要求。

（2）包布层数不得少于两层，一用一洗。

（3）硬质容器（盒式）必须一用一清洗，清洗方式与器械清洗相同，使用的滤纸应一用一更换。

（4）一次性塑封包装材料，密封宽度应大于6mm，保证热封严密完整。

（5）锐器应加保护套。

5. 灭菌包标识

（1）灭菌物品包必须包装严密，捆扎松紧适度，包中央放化学指示卡，使用外用化学指示胶带贴封。

（2）灭菌包应标注物品名称、灭菌日期、失效日期、操作人员代号等。

6. 灭菌物品的装载

（1）装载量：预真空压力蒸汽灭菌器的装量不得超过柜室容积90%，预真空和脉真空压力蒸汽灭菌器的装载量分别不得小于柜室容积的5%～10%，以防止"小装量效应"。

（2）尽量将同类物品同锅灭菌：不同类物品同锅灭菌时，纺织类物品应放置在上层，金属器械类物品放置在下层。

（3）装载时物品不要堆放，应使用专用灭菌架或篮筐：各类物品应按要求摆放，器械类包应平放，盆、盘、碗类物品应当斜放或倒立，纺织类物品应竖放，自动启闭式筛孔容器应平放，玻璃瓶等底部无孔的器皿类物品应倒立或侧放；灭菌包内容器开口应一致，以利于蒸汽进入和空气排出；灭菌包之间应间隔一定距离（大于等于2.5cm），以利于蒸汽置换空气，物品不能接触灭菌器的内壁及门，以防止吸入冷凝水。

（4）纸塑包装的装载：应符合相应灭菌器（包括压力蒸汽灭菌器、环氧乙烷灭菌器、过氧化氢等离子灭菌器及低温甲醛灭菌器等）的使用说明中对装载的要求。

（5）记录存档：记录灭菌物品种类、数量、灭菌编号、锅次、灭菌程序、灭菌温度、灭菌日期、灭菌时间、操作者等并存档。

（六）物品的灭菌

应根据器械、物品的用途、性质等选择适宜的灭菌方式，并按不同灭菌器的操作规程进行操作。对厌氧菌（破伤风、气性坏疽）及绿脓杆菌等特殊感染的患者，所用一次性物品、敷料应立即焚烧，金属器械、玻璃类、搪瓷类物品用双层包布包裹，有明显标记，行单独高压灭菌后再按常规程序进行。

1. 压力蒸汽灭菌

（1）灭菌器的分类：根据排放冷空气的方式和程度不同分为下排气式压力蒸汽灭菌器和预真空压力蒸汽灭菌器。

（2）适用范围：适用于耐高温、不怕湿的医疗器械和物品的灭菌，不能用于凡士林等油类和粉剂的灭菌。

（3）灭菌操作方法：应遵循产品操作手册进行。

（4）快速压力蒸汽灭菌：适用于少量、应急物品的灭菌处理；不适宜选用此类设施进行常规灭菌。快速压力蒸汽灭菌可以分为下排气、预真空和正压排气法。操作方法应遵循产品的操作手册进行。一般灭菌时要求灭菌物品裸露，取出的物品应即时使用。

2. 干热灭菌

（1）适用范围：适用于不耐湿热、蒸汽或气体不能穿透物品的灭菌，如玻璃、油脂、粉剂和金属等制品的灭菌。

（2）灭菌操作方法：按照产品操作手册进行。灭菌温度和时间分别为：160℃，2h；170℃，1h；180℃，30min。

（3）注意事项：①玻璃器皿灭菌前应干燥。②应选择有利于热传导的包装材料。③灭菌时物品勿与灭菌器底部及腔体内壁接触。④物品包装不宜过大，不超过10cm×10cm×20cm，安放的物品不能超过灭菌器高度的2/3，物品间应留有充分的空间。⑤油剂、粉剂的厚度不超过0.635cm，凡士林纱布条厚度不超过1.3cm。⑥温度高于170℃时，有机物会碳化，有机物品灭菌时，温度不可过高。⑦灭菌结束后要待温度降到40℃以下方可打开灭菌器。⑧灭菌时间应从达到灭菌温度后开始计算。

3. 环氧乙烷灭菌

（1）适用范围：环氧乙烷对灭菌物品的损害轻、穿透力强，适用于包括电子仪器、光学仪器、医疗器械、内镜、透析器等不耐热、不耐湿的医用物品的灭菌处理。

（2）灭菌操作方法：环氧乙烷灭菌必须在专用环氧乙烷灭菌器内进行。具体操作方法应严格按操作手册执行。

（3）注意事项：①灭菌物品上不能有过多水分或水滴，以免影响灭菌效果。②装载物品应使用金属篮筐或金属网架，物品之间留有空隙，灭菌物品不能接触柜壁。装载量小能超过灭菌器总体积的80%。③包装材料应选用医用皱纹纸、纸塑复合袋、通气型硬质容器等。④使用环氧乙烷灭菌注意防火、通风。⑤灭菌后物品内环氧乙烷的残留不应超过国家有关规定，无解析装置的环氧乙烷灭菌器灭菌的物品在自然通风的条件下放置至规定时间后方可使用。⑥环氧乙烷不适用于食品、液体、油脂类和粉剂类的灭菌。⑦每年应对灭菌环境进行环氧乙烷浓度的监测。

4. 过氧化氧等离子体灭菌

（1）适用范围：适用于不耐热、不耐湿的医疗器材灭菌。如各种内镜、金属器械、玻璃和陶瓷制品等灭菌。不可用于植入物的灭菌。

（2）灭菌操作方法：过氧化氢等离子体灭菌必须在专用的过氧化氢等离子体灭菌器内进行。具体操作方法应严格按照操作手册执行。

（3）注意事项：①灭菌物品必须充分干燥，使用专用包装材料和容器。②灭菌物品中不可有植物性纤维材质，包括纸、海绵、棉布、木质类、油类、粉剂类等。③不锈钢材质的管腔长度≤5cm、直径≥1mm；聚乙烯和聚四氟乙烯材料长度≤2m、直径≥1mm 当物品长度 1～2m，直径 1～5mm 时，需使用增强剂。④装载时塑面须朝向一个方向；灭菌物品不得接触灭菌腔内壁，灭菌物品装载高度距腔体顶端8cm。⑤每次灭菌循环应装不同类物品混放，不能只放金属类物品。

5. 低温甲醛蒸汽灭菌

（1）适用范围：适用于对热敏感、易腐蚀的医疗用品的灭菌。

（2）灭菌方法：低温甲醛灭菌必须在专用的低温甲醛灭菌器内进行。具体操作方法应严格按照操作手册执行。

（3）注意事项：①使用甲醛灭菌时，必须在甲醛灭菌器中进行，不可用自然挥发法。②灭菌器必须有可靠的密闭性能，灭菌过程中不得有甲醛气体漏出。③温度和湿度对灭菌效果影响较大，应保持恒定的相对湿度和温度。④包装材料不宜用聚乙烯膜、玻璃纸，因甲醛难以穿透。⑤灭菌物品应摊开放置，中间应留有一定间隙，物体表面应尽量暴露，以便甲醛气体有效地与之接触。⑥灭菌后必须去除残留甲醛气体，可用抽气通风或用氨水中和法。

（周　艳）

第三节　产房、婴儿室、新生儿病房的管理

1. 产房感染管理

（1）产房应与手术室、母婴室和新生儿室相邻近，相对独立，便于管理。环境必须清洁，无污染源。

（2）布局合理，严格划分无菌区、清洁区、污染区。区域之间标志明确，无菌区内设置正常分娩室、隔离分娩室、无菌物品存放间；清洁区内设置刷手间、待产室、隔离待产室、器械室、办公室；污染区内设置更衣室、产妇接收区、污染间、卫生间、车辆转换处。

（3）产房内应宽敞，光线充足，空气流通。墙板、天花板、地面无裂缝，表面光滑，有良好的排水系统，便于清洗和消毒。

（4）应根据标准预防的原则实施消毒隔离。现阶段对患有或疑似感染性疾病的产妇，应隔离待产、分娩，按隔离技术规程护理和助产，所有物品严格按照消毒灭菌要求单独处理；用后的一次性用品及胎盘必须放入黄色塑料袋内，密闭运送，焚烧或无害他处理；房间应严格进行终末消毒处理。

2. 婴儿室感染管理

（1）婴儿室应位于医院最清洁的环境中，远离医院的污染区和噪声区，靠近分娩室和产科病房。保持空气清洁，室温要求为足月新生儿室 22～26℃，早产儿室 24～28℃，室内应安装空调器，以保证昼夜温度恒定，相对湿度应保持在 55%～65% 为宜。有条件的单位有空气净化设备。

（2）婴儿室应设双层玻璃窗；地面、墙壁及天花板应选用便于擦洗、消毒的材料；地面设排水装置，水龙头应采用肘、膝或脚踏开关。

（3）应设有正常新生儿室、早产儿室（床）、隔离婴儿室、淋浴室（可与正常新生儿室同室）、配奶室等，配奶室应有操作台、冰箱、加热消毒装置。

（4）婴儿室的每室收容以 8～12 名新生儿为宜，每张床占用面积 2.5m² 为宜。要求每婴一床，每床保持 0.5～1.0m 间距。

（5）医护人员必须身体健康。每年进行一次体格检查，凡带病菌者应暂调离婴儿室。患呼吸道感染、皮肤感染、肠道感染、肺结核、疱疹病毒感染者应禁止与婴儿接触，病愈后方可回室工作。

（6）工作人员入室必须穿专用工作服，入室后用肥皂、流动水洗手，方可接触新生儿，进行治疗、护理及检查新生儿时必须戴口罩，进行各种操作前后均要洗手接触隔离新生儿后应用消毒液泡手。

（7）室内宜用湿式清洁法，每日用消毒液擦拭所有物体表面一次，用消毒液拖擦地面每日两次，紫外线空气消毒每日次。每周彻底清扫并密封消毒一次。隔离新生儿室的一切用物需用消毒溶液浸泡后再做一般处理。

（8）配奶室由专人负责，物品专用，配奶时实施无菌操作。新生儿哺乳用具必须一人一瓶一奶嘴，做到一用一消毒。

（9）暖箱的内外面每天须用消毒液擦拭，每周紫外线消毒一次。每日用灭菌蒸馏水更换暖箱内的储水盒温湿度计内的存水。终止使用后进行终末消毒。

（10）蓝光箱内外面每周用消毒液彻底擦拭，终止使用后进行终末消毒。婴儿应使用一次性眼罩。

（11）婴儿沐浴用物一人一套专人使用，一次性尿布必须有卫生合格证，婴儿出院或沐浴后换下的被服等应转入专用污衣袋内送洗，经消毒灭菌处理后方可使用。

3. 母婴同室感染管理

（1）母婴室内每张产妇床位的使用面积不应少于 5.5m²，每名婴儿应有床位，占地面积不应少于 0.5m²。

（2）母婴一方有感染性疾病时，患病母婴均应及时与其他正常母婴隔离。产妇在感染性疾病急性期，应暂停哺乳。

（3）产妇哺乳前应洗手、清洁乳头。哺乳用具一婴一用一消毒，隔离婴儿用具应单独使用，双消毒。

（4）婴儿用眼药水、扑粉、油膏、沐浴液、浴巾、治疗用品等，应一婴一用，避免交叉使用。遇有医院感染流行时，应严格执行分组护理的隔离技术。

（5）患有皮肤化脓及其他传染性疾病的工作人员，应暂时停止与婴儿接触。

（6）严格探视制度，探视者应着清洁服装，洗手后方可接触婴儿。在感染性疾病流行期间，禁止探视。

（7）母婴出院后，其床单元、保温箱等，应彻底清洁、终末消毒。

4. 新生儿病房感染管理

（1）新生儿病房应相对独立，布局合理，划分新生儿室、新生儿重症监护室（NICU）、隔离室、配奶室、沐浴室、治疗室等，各区之间应有门隔开，标志明显，严格管理。

（2）病房入口处应设置洗手设施和更衣室，工作人员入室前应严格洗手、消毒、更衣。严格探视制度。

（3）每张床位占地面积不小于 3m²，床间距不少于 60cm，NICU 每张床位占地面积不少于一般新生儿床位的 2 倍。

（4）新生儿病房设计应注意通风、采光和向阳，保证空气清新和新生儿有足够的日光照射，空气中的细菌总数≤200cfu/m³，相对湿度保持在60%~65%。

（周　艳）

第四节　重症监护病房的管理

1. 布局设施　布局合理，分治疗室（区）和监护区。区域间有实际屏障，每区均应设流动水洗手设施，有条件的医院可配备净化工作台及空气净化装置。每天进行空气消毒。监护室每床使用面积不少于9.5m²，床间距不小于1.5m。大病室2~4人一间，每4张床设有一单人隔离间。

2. 消毒隔离管理

（1）患者的安置：感染患者与非感染患者应分开，特殊感染患者要单独安置。诊疗室活动应采取相应的隔离措施，控制交叉感染。工作人员进入ICU要穿专用工作服、换鞋、戴帽子、口罩、洗手，患有感染性疾病者不得进入。

（2）严格执行无菌操作规程，接触患者的护理操作特别是吸痰时应洗手或手消毒，必要时戴手套。导尿和各种穿刺都严格操作规程，预防感染。

（3）注意患者各种留置管路的观察、局部护理与消毒：动、静脉注射，导尿管的放置，气管插管，引流管的放置，呼吸机的使用等操作，应严格按无菌技术要求进行，并按相关操作的感染控制措施操作与护理。

（4）呼吸机管道、雾化吸入器及管道、面罩、氧气管、湿化瓶，应置于含氯消毒液中浸泡10~15min后，再置于甲醛熏箱内熏蒸，也可用0.2%过氧乙酸浸泡30~60min，连续使用以上物品时，每48h更换消毒一次。留置导尿必须采用完全密闭的尿引流装置，体外引流管及引流瓶，应经严密消毒，每日更换一次。血管穿刺部位敷料每2h更换一次，穿刺针连接的延长管、三通管等物每日更换一次。

（5）加强抗感染药物应用的管理，防止患者发生菌群失调，加强细菌耐药性的检测。

（6）加强对各种监护仪器设备、卫生材料及患者用物的消毒管理。每个床位所用的血压计、听诊器、测温电极、脉搏氧传感器、吸引器、供氧装置等，禁止与其他床位互交使用，患者转出后，所有物品应进行清洗消毒。

（7）原则上住进ICU的患者不允许探视，特殊情况需探视时，探视者应更衣、换鞋、戴帽子、口罩，与患者接触前要洗手。

（8）特殊感染或高度耐药菌感染的患者，严格消毒隔离措施。

（武珍珍）

第五节　层流式无菌室的管理

1. 布局设施　层流无菌室应与病区分开，相对独立，划分为三区。①相对清洁区：是医护人员进入层流无菌室行卫生处理、物品交换的场所。②基本无菌区：该区为医疗护理的准备区域，如配液、摆药、食品的再消毒等。③无菌区：该区为骨髓移植患者的治疗、护理、生活的区域。

2. 消毒隔离管理

（1）患者入室前将层流无菌室及其外部环境清洁后密闭消毒，然后通风排气1~2d。患者入室后，每天用消毒剂对室内地面、物品、门窗等拖、擦，紫外线照射消毒，每周用0.4%过氧乙酸喷雾消毒所有房间一次。

（2）患者接触的物品、医疗器械、物品（瓶装）均需用消毒液浸泡或擦拭消毒，方可递入无菌室。被褥、床单、衣裤、脸盆、毛巾、水杯、手纸、书报等高压灭菌，每日更换一次。

（3）医护人员进入无菌室需经淋浴，更换消毒帽子、口罩、隔离衣、拖鞋，消毒液漱口、擦拭鼻腔及外耳道，消毒液洗手后戴无菌手套方可接触患者。患有感冒或其他感染性疾病者禁止进入无菌室。

3. 患者无菌化要求

（1）体表清洁消毒：入室前 1~2d 剃去全身毛发，修剪指（趾）甲，并给予 1 : 2 000 氯己定药浴，再包以消毒被套进入无菌室外室（过渡室），穿上消毒内衣，换鞋进入无菌室。住入无菌室后，每天用 1 : 2 000 氯己定溶液擦洗全身皮肤。

（2）体腔的清洁消毒：做好眼、耳、鼻、口腔、咽、会阴及肛门等体腔的清洁消毒工作，入室前做血、尿、便、痰、咽拭子、鼻腔、手及肛周等部位皮肤采样细菌学检测，入室后每 3d 检测一次。

（3）消化道灭菌：口服肠道不吸收抗菌药物，如制霉菌素、新霉素、庆大霉素等。

4. 饮食、药品的无菌化

（1）进双蒸法无菌饮食。

（2）水果用 1 : 5 000 高锰酸钾溶液或 0.5% 氯己定溶液浸泡消毒 5~10min，冲洗干净后去皮食用。

（3）口服药片用紫外线照射，两面各照射 30min 后服用。

（武珍珍）

第六节　换药室、治疗室的管理

1. 布局设施　室内市局合理，清洁区、污染区分区明确，标志清楚。无菌物品按灭菌日期依次放入柜中，过期重新灭菌，设有流动水洗手设施。

2. 消毒隔离管理

（1）医护人员进入室内，应衣帽整洁，严格执行无菌技术操作流程。

（2）换药碗、镊、剪刀等无菌物品必须一人一用一灭菌，其处理方法为浸泡消毒→清洗→高压蒸汽灭菌。注射必须做到一人一针管一带，用过的注射器、针头、输液器、止血带放入含氯消毒液浸泡消毒。

（3）抽出的药液、开启的静脉输入用无菌液体需注明时间，超过 2h 后不得使用；启封抽吸的各种溶媒超过 24h 不得使用，最好采用小包装。

（4）碘酒、酒精应密闭保存，每周更换 2 次，容器每周灭菌 2 次。保存无菌持物钳的容器每周灭菌一次，消毒液每日更换。常用无菌敷料罐应每天更换并灭菌；置于无菌储槽中的灭菌物品（棉球、纱布等）一经打开，使用时间不得超过 24h，提倡使用小包装。

（5）治疗车上应摆放有序，上层为清洁区，下层为污染区；进入病室的治疗本、换药车应配有快速手消毒剂。

（6）各种治疗、护理及换药操作应按清洁伤口、感染伤口、隔离伤口依次进行，特殊感染伤口如气性坏疽、破伤风等应就地（诊室或病室）严格隔离，处置后进行严格终末消毒，不得进入换药室；感染性敷料应放在黄色防渗漏的污染袋内，及时焚烧处理。

（7）服药盘、小药杯、药车保持清洁，每周消毒一次。体温计做到一人一用一消毒。

（8）坚持每日清洁、消毒制度，地面湿式清扫。

（武珍珍）

第七节　输血科的管理

1. 布局设施　环境清洁，远离污染源。尽可能靠近手术室和外科病房。布局合理，应有无菌区、清洁区、半清洁区和污染区。无菌区为血液成分分离室；清洁区包括血液储存、发放处、采血内室、输血治疗室和消毒室；污染区包括血液检验和处置室；半清洁区包括采血外室和办公区。

2. 消毒隔离管理

（1）必须严格按原卫生部颁布的《医疗机构临床用血管理办法（试行）》和《临床输血技术规范》

规定的程序进行管理和操作。进入输血科的血液及试剂必须有国家卫生行政部门和国家药品监督管理部门颁发的许可证。

（2）采集患者自体血、储存、发放血液应分室在Ⅱ类环境中进行，血浆置换术应在Ⅱ类坏境中进行，并配备有相应的隔离设施。

（3）保持环境清洁，每日清洁桌面、地面，被血液污染的台面应用高效消毒剂处理。采血室每月密闭空气消毒一次。采血前后用紫外线灯照射。

（4）工作人员进入采血室前，必须着工作服、帽、戴口罩、换拖鞋，采血前按外科手术常规严格洗手。所有采血用品必须是灭菌物品，采用密闭式采血方式。采血过程中严格执行无菌操作。操作前后均应洗手。

（5）献血员肘部及前臂用肥皂清洗干净，穿刺局部以碘酒、酒精常规消毒，消毒范围不少于8cm×10cm，凡使用的医疗器具必须一人一份，不共用。治疗盘内的敷料罐、无菌钳（镊）、剪刀，每周高压蒸汽灭菌2次，消毒液每日更换。

（6）采血后应立即在无菌间封口处理，并检查血袋无漏血后储存于冰箱内。为确保血液质量，每月应按比例抽行血液细菌培养。

（7）储存冰箱应专用于储存血液及血液成分，定期清洁和消毒，防止污染。每月对冰箱的内壁进行生物学监测，不得检出致病性微生物和真菌。

（8）感染患者自体采集的血液应隔离储存，并设明显标志。

（9）工作人员上岗前应注射乙型肝炎疫苗，定期检查乙型肝炎病毒抗体水平。接触血液必须戴手套，脱手套后洗手。一旦发生体表污染或锐器刺伤，应及时处理。

3. 严格筛选献血员

（1）有下述病史者不能献血：①先天性或后天性梅毒病史者。②麻风病患者。③艾滋病患者或HIV感染者。④有肝炎病史，HBsAg阳性和HCV抗体阳性者或甲型肝炎后一年内均不能献血。⑤结核病者（肺结核、肾结核、淋巴结核等）。⑥慢性泌尿道感染者。⑦血吸虫病、黑热病、丝虫病、钩虫病、疟疾、囊虫病患者等。⑧急性感染、体表有明显感染灶者。⑨急性泌尿道感染痊愈未满1个月者；肺部感染痊愈未满3个月者；痢疾痊愈未满6个月者；伤寒痊愈未满1个月者，布氏杆菌痊愈未满2年者。⑩有慢性皮肤病，如黄癣、广泛性湿疹等患者。

（2）体检发现下述情况者不能献血：①皮肤及巩膜黄染且原因不明。②大面积传染性皮肤病。③发热者。④浅表淋巴结肿大者。⑤四肢关节和体表红肿，原因不明者。⑥肺部可闻及湿性啰音和干性啰音者。

（3）下述化验检查阳性者不能献血：①HBsAg阳性、HCV抗体阳性者。②GPT增高者。③梅毒血清学实验阳性者。④HIV抗体阳性者。

（武珍珍）

第八节　血液透析中心的管理

1. 布局设施　①设置在清洁、安静的区域。②布局合理，设普通患者血液净化间（区）、隔离患者血液净化间（区）、治疗室、水处理室、储存室、办公室、更衣室、待诊室等。

2. 消毒隔离管理

（1）建立健全消毒隔离制度，对血液透析机定期消毒，透析器、管路应一次性使用。

（2）工作人员定期体检，操作时必须注意消毒隔离，加强个人防护，必要时注射乙型肝炎疫苗。

（3）进入血液净化室应更衣、换鞋、戴帽子、口罩，严格洗手。

（4）应对患者常规进行血液净化前肝功能、肝炎病原学等实验室检查。长期血透患者每月检查乙型肝炎系列，维持性血透患者均应接受乙型肝炎疫苗注射，每2年加强接种一次。

（5）感染性疾病患者血液净化在隔离净化间内进行，固定床位，专机透析，采取相应的隔离、消毒措施。急诊患者应专机透析。

（6）加强透析液制备过程的质量监测。

（7）对透析中出现发热反应的患者，及时进行血培养，查找感染源，采取控制措施。

（8）透析室、准备室、透析液放置室每日行空气消毒，室内物体表面每日用含氯消毒液擦拭一次，地面用含氯消毒液拖擦每日 2 次，每周彻底打扫擦拭室内 1 次。

（9）留置静脉插管一般不超过 1 个月，长期留置导管者，每周做血细菌培养，皮肤癣道口用无菌皮肤黏膜敷盖。

（10）每月对透析用水进行细菌检测应符合要求。

（董丽华）

第八章

抗 感 染 药 物

第一节　抗菌药物使用基本原则与要求

1）抗菌药物是指具有杀菌或抑菌活性，主要供全身应用（个别也可局部应用）的各种抗生素以及喹诺酮类、磺胺类、硝基咪唑类、硝基呋喃类及其他化学合成抗菌药物。抗菌药物用于细菌、衣原体、支原体、立克次体、螺旋体以及真菌等所致的感染性疾病，非上述感染原则上不用抗菌药物。

2）力争在使用抗菌药物治疗前，正确采集标本，及时送病原学检查及药敏试验，以期获得用药的科学依据。未获结果前或病情不允许耽误的情况下，可根据临床诊断针对最可能的病原菌，进行经验治疗。一旦获得感染性疾病原培养结果，则应根据该病原菌的固有耐药性与获得性耐药特点以及药敏试验结果、临床用药效果等调整用药方案，进行目标治疗。

3）感染性疾病的经验治疗直接关系到患者的治疗效果与预后，因此十分重要，需认真对待。在经验治疗前应尽快判断感染性质，对轻型的社区获得性感染，或初治患者可选用一般抗菌药物。对医院感染或严重感染、难治性感染应根据临床表现及感染部位，推断可能的病原菌及其耐药状况，选用覆盖面广、抗菌活性强及安全性好的杀菌剂，可以联合用药。对导致脏器功能不全、危及生命的感染所应用的抗菌药物应覆盖可能的致病菌。

4）培养与药敏试验结果必须结合临床表现评价其意义：根据临床用药效果，尽快确定致病菌及其耐药状况，以便有针对性地选用作用强的敏感抗菌药。无感染表现的阳性培养结果一般无临床意义，应排除污染菌、正常菌群和寄殖菌的可能。

5）临床医生在使用抗菌药物时，应严格掌握抗菌药物的适应证、不良反应和给药剂量、用法，制订个体化的给药方案。限制无指征的抗菌药物使用，非感染性疾病和病毒性感染者原则上不得使用抗菌药物。选用药物应以同疗效药物中的窄谱、价廉的药物为先。力求选用对病原菌作用强，在感染部位浓度高的品种，此外要综合考虑以下因素。

（1）患者的疾病状况：疾病、病情严重程度、机体生理、病理、免疫功能状态等。

（2）药物的有效性：包括抗菌药物的抗菌谱、抗菌活性、药代动力学特点（吸收、分布、代谢与排泄，如半衰期、血药浓度、组织浓度、细胞内浓度等）、药效学特点及不良反应等。

（3）本地区、医疗机构、病区细菌耐药状况：选用病原菌敏感的抗菌药物。

（4）给药途径：应根据感染的严重程度及药代动力学特点决定给药途径，轻症感染尽量选用生物利用度高的口服制剂。

（5）有多种药物可供选用时，应以窄谱、不良反应少、价廉者优先。

（6）其他：药物的相互作用、供应等。

6）抗菌药物的更换：一般感染患者用药72h（重症感染48h）后，可根据临床反应或临床微生物检查结果，决定是否需要更换所用抗菌药物。

7）疗程：一般感染待症状、体征及实验室检查明显好转或恢复正常后再继续用药2～3d，特殊感染按特定疗程执行。

8）抗菌药物治疗的同时不可忽视必要的综合治疗，不过分依赖抗菌药物。有局部病灶者需同时进行局部引流等治疗。

9）尽量避免皮肤黏膜局部用药，以防对临床常用药物耐药的菌株产生。若局部感染较轻，或感染较重但全身用药在局部感染灶难以达到有效浓度时，可考虑局部选用如下外用制剂：呋喃西林、新霉素、杆菌肽、磺胺嘧啶银、莫匹罗星、磺胺醋酰钠等。不允许擅自将全身用制剂在局部使用，包括抗菌药物的呼吸道吸入给药。

10）加强对抗菌药物使用中不良反应的监测，及时发现不良反应并妥善处置，认真执行药品不良反应报告制度。疗程中对已知或发生率高的不良反应进行临床监测，并采取必要的防治措施。必须使用某些不良反应明显的抗菌药物时，尤其是老年、婴幼儿及肾功能减退等患者，应进行治疗药物浓度监测，提高用药的安全性和疗效。对较长时间使用抗菌药物的患者，要严密监测菌群失调、二重感染，特别是深部真菌感染。

11）对病情复杂的难治性感染性疾病例，应组织有关专业人员进行会诊，制订给药方案，提高治疗效果。制订抗菌药物治疗方案时应注重药物的成本—效果比。

（董丽华）

第二节　医院对临床抗菌药物使用的管理

1）各医疗机构应将临床抗菌药物应用的管理纳入医院医疗质量管理和综合目标考核中，要有具体的管理办法并有保证实施的监督措施。

2）各级医疗机构应在医疗质量管理委员会内成立"合理使用抗菌药物专家咨询小组"，由主管业务院长、医院感染管理科、医务科、临床抗感染专家、临床微生物医师及临床药师组成。该小组的职责和任务为：

（1）根据医院内抗菌药物管理的目标、任务和要求，制订具体工作计划并组织实施与监督。

（2）根据医院等级及本院院内感染性疾病原微生物药敏谱等情况，以本指导方案为基础制订本院抗菌药物使用管理实施细则。

（3）会同药师和临床微生物医师定期下病房检查，调查和分析全院抗菌药物使用的合理性，督促临床人员严格执行抗感染药物应用的管理制度和应用原则，对存在问题及时提出改进措施。

（4）定期统计分析全院及各科室的抗菌药物使用率、用量等，随时掌握任何异常使用情况。

（5）对于三级以上医院要会同医院感染管理科和微生物科（室）定期公布全院及某些重点科室（如 ICU、血液科、呼吸科等）的常见病原菌分部及耐药情况，提出临床经验用药方案。

（6）定期组织医务人员进行临床微生物学、抗菌药物合理使用、抗菌药物滥用与医院感染的相关性等知识的宣教，提高全院抗菌药物合理使用水平。

（7）组织评价各类抗菌药物的不良反应，淘汰疗效较差和不良反应严重的抗菌药物。

3）实行抗菌药物分级使用，并有计划地对同代药物轮换使用。

4）对广谱抗菌药物及（去甲）万古霉素等的使用应实施严格审批制度，对某些价格昂贵、毒性大或较易导致严重耐药性的品种，须高级职称医生或科室主任开具医嘱。万古霉素应用指征：①多重耐药菌 MRSA、MRCNS、肠球菌等革兰阳性球菌感染。②其他药物治疗无效的耐药革兰阳性球菌感染。③分泌物涂片葡萄球菌阳性的重症感染的初始用药。④口服给药用于甲硝唑治疗失败的或严重的艰难梭菌感染（伪膜性肠炎）。⑤可能有高耐药性的 MRSA、MRCNS 感染的外科移植及人工植入物手术的预防性使用。

5）预防用药仅适用于外科围手术期及符合预防用药指征的非手术患者。如不属于外科围手术期用药，主管医生应填写"外科非围术期抗菌药物使用申请表"，由主任医生或科主任审批后使用，特殊情况时须报请医院"合理使用抗菌药物专家咨询小组"审批后方可使用。审批表留作病历档案，"合理使用抗菌药物专家咨询小组"须定期抽查复核。

6）门诊处方抗菌药以单用为主，原则上不超过3d量，最多不超过7d（抗结核药物除外）。**严格控制多药联用，对多药联用应制订相应的管理措施。**

7）对使用、更改、停用抗菌药物均要求在病历上有详细的分析记录，并纳入病历质量考核。

8）二级医院以上医疗机构必须建立相应的微生物培养、鉴定与药敏试验系统。细菌的分离、鉴定及药敏试验按原卫生部临检要求进行质量控制。三级医院应开展重要耐药菌如耐甲氧西林葡萄球菌（MRS）、耐万古霉素金黄色葡萄球菌（VISA及VRSA）、耐万古霉素肠球菌（VRE）的监测。有条件时应开展革兰阴性杆菌超广谱β-内酰胺酶（ESBLs）等检测。

9）提倡使用或更改抗菌药物前采集标本作病原学检查，力求做到有样必采，住院患者有样可采送检率力争达到60%以上。对有样不采者应制订相应处罚措施。

10）医院药房应建立各类抗菌药物的出入及消耗登记制度，对某些价格昂贵和不良反应较大的抗菌药物实行限制性应用，发现有明显药商违规行为的品种，上报"合理使用抗菌药物专家咨询小组"进行查处，必要时予以停用。

11）医院应实行奖罚制度，与科室、个人挂钩，奖惩分明。医务科、感染管理科、药剂科等参与考核管理。住院患者抗菌药物使用率控制在60%以下，门诊按处方比例控制在20%以下，急诊按处方比例不超过40%。

（董丽华）

第三节　抗菌药物的临床应用分级管理原则

一、抗菌药物分级原则

根据安全性、疗效、细菌耐药性、价格等因素，将抗菌药物分成三级。

1. 一线药物（非限制使用）　长期临床应用证明安全性、有效性确切；对细菌耐药性低；药价较低。

2. 二线药物（限制使用）　与非限制使用抗菌药比，安全性较差、不良反应较多、较重；疗效不如非限制使用类抗菌药确切；相对较易耐药。

3. 三线药物（特殊使用）　需倍加保护品种；不良反应明显、严重品种；新上市品种，不优于现用品种；安全性或疗效资料较少；价格昂贵。

二、抗菌药物分级使用管理

1）根据患者病情需要，按临床治疗用药方案需要二线药物治疗时，有药敏结果证实；若无，应由高级职称医师签名，无高级职称医师的科室须由科室主任签名或有感染专科医生会诊记录。

2）根据患者病情需要，按临床治疗用药方案需要三线药物治疗时，应由具有高级职称的科主任签名或有感染专科医生会诊记录，或有全院疑难病例讨论意见，或报"合理使用抗菌药物专家咨询小组"批准。

3）下列情况可直接使用一线以上药物进行治疗，但若培养及药敏证实第一线药物有效时应尽可能改为第一线药物。

（1）感染性疾病情严重者如：①败血症、脓毒血症（Sepsis）等血行感染或有休克、呼吸衰竭、DIC等并发症。②中枢神经系统感染。③脏器穿孔引起的急性腹膜炎、急性盆腔炎等。④感染性心内膜炎、化脓性心包炎等。⑤严重的肺炎、骨关节感染、肝胆系统感染、蜂窝组织炎等。⑥重度烧伤、严重复合伤、多发伤及并发重症感染者。⑦有混合感染可能的患者。

（2）免疫功能低下患者发生感染时，包括：①接受免疫抑制剂治疗。②接受抗肿瘤化学疗法。③接受大剂量肾上腺皮质激素治疗者。④血WBC $< 1 \times 10^9/L$（白细胞计数）或中性粒细胞 $< 0.5 \times 10^9/L$。⑤脾切除后不明原因的发热者。⑥艾滋病。⑦先天性免疫功能缺陷者。⑧老年患者。

（3）病原菌只对二线或三线抗菌药物敏感的感染。

（董丽华）

第四节　抗菌药物预防性使用原则

抗菌药物的预防性应用，包括内科系统非手术预防用药和外科围手术期预防应用抗菌药物，需充分考虑感染发生的可能性、预防用药的效果、耐药菌的产生、二重感染的发生、药物不良反应、药物价格，以及患者的易感性等多种因素，再决定是否应用。要规范用药品种与给药方案，不应随意选用广谱抗菌药或某些新品种以及耐药后果严重的药物作为预防用药。

一、非手术感染的预防用药

（1）是指尚未感染的非手术患者预防使用抗菌药物，应有相当或一定效果，如果不用药发生感染后果严重者。

（2）抗菌药物不能长期预防一切可能发生的感染，只能在特定的应激状态或针对某些专门的病原菌进行短期有效的预防。

（3）已明确为病毒感染者不应预防性使用抗菌药物。

（4）通常针对一种或两种可能细菌的感染进行预防用药，不能盲目地选用广谱抗菌药，或多种药物联用预防多种细菌多部位感染。

（5）一旦疑有感染存在，应送有关标本做病原学检查，并应尽快开始经验性治疗，病原学诊断明确后则应根据该病原菌的耐药特点和药敏试验结果调整用药方案，进行目标治疗。

二、外科围手术期预防应用抗菌药物

（一）适应证

应用抗菌药物预防外科手术部位感染（SSI）作用是肯定的，但并非所有手术都需要。一般的Ⅰ类即清洁切口，应注意严格的无菌技术及细致的手术操作，大多无需使用抗生素。

预防应用抗菌药物的具体适应证有：

（1）Ⅱ类（清洁–污染）切口及部分Ⅲ类（污染）切口手术，主要是进入消化道（从口咽部开始）、呼吸道、女性生殖道等的手术。

（2）使用人工材料或人工装置的手术，如心脏人工瓣膜置换术、人工血管移植术、人工关节置换术等。

（3）清洁大手术，手术时间长、创伤较大，或一旦发生感染后果严重者，如开颅手术、心脏和大血管手术、门体静脉分流术或断流术、脾切除术等。

（4）患者有感染高危因素，如高龄、糖尿病、免疫功能低下、营养不良等。

此外，经检测认定在病区内某种病原菌所致SSI发病率异常增高时，除追究原因外应针对性预防用药。已有严重污染的多数Ⅲ类（污染）切口及Ⅳ类（污秽–感染）切口手术（如开放创伤、消化道穿孔等），应在手术前即开始治疗性应用抗菌药物，术中及术后继续应用，不列为预防性应用。

（二）围手术期预防用药方法

围手术期用药必须根据各类手术术中污染程度、手术创伤程度、最易引起手术部位感染（SSI）的病原菌、手术持续时间等因素，合理使用抗菌药物。

（1）给药方法：术前半小时（通常在麻醉诱导期）使用抗菌药物1次，静脉推注或快速滴注（20～30min内滴完），以保证在发生污染前血清和组织中的抗生素达到有效药物浓度（大于MIC_{90}），如手术超过4h，术中追加1次（长半衰期抗生素头孢曲松不需追加剂量）。术后可不再使用或仅使用24～72h，原则上最多不超过72h，延长用药并不能进一步降低SSI发生率。

（2）预防用抗生素的选择：根据各种手术发生SSI的常见病原菌、手术切口类别、患者有无易感因素等综合考虑。原则上应选择相对广谱、杀菌、价廉、安全性高的药物，尽可能避免多药联合使用。通常选择头孢菌素，以第一、第二代头孢菌素为主，个别情况下可选用头孢曲松等第三代头孢菌素，避免选用超广谱抗菌药物及喹诺酮类药物。

（三）围术期抗菌药物预防性应用的注意事项

（1）必须重视无菌技术，不能期望以预防使用抗菌药物替代严格的无菌操作。应加强手术室建设与管理，尤其是无菌概念。

（2）预防用药目：主要明确，选用要合理；预防术后切口感染，应针对金黄色葡萄球菌选药；术后部位或全身感染，应依据具体手术而定，结肠、直肠术首选大肠埃希菌和脆弱拟杆菌有效抗菌药。术前肠道准备应选择口服吸收少，肠道内药物浓度高，受肠内容物影响小，对致病菌及易移位的革兰阳性菌、革兰阴性菌、真菌等有较强杀菌作用，同时对肠道微生态影响较小的药物，如新霉素、红霉素和制霉菌素等。

有高危因素洁净切口应给予预防用药；使用时间一般不超过24h，少数48h。

（宫少燕）

第五节　感染性疾病经验治疗选药方案和联合应用

一、经验治疗选药原则

（1）临床医生须熟悉和掌握常用抗菌药物的抗菌谱、抗菌活性、药物动力学特性、不良反应等，了解本地区、本单位重要病原菌对抗菌药物的耐药水平，进行个性化给药。

（2）经验治疗不能忽视病原学诊断：在开始抗菌药物治疗前应力争采集标本送病原学检查，以提高检出率，为经验用药提供科学依据。一旦获得病原学检查结果，应及时有针对性地调整用药方案。

（3）确定感染性质：轻型的社区获得性感染或初治患者可选用一般抗菌药物，而医院耐药菌株或严重感染、难治性感染，应评价感染性疾病原菌的耐药性及其治疗效果，选用针对性强、抗菌活性高的抗菌药物。有局部病灶者需做局部引流或病灶清除。

在临床有抗感染治疗的适应证时，尽可能根据病原检查与药敏试验的结果选择抗生素，对于具体病例而言，还应结合其病情轻重、病变部位、个体差异及用药安全性作相应调整。另外，在一些有非感染性基础疾病的患者使用抗生素时，还应根据可能出现的与非抗生素间的药物相互作用进行相关药物用法或用量上的调整。

二、抗菌药物的联合用药原则

1）严格掌握联合用药的原则和指征，以期达到提高疗效、减少患者不良反应、减少细菌耐药性产生。

2）联合应用一般为两种或两种以上的抗菌药物联合应用，特殊情况下要加抗真菌药。常采用繁殖期杀菌剂（β-内酰胺类、磷霉素、万古霉素等）与静止期杀菌剂（氨基糖苷类等）联合或β内酰胺类与β-内酰胺酶抑制剂联合，以获协同抗菌作用。联合用药适用于下列情况：

（1）病原体不明的严重感染。

（2）单一药物不能有效控制的混合感染。

（3）单一药物不能有效控制的严重感染。

（4）单一药物不能有效控制的耐药菌株感染，特别是医院感染。

（5）联合用药的协同作用可使单一抗菌药物剂量减小，因而减少不良反应。

（6）需长期用药并防止细菌产生耐药性，如结核病，强化期治疗时应采用四联、三联，巩固期以二联为宜。

（宫少燕）

第六节 特殊情况下抗菌药物使用注意事项

一、肾功能不全患者选择抗菌药物时的注意事项

肾功能不全患者选择抗菌药物时除考虑抗感染治疗的一般原则外，还应考虑抗菌药物对肾脏毒性的大小、患者肾功能损害程度、肾功能减退对抗菌药物药代动力学的影响、血液透析及腹膜透析对药物清除的影响等。

（一）基本原则

许多抗菌药物在人体内主要经肾排出，而某些抗菌药物具有肾毒性，肾功能减退的感染患者应用抗菌药物的原则如下：

（1）尽量避免使用肾毒性抗菌药物，确有应用指征时，必须调整给药方案。

（2）根据感染的严重程度、病原菌种类及药敏试验结果等，选用无肾毒性或肾毒性低的抗菌药物。

（3）根据患者肾功能减退程度以及抗菌药物在人体内排出途径，调整给药剂量及方法。

（二）抗菌药物的选用及给药方案调整

根据抗菌药物体内过程特点及其肾毒性，肾功能减退时抗菌药物的选用有以下几种情况（表8－1）。

（1）主要由肝胆系统排泄或由肝脏代谢，或经肾脏和肝胆系统同时排出的抗菌药物用于肾功能减退者，维持原治疗量或剂量略减。

（2）主要经肾排泄，药物本身并无肾毒性，或仅有轻度肾毒性的抗菌药物，肾功能减退者可应用，但剂量需适当调整。

（3）肾毒性抗菌药物避免用于肾功能减退者，如确有指征使用该类药物时，需进行血药浓度监测，据此调整给药方案，达到个体化给药；也可按照肾功能减退程度（以内生肌酐清除率为准）减量给药，疗程中需严密监测患者肾功能。肾功能不全患者抗菌药物品种选择见表8－1。

表8－1　肾功能减退患者抗菌药物应用

可使用正常剂量或剂量略减者	青霉素G、氨苄西林、阿莫西林、哌拉西林、美洛西林、苯唑西林、头孢哌酮、头孢噻肟、头孢曲松、氯霉素、大环内酯类、克林霉素、多西环素、异烟肼、利福平、乙胺丁醇、甲硝唑、环丙沙星
可选用，剂量需中等程度减少或适当减少剂量者	氨苄西林、阿洛西林、头孢氨苄、头孢唑啉、头孢拉定、头孢西丁；头孢呋辛、头孢他啶、头孢唑肟、氨曲南、头孢吡肟、阿莫西林/克拉维酸、头孢哌酮/舒巴坦钠、哌拉西林/他唑巴坦、拉氧头孢、亚胺培南、美罗培南、林可霉素、SMZco、氧氟沙星、左氧氟沙星、加替沙星、两性霉素B脂质体、氟康唑、拉米夫定、替考拉宁
避免使用或慎用，必须严格调整剂量者（有条件可做TDM）	氨基糖苷类、（去甲）万古霉素、氟胞嘧啶、两性霉素B、更昔洛韦、泛昔洛韦、AZT
不宜选用者	四环素、呋喃类、米诺环素

二、肝功能不全患者选用抗菌药物时的注意事项

肝功能不全患者选用抗菌药物时除应考虑抗感染治疗的一般原则外，还应考虑肝功能不全患者使用此类抗菌药物发生毒性反应的可能性，肝功能减退对该类药物药代动力学的影响等。但目前还难以根据肝功能试验的结果对抗菌药物的给药剂量与方案做出较为准确的调整。肝功能不全患者抗菌药物品种选择见表8－2。

1. **基本原则**　肝功能减退时抗菌药物的选用及剂量调整，需要考虑肝功能减退对该类药物体内过程的影响程度，以及肝功能减退时该类药物及其代谢物发生毒性反应的可能性。由于药物在肝脏代谢过

程复杂，不少药物的体内代谢过程尚未完全阐明，根据现有资料，肝功能减退时抗菌药物的应用有以下几种情况。

（1）主要由肝脏清除的药物，肝功能减退时清除明显减少，但并无明显毒性反应发生，肝病时仍可正常应用，但需谨慎，必要时减量给药，治疗过程中需严密监测肝功能。红霉素等大环内酯类（不包括酯化物）、林可霉素、克林霉素属此类。

（2）药物主要经肝脏或有相当量经肝脏清除或代谢，肝功能减退时清除减少，并可导致毒性反应的发生，肝功能减退患者应避免使用此类药物，氯霉素、利福平、红霉素酯化物等属此类。

（3）药物经肝、肾两途径清除，肝功能减退者药物清除减少，血药浓度升高，同时有肾功能减退的患者血药浓度升高尤为明显，但药物本身的毒性不大。严重肝病患者，尤其肝、肾功能同时减退的患者在使用此类药物时需减量应用。经肾、肝两途径排出的青霉素类、头孢菌素类均属此种情况。

（4）药物主要由肾排泄，肝功能减退者不需调整剂量。氨基糖苷类抗生素属此类。

2. 抗菌药物选用　见表8-2。

表8-2　肝功能不全患者抗菌药物应用

可使用正常剂量的抗菌药	青霉素G、头孢唑啉、头孢他啶、氨基糖苷类、环丙沙星、万古霉素、（去甲）万古霉素、亚胺培南、美洛培南
慎用或需减量使用的抗菌药	苯唑西林、哌拉西林、美洛西林、阿洛西林、头孢噻肟、头孢哌酮、头孢曲松、林可霉素、克林霉素、大环内酯类（除酯化物）、氧氟沙星、培氟沙星、氟罗沙星、氟胞嘧啶、氨曲南、诺氟沙星、左氧氟沙星、加替沙星、氟康唑、伊曲康唑、甲硝唑，替卡西林/克拉维酸、异烟肼、磺胺药
避免选用的抗菌药	氨苄西林酯化物、大环内酯类酯化物、利福平、氯霉素、酮康唑、咪康唑、两性霉素B、四环素类

三、新生儿患者选用抗菌药物时的注意事项

新生儿患者选用抗菌药物时除应考虑抗感染治疗的一般原则外，还应考虑新生儿迅速变化的病理生理状态，新生儿抗菌药物药代动力学特点。新生儿不宜肌肉注射。新生儿患者应避免使用或慎用的抗菌药物见表8-3。

表8-3　新生儿避免使用或慎用药物

抗菌药物	药物相关不良反应	发生机制
氯霉素	灰婴综合征	肝酶不足和肾功能发育不全，影响氯霉素的降解与排泄，使游离氯霉素浓度增高
磺胺药	脑性核黄疸	磺胺替代胆红素与蛋白的结合位置
氟喹诺酮类	软骨损害	不明
四环素类	齿及骨骼发育不良、牙齿黄染	药物与钙络合沉积在牙齿和骨骼中
氨基糖苷类	耳、肾毒性	肾清除能力差，药物浓度个体差异大，易致血药浓度升高；内耳淋巴液中药物浓度高
（去甲）万古霉素	耳、肾毒性	同氨基糖苷类
磺胺与呋喃类	溶血性黄疸	新生儿红细胞中缺乏葡萄糖-6-磷酸脱氢酶

新生儿期一些重要器官尚未完全发育成熟，使用抗菌药物时需注意以下事项：

（1）新生儿期肝、肾均未发育成熟，肝酶的分泌不足或缺乏，肾清除功能较差，因此新生儿感染时应避免应用毒性大的抗菌药物，包括主要经肾排泄的氨基糖苷类、万古霉素、去甲万古霉素等，以及主要经肝代谢的氯霉素。确有应用指征时，必须进行血药浓度监测，据此调整给药方案，个体化给药，以确保治疗安全有效。不能进行血药浓度监测者，不可选用上述药物。

（2）新生儿期避免应用或禁用可能发生严重不良反应的抗菌药物。可影响新生儿生长发育的四环素类、喹诺酮类禁用，可导致脑性核黄疸及溶血性贫血的磺胺类药和呋喃类药避免应用。

（3）新生儿期由于肾功能尚不完善，主要经肾排出的青霉素类、头孢菌素类等β-内酰胺类药物需

减量应用，以防止药物在体内蓄积导致严重中枢神经系统毒性反应的发生。

（4）新生儿的体重和组织器官日益成熟，抗菌药物在新生儿的药代动力学亦随日龄增长而变化，因此使用抗菌药物时应按日龄调整给药方案。

四、小儿患者抗菌药物的应用

小儿患者在应用下列抗菌药物时应注意：

1. 氨基糖苷类抗生素　该类药物有明显耳、肾毒性，小儿患者应尽量避免应用。临床有明确应用指征且又无其他毒性低的抗菌药物可供选用时，方可选用该类药物，并在治疗过程中严密观察不良反应。有条件者应进行血药浓度监测，个体化给药。

2. 万古霉素和去甲万古霉素　该类药也有一定肾、耳毒性，小儿患者仅在有明确指征时方可选用。在治疗过程中应严密观察不良反应，进行血药浓度监测，个体化给药。

3. 四环素类抗生素　可导致牙齿黄染及牙釉质发育不良，不可用于 8 岁以下小儿。

4. 喹诺酮类抗菌药　对骨骼发育可能产生不良影响，该类药物避免用于 18 岁以下未成年人。

五、妊娠期使用抗菌药物的注意事项

妊娠期选择抗菌药物时除应考虑抗感染治疗的一般原则外，还应考虑药物对胎儿的影响、妊娠期妇女药代动力学变化等因素。妊娠期使用抗菌药物应注意：避免不必要的用药，选择其风险、效果之比最小的药物。在必须用药时，要告知患者对继续妊娠可能引起的风险。

（1）胎儿有致畸或明显毒性作用者，如四环素类、喹诺酮类等，妊娠期避免应用。

（2）对母体和胎儿均有毒性作用者，如氨基糖苷类、万古霉素、去甲万古霉素等，妊娠期避免应用；确有应用指征时，须在血药浓度监测下使用，以保证用药安全有效。

（3）药物毒性低，对胎儿及母体均无明显影响，也无致畸作用者，确有使用抗菌药指征时，妊娠期可选用。可选用药物有：青霉素类、头孢菌素类等、β - 内酰胺类和磷霉素等。

常用抗菌药物对妊娠的影响分类见表 8 - 4。妊娠期抗菌药物选用见表 8 - 5。

表 8 - 4　常用抗菌药物对妊娠影响的分类

A 类	B 类	C 类	D 类	X 类
	青霉素类、头孢菌素类、两性霉素 B、阿奇霉素、克林霉素、克霉唑、红霉素、美罗培南、甲硝唑、呋喃妥因（分娩时禁用）、制霉菌素、乙胺丁醇、磷霉素、特比萘芬	氯霉素、环丙沙星、克拉霉素、氨苯砜、醋氨苯酚、呋喃妥因、灰黄霉素、亚胺培南、氟康唑、伊曲康唑、酮康唑、咪康唑、甲氧苄啶、（去甲）万古霉素、氟胞嘧啶、磺胺、利福平、异烟肼、吡嗪酰胺、金刚烷胺、更昔洛韦、干扰素、拉米夫定、阿昔洛韦、喹诺酮类、乙硫乙酰胺、膦甲酸钠、利福喷汀	氨基糖苷类、四环素类	奎宁、利巴韦林

附：美国 FDA 划分的药物对妊娠的影响（按其危险性分为 5 类）。

A 类：孕妇的对照试验未发现对妊娠头 3 个月的胎儿有危害，也没有发现对妊娠其他阶段的胎儿有不良影响，估计药物对胎儿的危险性极小。

B 类：动物试验未发现药物对胎儿产生危害，但目前尚无孕妇对照试验来证实药物对胎儿的安全性，但或者在动物试验中发现药物对胎儿会产生危害（降低母体生育能力除外），但在孕妇的对照试验中未发现药物对胎儿产生危害，包括妊娠头 3 个月和以后的妊娠阶段。

C 类：动物研究发现对胎儿有不良作用（致畸、杀胚或其他作用），但未在孕妇中做对照研究；或者孕妇或动物试验的结果不可靠。本类药物只能在其可能带来的益处胜过对胎儿的危险时才能使用。

D 类：有明确证据表明对人类胎儿有危害，但尽管如此，若用药对孕妇的益处大于损害仍然可以使用，例如存在危及生命的或严重的疾病时，没有更安全的药物可供使用，或虽有安全药物但使用无效。

X类：动物或人类的研究均发现药物导致的胎儿异常，或根据人类和动物用药经验，有危及胎儿的证据，孕妇使用此类药物的风险明显大于可能获得的任何效益。故妊娠或可能受孕的妇女禁用此类药物。

表 8 - 5　妊娠期抗菌药物选用参考

妊娠早期避免应用	妊娠后期避免应用	妊娠全过程避免应用	权衡利弊后谨慎应用	妊娠全过程可予应用
TMP 甲硝唑 乙胺嘧啶 利福平 金刚烷胺	磺胺药 氯霉素	四环素类、红霉素酯化物、氨基糖苷类、喹诺酮类、异烟肼、磺胺药 + TMP、碘苷、阿糖腺苷	氨基糖苷类、异烟肼、氟胞嘧啶、氟康唑、（去甲）万古霉素	青霉素类、头孢菌素类、其他 β - 内酰胺类、磷霉素、林可霉素类、大环内酯类（除酯化物）

六、哺乳期妇女抗菌药物的使用

哺乳期患者接受抗菌药物后，药物可自乳汁分泌，通常母乳中药物含量不高，不超过哺乳期患者每日用药量的 1%；少数药物乳汁中分泌量较高，如氟喹诺酮类、四环素类、大环内酯类、氯霉素、磺胺甲噁唑、甲氧苄啶、甲硝唑等。青霉素类、头孢菌素类等 β - 内酰胺类和氨基糖苷类等在乳汁中含量低。然而无论乳汁中药物浓度如何，均存在对乳儿潜在的影响，并可能出现不良反应，如氨基糖苷类抗生素可导致乳儿听力减退，氯霉素可致乳儿骨髓抑制，磺胺甲噁唑等可致核黄疸、溶血性贫血，四环素类可致乳齿黄染，青霉素类可致变态反应等。因此治疗哺乳期患者时应避免选用氨基糖苷类、喹诺酮类、四环素类、氯霉素、磺胺药等。哺乳期患者应用任何抗菌药物时，均宜暂停哺乳。因此，必须使用抗菌药物时，须使用最安全的药物，并调整用药与哺乳时间，如哺乳结束后立即用药，或在婴儿较长睡眠前用药，可使婴儿可能接触药物的量降至最低。

七、老年人使用抗菌药物时的注意事项

老年人的生理病理状态与青壮年人不同，如组织器官萎缩、生理功能减退、重要脏器功能储备降低、往往患有多种原发疾病等，自身生理调节能力下降，对疾病及药物的耐受能力降低。老年人易患感染性疾病，尤其是严重的细菌性感染，且临床表现往往不典型，病情变化较快，并发症较多，易引起多器官功能衰竭，药物疗效较年轻人差，病死率高。抗菌药物在老年人体内的吸收、分布、代谢和排泄等药代动力学过程均可发生变化，其中以药物排泄过程的影响最大。

由于老年人组织器官呈生理性退行性变，免疫功能减退，在应用抗菌药物时需注意以下事项。

（1）老年人肾功能呈生理性减退，主要经肾排出的抗菌药物按常用量给药时，易导致药物在体内积蓄，血药浓度增高，出现药物不良反应。老年患者尤其是高龄患者接受主要自肾排出的抗菌药物时，应按轻度肾功能减退情况减量给药，可用正常治疗量的 1/2 ~ 2/3。青霉素类、头孢菌素类和其他 β - 内酰胺类的大多数品种，即属此类情况。

（2）老年患者宜选用毒性低并具杀菌作用的抗菌药物，青霉素类、头孢菌素类等；β - 内酰胺类为常用药物；毒性大的氨基糖苷类、万古霉素、去甲万古霉素等药物应尽可能避免应用，有明确应用指征时在严密观察下慎用，同时应进行血药浓度监测，据此调整剂量，使给药方案个体化，以达到用药安全、有效的目的。

（宫少燕）

第七节　抗真菌药

本节主要介绍治疗系统性真菌感染的药物，有多烯类（两性霉素 B 及其衍生物）、三唑类（如氟康

唑、伊曲康唑、伏立康唑等）、嘧啶类（如氟胞嘧啶）、棘白菌素类（如卡泊芬净、米卡芬净）等。

（1）多烯类：是临床上应用最早的抗真菌药物，主要是两性霉素 B 及类似物。其机制为通过与敏感真菌细胞膜上的胆固醇相结合，损伤细胞膜的通透性，导致细胞内重要物质如钾离子、核苷酸和氨基酸等外漏，破坏细胞的正常代谢从而抑制其生长。该类药物的优点为抗真菌谱广、抗菌活性强，缺点为不良反应大，包括肾毒性、肝毒性及输液相关毒性等。剂型改造后脂质体包埋的两性霉素 B 通过肝脏摄取，缓慢释放入血液，避免了直接造成器官损害。目前临床上应用的两性霉素 B 脂质复合体（ABLC，abelcet）、两性霉素 B 胆固醇复合体（ABCD，amphotec，amphocil）和两性霉素 B 脂质体（AmBi2some，L2AmB）。因分子大小、包埋颗粒等的不同，药物的药代动力学与生物活性有所不同。其中 L2AmB 的直径小，药代动力学参数好，肝肾毒性小。

（2）吡咯类：包括咪唑类和三唑类。本类药物作用机制为影响麦角甾醇合成，使真菌细胞膜合成受阻，影响真菌细胞膜的稳定性，导致真菌细胞破裂而死亡。其抗菌谱和抗菌活性差异较大，部分有抗曲霉菌活性。咪唑类包括酮康唑、克霉唑、咪康唑和益康唑等，因毒性较大，目前多为浅表真菌感染或皮肤黏膜念珠菌感染的局部用药。三唑类包括氟康唑、伊曲康唑和伏立康唑，均可用于治疗深部真菌感染。该类药物对肝肾功能有一定影响，部分患者可能会有视觉改变，表现为视敏度、视力范围或色觉异常。另外，该类药物通过肝脏 P450 酶系统代谢，可能影响其他药物（如抗排异药物）的代谢，用于移植患者时应注意监测抗排异药物的血药浓度。另一方面，其血药浓度也容易受到其他药物的影响。

（3）5－氟胞嘧啶（5－FC）：是目前临床比较常用的作用于核酸合成的抗真菌药物。其作用机制涉及干扰嘧啶的代谢、RNA 和 DNA 的合成以及蛋白质的合成等。临床上很少单独使用 5－FC，多与氟康唑和两性霉素 B 等合并使用。真菌对 5－FC 的天然耐药多是由于胞嘧啶脱氨酶或鸟苷磷酸核糖基转移酶的缺失引起。对 5－FC 耐药株曲霉菌属最常见，其次为新型隐球菌和念珠菌。

（4）棘白菌素类：是较新的一类抗真菌药，系 1，3－β－D－葡聚糖合成酶的非竞争性抑制剂。通过抑制 1，3－β－D－葡聚糖的合成，从而破坏真菌细胞壁的完整性，导致真菌细胞壁的通透性改变、渗透压消失，最终使真菌细胞溶解。这种独特的干扰真菌细胞壁合成的作用机制，决定了该类药物对很多耐唑类药物的真菌具有良好的抗菌活性，对高等生物无影响，而且具有低毒高效的临床效果。另外，该类药物与唑类无交叉耐药，并同其他抗真菌药有协同作用和增效作用。

对抗真菌药物进行比较，就抗菌谱而言，两性霉素 B 及其脂质体的抗菌谱最广。氟康唑对近平滑念珠菌、光滑念珠菌以及克柔念珠菌疗效差，对曲霉和接合菌无抗菌活性。伊曲康唑和伏立康唑对念珠菌的抗菌活性优于氟康唑，对氟康唑耐药的念珠菌也有较强的抗菌活性，二者均有抗曲霉活性，但对接合菌感染均无效。而卡泊芬净对隐球菌、镰刀霉菌等疗效较差外，对其他临床常见真菌均有较好的抗菌作用。就安全性而言，卡泊芬净、伏立康唑、伊曲康唑与两性霉素 B 比较，毒性降低，尤以卡泊芬净最为明显。从药物之间的相互作用看，两性霉素 B 和卡泊芬净的代谢与细胞色素 P450 酶无关，对其他药物的代谢影响不大。而三唑类药物则相反，对其他药物的代谢有影响。就耐药性来说，多烯类药物和棘白菌素 B 衍生物产生耐药菌较少见，而真菌对唑类药物的耐药，特别是对氟康唑的耐药，最常出现于 HIV 患者口腔黏膜白色念珠菌感染长时间使用氟康唑的治疗后。近年来由于氟康唑的选择性压力，其他种类的念珠菌如光滑念珠菌和克柔念珠菌及新型隐球菌也出现耐药菌株。

一、两性霉素 B（Amphotericin B）

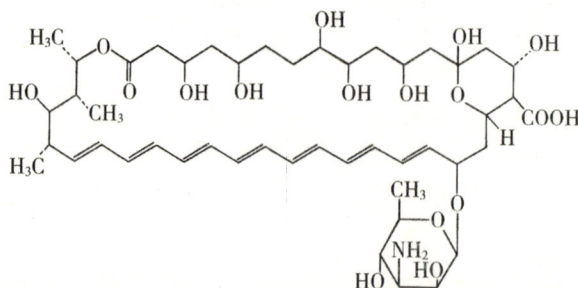

系由链霉菌 Streptomyces nodosus 的培养液中提炼制得，国内由 Streptomyces lushanensis sp 产生，是一种多烯类抗真菌抗生素。

1. 其他名称　二性霉素，FUNGIZONE。

2. ATC 编码　J02AA01。

3. 性状　为黄色或橙黄色粉末，无臭或几乎无臭，无味；有引湿性，在日光下易破坏失效。在二甲亚砜中溶解，在二甲基甲酰胺中微溶，在甲醇中极微溶解，在水、无水乙醇、氯仿或乙醚中不溶。其注射剂添加有一定量的脱氧胆酸钠（起增溶作用），可溶于水形成胶体溶液，但遇无机盐溶液则析出沉淀。

4. 药理学　为抗深部真菌感染药。本品与真菌细胞膜上的甾醇结合，损伤膜的通透性，导致真菌细胞内钾离子、核苷酸、氨基酸等外漏，破坏正常代谢而起抑菌作用。

5. 适应证　用于隐球菌、球孢子菌、荚膜组织胞浆菌、芽生菌、孢子丝菌、念珠菌、毛霉、曲菌等引起的内脏或全身感染。

6. 用法和用量　临用前，加灭菌注射用水适量使溶解（不可用氯化钠注射液溶解与稀释），再加入 5% 葡萄糖注射液（pH 值 >4.2）中，浓度每 1ml 不超过 1mg。

（1）注射用两性霉素 B 静脉滴注：开始用小剂量 1~2mg，逐日递增到 1 日 1mg/kg。每日给药 1 次，滴注速度通常为 1~15ml/min。疗程总量：白色念珠菌感染约 1g，隐球菌脑膜炎约 3g。

（2）两性霉素 B 脂质复合体（AMLC）：成人及小儿推荐剂量为一日 5mg/kg，静脉滴注液浓度为 1mg/ml。小儿和心血管疾病患者可为 2mg/ml，每日 1 次，滴注速度每小时 2.5mg/kg，时间超过 2h 应再次摇匀。

（3）两性霉素 B 脂质体（AMBL）：系统真菌感染一日 3~5mg/kg；HIV 感染的脑隐球菌脑膜炎，一日 6mg/kg；中性粒细胞减少症发热时的经验治疗，一日 3mg/kg；内脏利什曼原虫病的治疗，免疫功能正常者，第 1~5 日，每日 3mg/kg，于第 14 日和 21 日各再加一剂。免疫功能不正常者第 1~5 日，每日 4mg/kg，第 10、17、21、31 和 38 日各再给一剂。均为静脉滴注，每日滴注 1 次，每次滴注时间约 2h，耐受良好者可缩短为 1h，药液需通过输液管内滤膜后方可给予。

（4）两性霉素 B 胆固醇复合体（ABCD）：成人和儿童均为一日 3~4mg/kg，一日 1 次静脉滴注。先用灭菌注射用水溶解，再加 5% 葡萄糖液稀释至 0.6mg/ml，以每小时 1mg/kg 速度滴注。首次给药前先以本品小剂量 5mg/10ml 静脉滴注 15~30min 以上，滴完后观察 30min，如患者适应则可正式给药滴注 2h，如表现不耐受，则应延长给药时间，每次 2h 以上。

（5）鞘内注射：对隐球菌脑膜炎，除静脉滴注外尚需鞘内给药。每次从 0.05~0.10mg 开始，逐渐递增至 0.5~1.0mg（浓度为 0.10~0.25mg/ml）。溶于注射用水 0.5~1ml 中，按鞘内注射法常规操作，共约 30 次，必要时可酌加地塞米松注射液，以减轻反应。

（6）雾化吸入：适用于肺及支气管感染性疾病例。一日量 5~10mg，溶于注射用水 100~200ml 中，分 4 次用。

（7）局部病灶注射：浓度 1~3mg/ml，3~7d 用 1 次，必要时可加普鲁卡因注射液少量；对真菌性脓胸和关节炎，可局部抽脓后注入药 5~10mg，每周 1~3 次。

（8）局部外用：浓度 2.5~5.0mg/ml。

（9）腔道用药：栓剂 25mg。

（10）眼部用药：眼药水 0.25%；眼药膏 1%。

（11）口服：对肠道真菌感染，1 日 0.5~2.0g，分 2~4 次服。

7. 不良反应　毒性较大，可有发热、寒战、头痛、食欲不振、恶心、呕吐等反应，静脉用药可引起血栓性静脉炎，鞘内注射可引起背部及下肢疼痛。对肾脏有损害作用，可致蛋白尿、管型尿，定期检查发现尿素氮大于 20mg% 或肌酐大于 3mg% 时，应采取措施，停药或降低剂量。尚有白细胞下降、贫血、血压下降或升高、肝损害、复视、周围神经炎、皮疹等反应。使用期间可出现心率加快，甚至心室颤动，多与注入药液浓度过高、速度过快、用量过大，以及患者低血钾有关。

8. 禁忌证　对本药过敏者、严重肝病患者禁用。

9. 注意

（1）肝肾功能不全者慎用。

（2）用药期间应监测肝肾功能、血常规及血钾。

（3）出现低钾血症，应高度重视，及时补钾。

（4）使用期间，应用抗组胺药可减轻某些反应。皮质激素也有减轻反应的作用，但只限在反应较严重时用，勿作常规使用。

（5）静脉滴注如漏出血管外，可引起局部炎症，可用5%葡萄糖注射液抽吸冲洗，也可加少量肝素钠注射液于冲洗液中。

10. 药物相互作用

（1）与氟胞嘧啶合用，两药药效增强，但氟胞嘧啶的毒性增强。

（2）与肾上腺皮质激素合用时，可能加重两性霉素B诱发的低钾血症。

（3）与其他肾毒性药物合用，如氨基苷类、抗肿瘤药、万古霉素等，可加重肾毒性。

11. 制剂　注射用两性霉素B（脱氧胆酸钠复合物）：每支5mg；25mg；50mg。

12. 贮法　15℃以下，严格避光。配成的药液也必须注意避光。

二、伊曲康唑（Itraconazole）

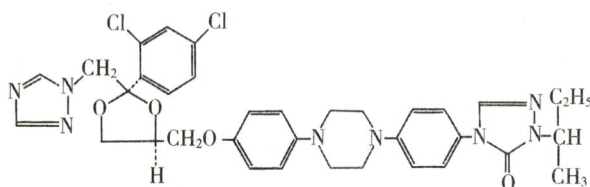

1. 其他名称　依他康唑，斯皮仁诺，美扶。

2. ATC编码　J02AA01。

3. 药理学　本品是具有三唑环的合成唑类抗真菌药，对深部真菌与浅表真菌都有抗菌作用。三唑环的结构使本品对人细胞色素P450的亲和力降低，而对真菌细胞色素P450仍保持强亲和力。本品口服吸收良好，饭后服用吸收较好，由于脂溶性强，在体内某些脏器，如肺、肾及上皮组织中浓度较高，但由于蛋白结合率很高，所以很少透过脑膜，在支气管分泌物中浓度也较低。

4. 适应证　主要应用于深部真菌所引起的系统感染，如芽生菌病、组织胞浆菌病、类球孢子菌病、着色真菌病、孢子丝菌病、球孢子菌病等。也可用于念珠菌病和曲菌病。

5. 用法和用量　一般为1日100~200mg，顿服，1个疗程为3个月，个别情况下疗程延长到6个月。

短程间歇疗法：1次200mg，1日2次，连服7d为1个疗程，停药21d，开始第2疗程，指甲癣服2个疗程，趾甲癣服3个疗程，治愈率分别为97%和69.4%。

6. 不良反应　本品对肝酶的影响较酮康唑为轻，但仍应警惕发生肝损害，已发现肝衰竭死亡病例。有恶心及其他胃肠道反应，还可出现低钾血症和水肿。本品有一定的心脏毒性，已发现充血性心力衰竭多例且有死亡者。

7. 禁忌证　对本药过敏者、室性心功能不全者禁用。

8. 注意

（1）肝、肾功能不全者，心脏病患者应慎用。

（2）儿童、妊娠期妇女及哺乳期妇女使用应权衡利弊。

9. 药物相互作用

（1）酶诱导药物如卡马西平、利福平和苯妥英等可明显降低本品的血药浓度，相反酶抑制剂如克拉霉素、红霉素能增加伊曲康唑的血药浓度。而降低胃酸的药物可能会减少伊曲康唑的吸收。

（2）与环孢素、阿司咪唑和特非那丁有相互作用，同服时应减少剂量。

（3）本品可干扰地高辛和华法林正常代谢使消除减慢，同服时应减少剂量。

10. 制剂 片剂：每片100mg；200mg。注射液：25ml：250ml。

11. 贮法 避光、密闭，25℃以下室温保存。

三、氟康唑（Fluconazole）

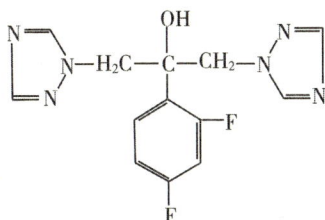

1. 其他名称 大扶康，三维康，DIFLUCAN。

2. ATC编码 J02AC01。

3. 性状 为白色结晶状粉末，微溶于水或盐水中，溶于乙醇和丙酮，略溶于氯仿和异丙醇，易溶于甲醇，极微溶于甲苯。

4. 药理学 本品为氟代三唑类抗真菌药。本品高度选择抑制真菌的细胞色素P450，使菌细胞损失正常的甾醇，而14α‐甲基甾醇则在菌细胞中蓄积，起抑菌作用。对新型隐球菌、白色念珠菌及其他念珠菌、黄曲菌、烟曲菌、皮炎芽生菌、粗球孢子菌、荚膜组织胞浆菌等有抗菌作用。

本品口服吸收90%，空腹服药，1~2h血药达峰、$t_{1/2}$约30（20~50）h。志愿者空腹口服400mg，平均峰浓度为6.72μg/ml。剂量在50~400mg间，血药浓度和AUC值均与剂量成正比。每日口服本品1次，5~10d血药浓度达坪。第1日倍量服用，则在第2日即接近达坪。V_d约与全身水量接近（40L）。血浆蛋白结合率低（11%~12%）。单剂量或多剂量服药，14d时药物可进入所有体液、组织中，尿液及皮肤中药物浓度为血浆浓度的10倍；水疱皮肤中为2倍；唾液、痰、水疱液、指甲中与血浆浓度接近；脑脊液中浓度低于血浆，为0.5~0.9倍。80%药物以原形自尿排泄，11%以代谢物出现于尿中，肾功能不全者药物清除率明显降低。3h透析可使血药浓度降低50%。

5. 适应证 应用于敏感菌所致的各种真菌感染，如隐球菌性脑膜炎、复发性口咽念珠菌病等。

6. 用法和用量 念珠菌性口咽炎或食管炎：第1日口服200mg，以后每日服100mg，1个疗程2~3周（症状消失仍需用药），以免复发。

（1）念珠菌系统感染：第1日400mg，以后每日200mg，1个疗程4周或症状消失后再用2周。

（2）隐球菌性脑膜炎：第1日400mg，以后每日200mg，如患者反应正常也可用每日1次400mg，至脑脊液细菌培养阴性后10~12周。

肾功能不全者减少用量。肌酐清除率>50ml/min者用正常量；肌酐清除率为21~50ml/min者，用1/2量；肌酐清除率为11%~20%者，用1/4量。

注射给药的用量与口服量相同。静脉滴注速度约为200mg/h。可加入到葡萄糖液、生理氯化钠液、乳酸钠林格液中滴注。

7. 不良反应 偶见剥脱性皮炎（常伴随肝功能损害发生）。较常见的不良反应有：恶心（3.7%）、头痛（1.9%）、皮疹（1.8%）、呕吐（1.7%）、腹痛（1.7%）、腹泻（1.5%）及味觉异常。其他不良反应包括头痛、头晕、中性粒细胞减少、血小板减少症和粒细胞缺乏症，肝毒性，包括很少数致死性肝毒性病例，碱性磷酸酶升高，胆红素升高，血清丙氨酸氨基转移酶（SGOT）和血清天门冬氨酸氨基转移酶（SGPT）升高。免疫系统：变态反应（包括血管神经性水肿、面部水肿、瘙痒）；肝胆系统：肝衰竭、肝炎、肝细胞坏死、黄疸；高胆固醇血症、高三酰甘油血症、低钾血症。

8. 禁忌证 对本药或其他吡咯类药过敏者禁用。

9. 注意

（1）本品对胚胎的危害性尚未肯定，给妊娠期妇女用药前应慎重考虑本品的利弊。哺乳妇慎用。

（2）本品的肝毒性虽较咪唑类抗真菌药为小，但也须慎重，特别对肝脏功能不健全者更应小心。遇有肝功能变化要及时停药或处理。

（3）用药期间应监测肝肾功能。

10. 药物相互作用

（1）与华法林合用可延长凝血因子时间。

（2）本品可抑制口服降糖药的代谢。

（3）使苯妥英的血药浓度升高。

（4）肾移植后使用环孢素者，联用本品可使环孢素血药浓度升高。

（5）利福平可加速本品的消除。

11. 制剂　片剂（胶囊）：每片（粒）50mg；100mg；150mg 或 200mg。注射剂：每瓶 200mg/100ml。

12. 贮法　避光、密闭，干燥处保存。

四、伏立康唑（Voriconazole）

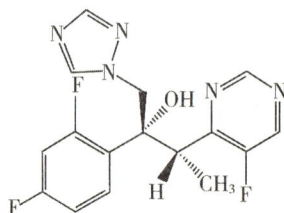

1. 其他名称　活力康唑，威凡，Vfend，VRC。

2. ATC 编码　J02AC03。

3. 药理学　本品为三唑类抗真菌药，通过抑制对真菌细胞色素 P450 有依赖的羊毛甾醇 14α-去甲基化酶，进而抑制真菌细胞膜麦角甾醇的生物合成，使真菌细胞膜的结构和功能丧失，最终导致真菌死亡。对分枝霉杆菌、链孢霉菌属以及所有曲霉菌均有杀菌活性，对耐氟康唑的克柔念珠菌、光滑念珠菌、白色念珠菌等也有抗菌作用。

口服后吸收迅速，达峰时间为 1~2h，生物利用度为 96%，食物影响其吸收。本品消除半衰期为 6h，经肝脏细胞色素 P450 酶代谢，代谢产物经尿液排出，尿中原形药物低于 5%。

4. 适应证　用于治疗侵入性曲霉病，以及对氟康唑耐药的严重进入性念珠菌病感染及由足放线病菌属和镰刀菌属引起的严重真菌感染。主要用于进行性、致命危险的免疫系统受损的 2 岁以上患者。

5. 用法和用量　负荷剂量：第 1d 静脉注射每次 6mg/kg，12h 一次；口服，体重大于 40kg 者每次 400mg，小于 40kg 者 200mg，均为 12h 一次。

维持剂量：第 2d 起静脉注射每次 4mg/kg，每日 2 次；口服，体重大于 40kg 者每次 200mg，小于 40kg 者 100mg，均为 12h 一次。

治疗口咽、食管白色念珠菌病：口服，每次 200mg，每日 2 次；静脉注射，每次 3~6mg/kg，12h 一次。

6. 不良反应　最为常见的不良事件为视觉障碍、发热、皮疹、恶心、呕吐、腹泻、头痛、败血症、周围性水肿、腹痛以及呼吸功能紊乱。与治疗有关的，导致停药的最常见不良事件包括肝功能试验值增高、皮疹和视觉障碍。

7. 禁忌证　已知对伏立康唑或任何一种赋形剂有过敏史者、妊娠、哺乳期妇女禁用。

8. 注意

（1）肝肾功能不全者慎用：12 岁以下儿童不推荐使用。

（2）对驾驶和操作机器者，本品可能会引起一过性的、可逆性的视觉改变，包括视力模糊、视觉改变、视觉增强和/或畏光。

（3）本品使用时先用 19ml 注射用水溶解，溶解后的浓度为 10mg/ml。本品仅供单次使用，未用完的溶液应当弃去。只有清澈的、没有颗粒的溶液才能使用。稀释后的溶液：2～8℃保存，不超过 24h。

（4）伏立康唑片剂应在餐后或餐前至少 1h 服用。

9. 药物相互作用

（1）西罗莫司与伏立康唑合用时，前者的血浓度可能显著增高。

（2）利福平、卡马西平、苯巴比妥等酶促药，可降低本品的血药浓度。

（3）本品抑制细胞色素 P450 同工酶 CYP2C19、CYP2C9、CYP3A4 的活性，可使特非那定、阿司咪唑、奎尼丁、麦角碱类、环孢素、他克莫司、华法林、他汀类降血脂药等血药浓度升高。从而导致 Q－T 间期延长，并且偶见尖端扭转性室性心动过速。应禁止合用。

10. 制剂 片剂：每片 50mg；200mg。注射用伏立康唑：每支 200mg。

11. 贮法 密闭，阴凉干燥处保存。

五、氟胞嘧啶（Flucytosine）

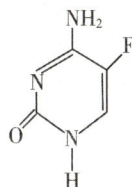

1. 其他名称 Fluorocytosin，5－FC。

2. ATC 编码 J02AX01。

3. 性状 为白色结晶性粉末，无臭，溶于水，溶解度为 1.2%（20℃）。干燥品极稳定，水溶液在 pH 值 6～8 时也较稳定，在低温时可析出结晶。在酸或碱液中则迅速分解，可检出含有脱氨化合物 5－氟尿嘧啶。

4. 药理学 抗真菌药，对念珠菌、隐球菌，以及地丝菌有良好的抑制作用，对部分曲菌，以及引起皮肤真菌病的分枝孢子菌、真菌等也有作用。对其他真菌和细菌都无作用。口服吸收良好，3～4h 血药达到高峰，血中半衰期为 8～12h，可透过血脑屏障。

5. 适应证 用于念珠菌和隐球菌感染，单用效果不如两性霉素 B，可与两性霉素 B 合用以增疗效（协同作用）。

6. 用法和用量 口服：1 日 4～6g，分 4 次服，疗程自数周至数月。静脉注射，1 日 50～150mg/kg，分 2～3 次。单用本品时真菌易产生耐药性，宜与两性霉素 B 合用。

7. 不良反应 不良反应有：氨基转移酶和碱性磷酸酶值升高、胃肠道症状、白细胞减少、贫血、血小板减少、肾损害、头痛、视力减退、幻觉、听力下降、运动障碍、血清钾、钙磷值下降，以及变态反应（如皮疹）等。

8. 禁忌证 对本药过敏者、严重肾功能不全、严重肝脏疾病患者禁用。

9. 注意

（1）骨髓抑制、有血液系统疾病者、肝肾功能损害者慎用。

（2）因脑脊液中药物浓度较高，故无需鞘内注射给药。

（3）如单次服药量较大，可间隔 15min 分次服用，以减少恶心、呕吐等不良反应。

10. 药物相互作用

（1）与两性霉素 B 联用有协同作用，应注意毒性反应。

（2）与其他骨髓抑制药合用，可增加造血系统的不良反应。

（3）与阿糖胞苷联用有拮抗作用。

11. 制剂 片剂：每片 250mg；500mg。注射液：2.5g（250ml）。

12. 贮法　避光、密闭，阴凉处保存。

六、特比萘芬（Terbinafine）

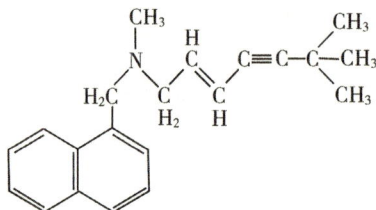

1. 其他名称　兰美舒，疗霉舒，丁克，Lamisil。

2. ATC 编码　D01AE15，D01BA02。

3. 性状　为白色或几乎白色粉末，微溶于水，易溶于无水乙醇和甲醇，微溶于丙酮。

4. 药理学　本品为烯丙胺类抗真菌药，抑制真菌细胞麦角甾醇合成过程中的鲨烯环氧化酶，并使鲨烯在细胞中蓄积而起杀菌作用。人体细胞对本品的敏感性为真菌的万分之一。本品有广谱抗真菌作用，对皮肤真菌有杀菌作用，对白色念珠菌则起抑菌作用。

本品口服吸收约 70%。口服 250mg，2h 血药浓度达峰值 0.97μg/ml。在剂量 50~750mg 范围内血药浓度呈正比递升。吸收 $t_{1/2}$ 为 0.8~1.1h，分布 $t_{1/2}$ 为 4.6h，$t_{1/2\beta}$ 为 16~17h。在体内与血浆蛋白高度结合，分布容积 V_d 约 950L，在皮肤角质层与指甲内有较高浓度，并持续一段时间。在体内代谢后由尿排泄，肝、肾功能不全者药物的血药浓度升高。

5. 适应证　用于浅表真菌引起的皮肤、指甲感染，如毛癣菌、狗小孢子菌、絮状表皮癣菌等引起的体癣、股癣、足癣、甲癣以及皮肤白色念珠菌感染。

6. 用法和用量　口服，每日 1 次 250mg，足癣、体癣、股癣服用 1 周；皮肤念珠菌病 1~2 周；指甲癣 4~6 周；趾甲癣 12 周（口服对花斑癣无效）。

外用（1% 霜剂）用于体癣、股癣、皮肤念珠菌病、花斑癣等，每日涂抹 1~2 次，疗程不定（约 1~2 周）。

7. 不良反应　不良反应有消化道反应（腹胀、食欲不振、恶心、轻度腹痛、腹泻等）和皮肤反应（皮疹），偶见味觉改变。本品对细胞色素 P450 酶抑制较轻，但仍有一定的肝毒性，已发现肝损害病例，其症状是胆汁淤积，在停药后恢复缓慢。

8. 禁忌证　对本药过敏者、严重肾功能不全者禁用。

9. 注意

（1）肝功能不全者和肾功能不全者慎用。2 岁以下儿童、妊娠期妇女使用要权衡利弊。

（2）进食高脂食物可使本药的生物利用度增加约 40%。

（3）如出现皮肤变态反应、味觉改变，应停止用药。

10. 药物相互作用

（1）本品可抑制由细胞色素 P450 同工酶 CYP2D6 介导的代谢反应，可导致如三环类抗抑郁药、β 受体拮抗剂、选择性 5 - 羟色胺再吸收抑制剂等主要通过该酶代谢的药物的血药浓度改变。

（2）利福平加速本品代谢：西咪替丁抑制本品代谢。

11. 制剂　片剂：每片 125mg 或 250mg。霜剂 1%。

12. 贮法　避光、密封保存。

七、美帕曲星（Mepartricin）

系由链霉菌 s. aureofaciens 所产生的多烯类抗生素帕曲星（partricin），经甲基化，得美帕曲星。口服片的制品有两种：一种是与十二烷基硫酸钠组成复合片；另一种是不含十二烷基硫酸钠的片剂。

1. 其他名称　克霉灵，甲帕霉素，Montricin。

2. ATC 编码　A01AB16，D01AA06，G01AA09，C04CX03。

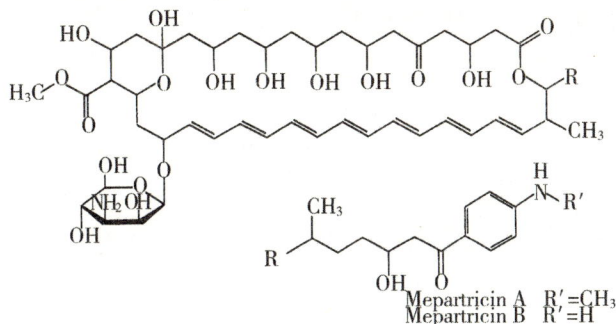

Mepartricin A　R′=CH₃
Mepartricin B　R′=H

3. 药理学　为抗深部真菌药，对白色念珠菌有较强的抑制作用，其作用类似两性霉素 B，与真菌细胞膜的甾醇结构结合而破坏膜的通透性。本品对滴虫有抑制作用。

本品中的十二烷基硫酸钠为助吸收剂，使美帕曲星口服后迅速被小肠吸收，服药期间美帕曲星的血浓度远高于其 MIC。本品在肾脏中分布浓度最高，且由尿液排泄，在肝脏及肺中较低。未吸收的药物主要从粪便排泄，停药后 30h 即从体内消除，无蓄积现象。

4. 适应证　用于白色念珠菌阴道炎和肠道念珠菌病，也可用于阴道或肠道滴虫病。本品在肠道内与甾醇类物质结合成不吸收的物质，可用于治疗良性前列腺肿大。

5. 用法和用量　阴道或肠道念珠菌感染或滴虫病（用含十二烷基硫酸钠的复合片）：1 次 100 000 单位（2 片），每 12h1 次，连用 3d 为 1 个疗程。对于复杂性病例，疗程可酌情延长。宜食后服用。

治疗前列腺肿大或肠道念珠菌病、滴虫病（用不含十二烷基硫酸钠的片剂）：每日 1 次，每次 100 000IU。

6. 不良反应　主要有胃肠道反应，如胃部烧灼感、消化不良、恶心、腹泻、肠胀气、便秘等不良反应。

7. 禁忌证　对本品过敏者禁用。妊娠期妇女，尤其是妊娠初 3 个月内不宜应用。

8. 注意　饭后服用减少胃肠道不良反应。

9. 制剂　肠溶片：每片 50 000IU。阴道片：每片 25 000IU。乳膏：供黏膜用。

八、阿莫罗芬（Amorolfine）

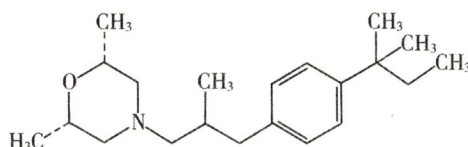

1. 其他名称　盐酸阿莫罗芬，罗噻尼尔，罗每乐，Loceryl，Pekiron。

2. ATC 编码　D01AE16。

3. 药理学　本品为吗啉类局部抗真菌药，通过干扰真菌细胞膜麦角固醇的合成而导致真菌死亡。对皮肤癣菌、念珠菌、隐球菌、皮炎芽生菌、荚膜组织胞浆菌、申克孢子丝菌等有抗菌活性。

局部用乳膏剂可在甲板上形成一层非水溶性薄膜，并在 24h 内穿入甲板达到远高于最低抑菌浓度的浓度，能维持 1 周时间。局部用药后有 4% ~10% 被吸收入血，血药浓度小于 0.5ng/ml。吸收后的药物主要由尿排出，少量从粪便排出。

4. 适应证　用于治疗皮肤及黏膜浅表真菌感染，如体癣、手癣、足癣、甲真菌病及阴道白色念珠菌病等。

5. 用法和用量　甲真菌病：挫光病甲后将搽剂均匀涂抹于患处，每周 1 ~2 次。指甲感染一般连续用药 6 个月，趾甲感染持续用药 9 ~12 个月。皮肤浅表真菌感染：用 0.25% 乳膏局部涂抹，每日 1 次，至临床症状消失后继续治疗 3 ~5d。阴道念珠菌病：先用温开水或 0.02% 高锰酸钾无菌溶液冲洗阴道或坐浴，再将一枚栓剂置入阴道深处。

6. 不良反应　不良反应轻微，仅见一过性局部瘙痒、轻微烧灼感，个别有变态反应。

7. 禁忌证　对本品过敏者、妊娠期妇女及准备怀孕的妇女禁用。

8. 注意

（1）局部用药后，吸收极少。

（2）阿莫罗芬有较强的体外抗真菌作用，全身用药却没有活性，仅用于浅表局部感染。

9. 制剂

（1）搽剂：每瓶 125mg（2.5ml）。乳膏剂：每支 0.25%（5g）。

（2）栓剂：每枚 25mg；50mg。

10. 贮法　密闭，置阴凉干燥处。

九、醋酸卡泊芬净（Caspofungin Acetate）

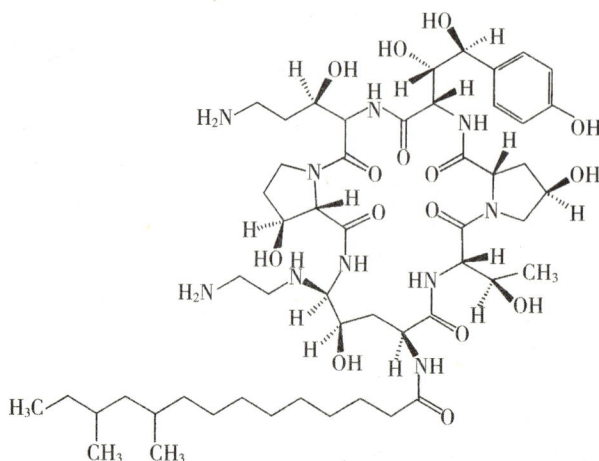

醋酸卡泊芬净是一种由 Glarea lozoyensis 发酵产物合成而来的半合成脂肽（棘白菌素，echinocandin）化合物。

1. 其他名称　科赛斯，Cancidas，GRIVULFIN。

2. ATC 编码　J02AX04。

3. 性状　本品为白色或类白色冻干块状物。辅料：蔗糖，甘露醇，冰醋酸和氢氧化钠（少量用于调节 pH 值）。

4. 药理学　卡泊芬净是一种 β（1，3）-D-葡聚糖合成抑制剂，可特异性抑制真菌细胞壁的组成成分 β（1，3）-D-葡聚糖的合成，从而破坏真菌结构，使之溶解。由于哺乳动物细胞不产生 β（1，3）-D-葡聚糖，因此卡泊芬净对患者不产生类似两性霉素 B 样的细胞毒性。此外，卡泊芬净不是 CYP450 酶抑制剂，因此不会与经 CYP3A4 途径代谢的药物产生相互作用。本品对许多种致病性曲霉菌属和念珠菌属真菌具有抗菌活性。

单剂量卡泊芬净经 1h 静脉输注后，其血浆浓度下降呈多相性。输注后立即出现一个短时间的 α 相，接着出现一个半衰期为 9~11h 的 β 相。另外还会出现一个半衰期为 27h 的 γ 相。大约 75% 放射性标记剂量的药物得到回收：其中有 41% 在尿中、34% 在粪便中。卡泊芬净在给药后的最初 30h 内，很少有排出或生物转化。蛋白结合率大约 97%。通过水解和 N-乙酰化作用卡泊芬净被缓慢代谢。有少量卡泊芬净以原形从尿中排出（大约为给药剂量的 1.4%），原形药的肾脏消除率低。

5. 适应证　用于治疗对其他治疗无效或不能耐受的侵袭性曲霉菌病；对疑似真菌感染的粒缺伴发热患者的经验治疗；口咽及食管念珠菌病，侵袭性念珠菌病，包括中性粒细胞减少症及非中性粒细胞减少症患者的念珠菌血症。

6. 用法和用量　第一天给予单次 70mg 负荷剂量，随后每天给予 50mg 的剂量。本品约需要 1h 的时间经静脉缓慢地输注给药。疗程取决于患者疾病的严重程度、被抑制的免疫功能恢复情况以及对治疗的临床反应。对于治疗无临床反应而对本品耐受性良好的患者可以考虑将每日剂量加大到70mg。

7. 不良反应　不良反应常见有皮疹、面部肿胀、瘙痒、温暖感或支气管痉挛。罕见的肝脏功能失调；心血管：肿胀和外周水肿；实验室异常：高钙血症、低白蛋白、低钾、低镁血症、白细胞减少、嗜酸性粒细胞增多、血小板减少、中性白细胞减少、尿中红细胞增多、部分凝血激酶时间延长、血清总蛋白降低、尿蛋白增多、凝血因子时间延长、低钠、尿中白细胞增多以及低钙。

8. 禁忌证　对本品中任何成分过敏的患者禁用。

9. 注意

（1）肝功能不全者、骨髓移植患者、肾功能不全者、妊娠期妇女、哺乳期妇女慎用。

（2）不推荐18岁以下的患者使用。

（3）本药配制后应立即使用。

（4）与右旋葡萄糖溶液存在配伍禁忌。除生理盐水和林格溶液外，不得将本品与任何其他药物混合或同时输注。

10. 药物相互作用

（1）环孢霉素能使卡泊芬净的AUC增加大约35%。AUC增加可能是由于肝脏减少了对卡泊芬净的摄取所致。本品不会使环孢霉素的血浆浓度升高，但与环孢霉素同时使用时，会出现肝酶ALT和AST水平的一过性升高。

（2）本品与药物消除诱导剂如依非韦伦、奈韦拉平、利福平、地塞米松、苯妥英或卡马西平同时使用时，可能使卡泊芬净的浓度下降。应考虑给予本品每日70mg的剂量。

（3）本品能使他克莫司的12h血药浓度下降26%。两种合用建议对他克莫司的血浓度进行标准的检测，同时适当地调整他克莫司的剂量。

11. 制剂　注射用醋酸卡泊芬净：50mg；70mg（以卡泊芬净计）。

12. 贮法　密闭的瓶装冻干粉末应于2~8℃储存。

十、米卡芬净（Micafungin）

通过对Coleophoma empedri天然产物的改造，化学合成得到的新型棘白菌素类抗真菌药物。

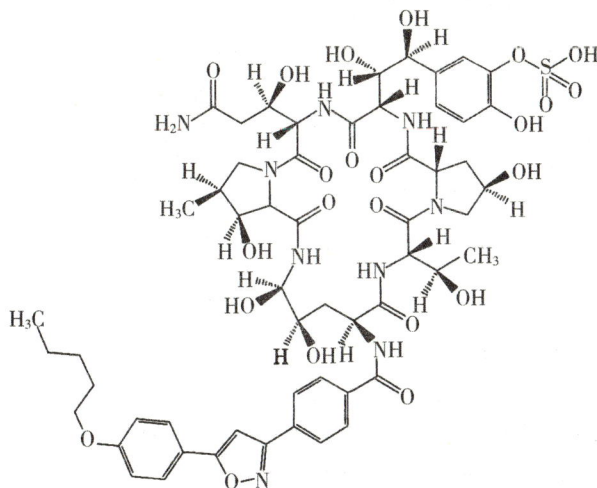

1. 其他名称　米卡芬净钠，米开民，Mycamine，Fungusrd。

2. ATC编码　J02AX05。

3. 性状　本品为白色块状物。

4. 药理学　米卡芬净可特异性抑制真菌细胞壁的组成成分β（1，3）-D-葡聚糖的合成，破坏真菌细胞结构，使之溶解。对念珠菌如白色念珠菌、光滑念珠菌、热带念珠菌、克柔念珠菌和近平滑念珠菌有较好的抑制活性，对于曲霉也有良好的体外抑制活性，但对于新生隐球菌、镰刀菌、接合菌和白吉利毛孢子菌等无抑制活性。

5. 适应证　用于治疗食管念珠菌感染，预防造血干细胞移植患者的念珠菌感染。

6. 用法和用量　治疗食管念珠菌病的推荐剂量为150mg/d，预防造血干细胞移植患者的念珠菌感染的推荐剂量为50mg/d。平均疗程分别为15d和19d。

只能用生理盐水（可用5%葡萄糖注射液代替）配制和稀释。每50mg米卡芬净钠先加入5ml生理盐水溶解。为减少泡沫的产生，须轻轻转动玻璃瓶，不可用力振摇。随后将已溶解好的米卡芬净钠溶液加入到100ml生理盐水中滴注给药，给药时间至少1h。

7. 不良反应　可能出现肝功能异常。部分同时给予米卡芬净钠和其他药物的患者曾经出现过肝功能失调、肝炎，甚至恶化为肝衰竭。可能导致患者血尿素氮和肌酐水平升高，个别病例还曾出现肾功能失调和急性肾衰竭。还有可能引起与组胺有关的不良反应，如皮疹、瘙痒、面部肿胀和血管舒张。当给药剂量在50~150mg/d时，米卡芬净钠可能引起注射部位反应，如静脉炎和血栓性静脉炎。

8. 禁忌证　对本品过敏者禁用。

9. 注意

（1）肝、肾功能不全者及血液疾病（如贫血、骨髓功能降低等）者、妊娠期妇女、哺乳期妇女慎用。

（2）静脉滴注时，给药前输液管路应先用生理盐水冲洗，加药输液应注重避光保存。

（3）使用前，详细询问患者是否对此药或其他药物过敏。

10. 药物相互作用　与硝苯地平或西罗莫司合用，可使后两者的血药浓度升高，合用应谨慎。

11. 制剂　米卡芬净钠冻干粉针：每瓶50mg；100mg。

12. 贮法　室温下（15~30℃）避光保存。

十一、阿尼芬净（Anidulafungin）

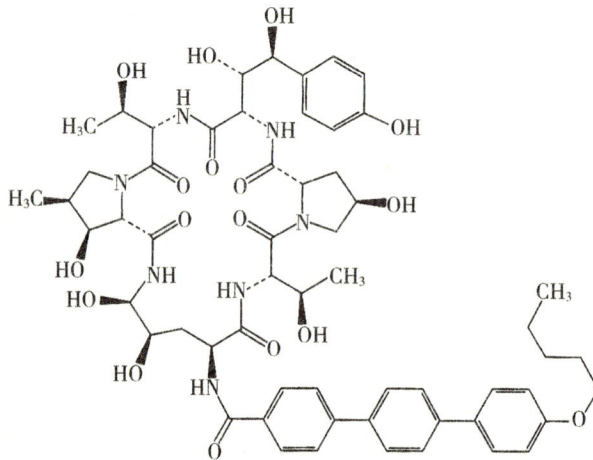

1. 其他名称　Eraxis，VER-OO2，LY3O3366。

2. ATC编码　J02AX06。

3. 药理学　是第三代棘白菌素类的半合成抗真菌药，是棘白菌素B的衍生物。通过抑制β-1，3-葡聚糖合成酶，从而导致真菌细胞壁破损和细胞死亡。临床前研究证实具有强大的体内外抗真菌活性，且不存在交叉耐药性。对绝大部分的念珠菌和真菌有强大的抗菌活性，包括氟康唑耐药的念珠菌、双态性真菌和霉菌感染。

口服生物利用度仅2%~7%。静脉输注后，血药浓度即达峰值（C_{max}），吸收半衰期低于1h，消除半衰期约24h。静脉给药后迅速广泛的分布于全身组织中，表观分布容积可达到与体液相当。阿尼芬净在健康受试者体内的分布容积为33L（30~50L），C_{max}和药时曲线下面积（AUC_{0}~∞）呈剂量依赖性。血浆清除率（CL）为1L/h，呈剂量依赖性。蛋白结合率为84%。约10%的原形药经粪便排泄，小于1%的药物经尿排泄。

4. 适应证　用于治疗食管念珠菌感染、念珠菌性败血症、念珠菌引起的腹腔脓肿及念珠菌性腹膜炎。

5. 用法和用量　静脉给药：食管性念珠菌病，第一日 100mg，随后每天 50mg 疗程至少 14d，且至少持续至症状消失后 7d。念珠菌性败血症等，第一日 200mg，随后每天 100mg，疗程持续至最后一次阴性培养后至少 14d。

6. 不良反应　常见恶心、呕吐、γ-谷氨酰胺转移酶升高、低钾血症和头痛。尚有皮疹、荨麻疹、面红、瘙痒、呼吸困难及低血压。阿尼芬净对血液系统、血生化和心电图中的 QT 间期没有影响。

7. 禁忌证　对本品或其他棘白菌素类药物过敏者禁用。

8. 注意

（1）中、重度肝功能不全者慎用。

（2）妊娠期妇女、哺乳期妇女用药应权衡利弊。

（3）输注速率不宜超过 1.1mg/min，避免不良反应发生。

9. 药物相互作用

（1）与环孢素合用，可使本药的血药浓度提高，无需调整阿尼芬净的剂量。

（2）阿尼芬净和伏立康唑合并用药，药动学参数均未见改变。阿尼芬净和不同消除机制的两性霉素 B 脂质体联合应用，彼此的药动学参数也没有统计学意义上的差别。

10. 制剂　注射用阿尼芬净：每瓶 50mg；100mg。其他抗真菌药参见外用药部分。

（宫少燕）

第八节　抗病毒药

病毒是病原微生物中最小的一种，体积微小，结构简单，其核心是核酸，外壳是蛋白质，不具有细胞结构。大多数病毒缺乏酶系统，不能独立自营生活，必须依靠宿主的酶系统才能使其本身繁殖（复制），具有遗传性和变异性。病毒的种类繁多，约 60% 流行性感染性疾病是由病毒感染引起的，常见的有流行性感冒、普通感冒、麻疹、腮腺炎、小儿麻痹症、传染性肝炎、疱疹性角膜炎等。20 世纪 80 年代医学家发现的人免疫缺陷病毒（HIV）所致艾滋病是危害性极大、死亡率很高的感染性疾病。此外，病毒与肿瘤、某些心脏病、先天性畸形等也有一定关系。

抗病毒药在某种意义上说只是病毒抑制剂，不能直接杀灭病毒和破坏病毒体，否则也会损伤宿主细胞。抗病毒药的作用在于抑制病毒的繁殖，使宿主免疫系统抵御病毒侵袭，修复被破坏的组织，或者缓和病情使之不出现临床症状。目前抗病毒药物研究的重点主要是针对人免疫缺陷病毒、疱疹病毒、流感病毒、乙肝病毒、丙肝病毒、呼吸道病毒和胃肠道病毒的抑制作用，增强机体抵御病毒感染的免疫调节剂和预防疫苗等。

抗病毒药物的分类主要是按结构、抗病毒谱和作用分类。抗病毒药物按结构可分为：核苷类药物、三环胺类、焦磷酸类、蛋白酶抑制剂、反义寡核苷酸及其他类药物。按作用（抗病毒谱）可分为：广谱抗病毒药物、抗反转录酶病毒药物、抗巨细胞病毒药物、抗疱疹病毒药物、抗流感及呼吸道病毒药物及抗肝炎病毒药物等。其中抗人类免疫缺陷病毒药物有核苷类反转录酶抑制剂、非核苷类反转录酶抑制剂、蛋白酶抑制剂、细胞进入抑制剂以及免疫调节药；抗肝炎病毒药物包括生物类药物、核苷类药物、免疫调节药几个方面。抗流感病毒药物有 M_2 抑制剂及神经氨酸酶抑制剂。另外，有一些中草药如金银花、板蓝根、大青叶、连翘、菊花、薄荷、芙蓉叶、白芍、黄连、黄芩、牛蒡子、丁香叶、大黄、茵陈等对某些病毒有抑制作用，对病毒引起的上呼吸道感染有治疗作用。

一、阿昔洛韦（Aciclovir）

本品为化学合成的一种抗病毒药，其钠盐供注射用。

1. 其他名称　无环鸟苷，克毒星，Acyclovir，ZOVIRAX。

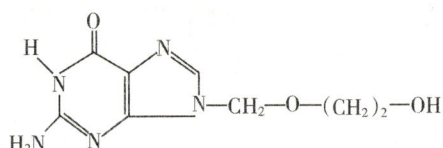

2. ATC 编码　J05AB01。

3. 性状　为白色结晶性粉末，微溶于水（2.5mg/ml）。其钠盐易溶于水（大于 1 ： 100），5% 溶液的 pH 值为 11，pH 值降低时可析出沉淀。

4. 药理学　在体内转化为三磷酸化合物，干扰单纯疱疹病毒 DNA 聚合酶的作用，抑制病毒 DNA 的复制。对细胞的 α - DNA 聚合酶也有抑制作用，但程度较轻。

口服吸收率低（约 15%）。按 5mg/kg 和 10mg/kg 静脉滴注 1h 后，平均稳态血浆药物浓度分别为 9.8μg/ml 和 20.7μg/ml，经 7h 后谷浓度分别为 0.7μg/ml 和 2.3μg/ml。1 岁以上儿童，用量为 250mg/m^2 者其血浆药物浓度变化与成人 5mg/kg 用量者相近，而用量为 500mg/m^2 者与成人 10mg/kg 用量者相近。新生儿（3 月龄以下），每 8h 静脉滴注 10mg/kg，每次滴注持续 1h，其稳态峰浓度为 13.8μg/ml，而谷浓度则为 2.3μg/ml。脑脊液中药物浓度可达血浆浓度的 50%。大部分体内药物以原形自尿排泄，尿中尚有占总量 14% 的代谢物。部分药物随粪排出。正常人的 $t_{1/2}$ 为 2.5h；肌酐清除率每分钟 15 ~ 50ml/1.73m^2 者 $t_{1/2}$ 为 3.5h，无尿者可延长到 19.5h。

5. 适应证　用于防治单纯疱疹病毒 HSV_1 和 HSV_2 的皮肤或黏膜感染，还可用于带状疱疹病毒感染。

6. 用法和用量　口服：1 次 200mg，每 4h1 次或 1 日 1g，分次给予。疗程根据病情不同，短则几天，长者可达半年。肾功能不全者酌情减量。

静脉滴注：1 次用量 5mg/kg，加入输液中，滴注时间为 1h，每 8h1 次，连续 7d。12 岁以下儿童 1 次按 250mg/m^2 用量给予。急性或慢性肾功能不全者不宜用本品静脉滴注，因为滴速过快时可引起肾衰竭。

国内治疗乙型肝炎的用法为 1 次滴注 7.5mg/kg，1 日 2 次，溶于适量输液，维持滴注时间约 2h，连续应用 10 ~ 30d。

治疗生殖器疱疹，1 次 0.2g，1 日 4 次，连用 5 ~ 10d。

7. 不良反应　不良反应有一时性血清肌酐升高、皮疹、荨麻疹，尚有出血、红细胞、白细胞、血小板减少、出汗、血尿、低血压、头痛、恶心等。肝功能异常、黄疸、肝炎等。静脉给药者可见**静脉炎**。阿昔洛韦可引起急性肾衰竭，肾损害患者接受阿昔洛韦治疗时，可造成死亡。

8. 禁忌证　对本品过敏者禁用。

9. 注意

（1）肝、肾功能不全者，脱水者、精神异常者慎用。

（2）对疱疹病毒性脑炎及新生儿疱疹的疗效尚未能肯定。

（3）注射给药，只能缓慢滴注（持续 1 ~ 2h），不可快速推注，不可用于肌肉注射和皮下注射。

（4）应用阿昔洛韦治疗，应摄入充足的水，防止药物沉积于肾小管内。

10. 药物相互作用

（1）与膦甲酸钠联用，能增强本药对 HSV 感染的抑制作用。

（2）与更昔洛韦、膦甲酸、干扰素合用，具有协同或相加作用。

（3）与齐多夫定合用，可引起肾毒性，表现为深度昏迷和疲劳。

（4）并用丙磺舒可使本品的排泄减慢，半衰期延长，体内药物量蓄积。

（5）与肾毒性药物合用可加重肾毒性，特别是肾功能不全者更易发生。

11. 制剂　胶囊剂：每粒 200mg。注射用阿昔洛韦（冻干制剂）：每瓶 500mg（标示量，含钠盐 549mg，折合纯品 500mg）。滴眼液：0.1%。眼膏：3%。霜膏剂：5%。

12. 贮法　密闭，干燥凉暗处保存。

二、更昔洛韦（Ganciclovir）

1. 其他名称　丙氧鸟苷，丽科伟，赛美维，CITOVIRAX，CYMEVENE。

2. ATC 编码　J05AB06。

$$\text{O} \\ \text{HN} \diagdown \quad N \\ \quad \quad \rangle \\ H_2N \diagup N \quad N—CH_2OCH(CH_2OH)_2$$

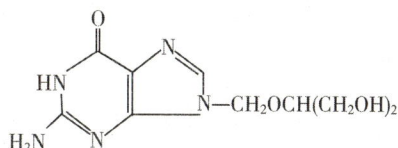

3. 性状　为白色至类白色结晶性粉末，水中溶解度 2.6mg/ml。其钠盐溶解度 >50mg/ml，溶液呈强碱性。

4. 药理学　本品进入细胞后由病毒的激酶诱导生成三磷酸化物，竞争性抑制病毒的 DNA 聚合酶而终止病毒 DNA 链增长。

口服生物利用度约为 5%，食后服用可增至 6% ~9%。日剂量 3g（3 次分服），24h 的 AUC 为 (15.4 ± 4.3)（$\mu g \cdot h$）/ml；C_{max}，为 (1.18 ± 0.36) $\mu g/ml$。5mg/kg 静脉滴注 1h，即时 AUC 达 22.1 （$\mu g \cdot h$）/ml；C_{max} 达 8.27$\mu g/ml$。体内稳态分布容积为(0.74 ± 0.15) L/kg，脑脊液浓度为血浆浓度的 24% ~70%。口服标记药物约有 86% ± 3% 在粪便中和 5% 在尿液中回收。$t_{1/2}$：静脉滴注(3.5 ± 0.9) h；口服给药 (4.8 ± 0.9) h；肾功能不全者半衰期明显延长。

5. 适应证　用于巨细胞病毒感染的治疗和预防，也可适用于单纯疱疹病毒感染。

6. 用法和用量　诱导治疗：静脉滴注 5mg/kg（历时至少 1h），每 12h1 次，连用 14 ~21d（预防用药则为 7 ~14d）。

维持治疗：静脉滴注，5mg/kg，每日 1 次，每周用药 7d；或 6mg/kg，每日 1 次，每周用药 5d。口服，每次 1g，每日 3 次，与食物同服，可根据病情选择用其中之一。

肾功能不全者可依据表 8－6 用药：

表 8－6　肾功能不全用药依据

肌酐清除率（ml/min）	诱导剂量（mg/kg）（静脉滴注）	维持剂量（mg/kg）（静脉滴注）	口服维持剂量（g）
≥70	5.0，每日 2 次	5.0，每日 1 次	或 1 次 1g，每日 3 次
50 ~69	2.5，每日 2 次	2.5，每日 1 次	或 1 次 0.5g，每日 3 次
25 ~49	2.5，每日 1 次	1.25，每日 1 次	或 1 次 0.5g，每日 2 次
10 ~24	1.25，每日 1 次	0.625，每日 1 次	或 1 次 0.5g，每日 1 次
<10	1.25，透析后每周 3 次	0.625，透析后每周 3 次	或一次 0.5g，透析后每周 3 次

输液配制：将 500mg 药物（钠盐），加 10ml 注射用水振摇使其溶解，液体应澄明无色，此溶液在室温时稳定 12h，切勿冷藏。进一步可用 0.9% 氯化钠、5% 葡萄糖、林格或乳酸钠林格等输液稀释至含药量低于 10mg/ml，供静脉滴注 1h。

7. 不良反应　主要不良反应是血常规变化，表现为白细胞下降（粒细胞减少）、血小板减少，用药全程每周测血常规一次。其他不良反应尚有发热、腹痛、腹泻、恶心、呕吐、厌食、稀便、瘙痒、出汗、视觉变化、继发感染等。

8. 禁忌证　对本药和阿昔洛韦过敏者禁用。严重中性粒细胞或血小板减少者禁用。

9. 注意

（1）儿童、妊娠期妇女及哺乳期妇女使用应权衡利弊。

（2）不可肌肉注射，不能快速给药或静脉推注。

（3）用药期间定期监测血常规。

10. 药物相互作用

（1）与齐多夫定或去羟肌苷联合应用，本品 AUC 减少而上述两药的 AUC 则增大。

（2）与丙磺舒联用，本品的肾清除量明显减少。

（3）本品不宜与亚胺培南/西司他汀联用。与有可能抑制骨髓的药物联用可增大本品的毒性。

11. 制剂　胶囊剂：每粒 250mg。注射剂（冻干粉针）：每瓶 500mg。

12. 贮法　避光、密闭，干燥处保存。

三、伐昔洛韦（Valaciclovir）

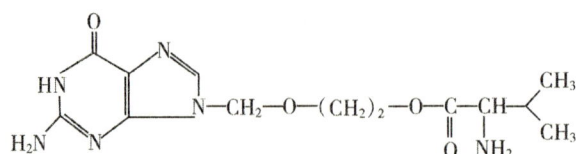

1. 其他名称　万乃洛韦，明竹欣，VALTREX，ZELITREX。

2. ATC 编码　J05AB11。

3. 性状　为白色或类白色粉末，水中溶解度为 174mg/ml（25℃）。

4. 药理学　本品为阿昔洛韦与 L－缬氨酸所成的酯，口服后迅速吸收并在体内几乎完全水解，释出阿昔洛韦而起抗单纯疱疹病毒 HSV_1、HSV_2 和水痘－带状疱疹病毒（VZV）的作用。

口服本品 1g 在体内的生物利用度以阿昔洛韦计为 54.5%±9.1%。其吸收不受食物影响。健康者口服 1g，C_{max} 为（5.65±2.37）μg/ml、AUC 为（19.52±6.04）（μg·h）/ml。本品在体内的蛋白结合率为 13.5%～17.9%，在体内不蓄积，其标记化合物经 96h 在尿液和粪便中分别回收 45.60% 和 47.12%，$t_{1/2}$ 为 2.5～3.3h。

5. 适应证　本品主要应用于治疗带状疱疹，也用于治疗 HSV_1 和 HSV_2 感染。

6. 用法和用量　口服，成人，每日 0.6g，分 2 次服，1 个疗程 7～10d。

7. 不良反应　不良反应与阿昔洛韦类同，但较轻。

8. 禁忌证　对本药和阿昔洛韦过敏者、妊娠期妇女禁用。

9. 注意

（1）儿童慎用，2 岁以下儿童不宜用本品。

（2）脱水、免疫缺陷者慎用。

（3）服药期间宜多饮水，防止阿昔洛韦在肾小管内沉淀。

10. 药物相互作用　同阿昔洛韦。

11. 制剂　片剂：每片 200mg；300mg。

12. 贮法　密封，干燥处保存。

四、泛昔洛韦（Famciclovir）

1. 其他名称　凡乐，罗汀，诺克，Famvir。

2. ATC 编码　J05AB09。

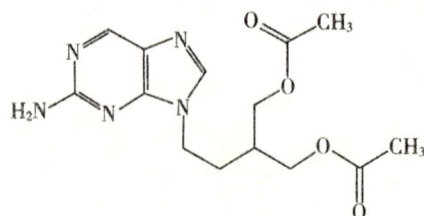

3. 性状　本品为白色薄膜衣片，除去薄膜衣片后显白色。

4. 药理学　本品在体内迅速转化为有抗病毒活性的化合物喷昔洛韦，后者对 I 型单纯疱疹病毒

（HSV－1），Ⅱ型单纯疱疹病毒（HSV－2）以及水痘带状疱疹病毒（VZV）有抑制作用。在细胞培养研究中，喷昔洛韦对下述病毒的抑制作用强弱次序为 HSV－1、HSV－2、VZV。口服在肠壁吸收后迅速去乙酰化和氧化为有活性的喷昔洛韦。生物利用度为75%～77%。口服本品 0.5g 后，得到的喷昔洛韦的峰浓度（C_{max}）为（3.3±0.8）mg/L，达峰时间为（0.9±0.5）h，血药浓度－时间曲线下面积（AUC）为（8.6±1.9）（mg·h）/L，血消除半衰期（$t_{1/2\beta}$）为（2.3±0.4）h。喷昔洛韦的血浆蛋白结合率小于20%。全血/血浆分配比率接近于1。本品口服后在体内经由醛类氧化酶催化为喷昔洛韦而发生作用，失去活性的代谢物有6－去氧喷昔洛韦、单乙酰喷昔洛韦和6－去氧乙酰喷昔洛韦等，每种都少于服用量的0.5%，血或尿中几乎检测不到泛昔洛韦，主要以喷昔洛韦和6－去氧喷昔洛韦形式经肾脏排出。

5. 适应证　用于治疗带状疱疹和原发性生殖器疱疹。

6. 用法和用量　口服，成人一次 0.25g，每 8h 1 次。治疗带状疱疹的疗程为 7d，治疗原发性生殖器疱疹的疗程为 5d。

7. 不良反应　常见不良反应是头痛和恶心，神经系统有头晕、失眠、嗜睡、感觉异常等。消化系统常见腹泻、腹痛、消化不良、厌食、呕吐、便秘、胀气等。全身反应有疲劳、疼痛、发热、寒战等。其他反应有皮疹、皮肤瘙痒、鼻窦炎、咽炎等。

8. 禁忌证　对本品及喷昔洛韦过敏者禁用。

9. 注意

（1）妊娠期妇女、哺乳期妇女一般不推荐使用本品。儿童使用泛昔洛韦的安全性与疗效尚待确定。

（2）肾功能不全患者应注意调整用法与用量。

（3）食物对生物利用度无明显影响。

10. 药物相互作用

（1）本品与丙磺舒或其他由肾小管主动排泄的药物合用时，可能导致血浆中喷昔洛韦浓度升高。

（2）与其他由醛类氧化酶催化代谢的药物可能发生相互作用。

11. 制剂　片剂：每片 125mg；250mg；500mg。

12. 贮法　避光密封，干燥处保存。

五、奥司他韦（Oseltamivir）

1. 其他名称　奥塞米韦，达菲，特敏福，TAMIFLU。

2. ATC 编码　J05AH02。

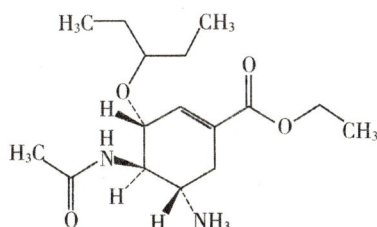

3. 药理学　本品在体内转化为对流感病毒神经氨酸酶具有抑制作用的代谢物，有效地抑制病毒颗粒释放，阻抑甲、乙型流感病毒的传播。

口服后在体内大部分转化为有效活性物，可进入气管、肺泡、鼻黏膜及中耳等部位，并由尿液排泄，少于20%的药物由粪便排泄，$t_{1/2}$ 为 6～10h。

4. 适应证　用于成人和 1 岁及 1 岁以上儿童的甲型和乙型流感治疗（磷酸奥司他韦能够有效治疗甲型和乙型流感，但是乙型流感的临床应用数据尚不多）。用于成人和 13 岁及 13 岁以上青少年的甲型和乙型流感的预防。

5. 用法和用量　成人推荐量，每次 75mg，每日 2 次，共 5d。

肾功能不全者：肌酐清除率<30ml/min 者每日 75mg，共 5d；肌酐清除率<10ml/min 者尚无研究资

料，应用应十分慎重。

6. 不良反应　主要不良反应有呕吐、恶心、失眠、头痛、腹痛，尚有腹泻，头晕、疲乏、鼻塞、咽痛和咳嗽。偶见血尿、嗜酸性粒细胞增多、白细胞计数降低、皮炎、皮疹及血管性水肿等。

7. 禁忌证　对本药过敏者禁用。

8. 注意

（1）妊娠期妇女和哺乳期妇女应用的安全尚未肯定，一般不推荐应用。儿童用量未确定。

（2）在使用该药物治疗期间，应对患者的自我伤害和谵妄事件等异常行为进行密切监测。

（3）1 岁以下儿童使用奥司他韦的效益要大于风险。流感大流行期间，1 岁以下儿童使用奥司他韦的推荐剂量为 2 ~ 3mg/kg。

9. 药物相互作用　在使用减毒活流感疫苗两周内不应服用本品，在服用磷酸奥司他韦后 48h 内不应使用减毒活流感疫苗。

10. 制剂　胶囊剂：每粒 75mg（以游离碱计）。

六、扎那米韦（Zanamivir）

1. 其他名称　依乐韦，乐感清，Relenza。

2. ATC 编码　J05AH01。

3. 性状　本品为白色或灰白色粉末，20℃时水中的溶解度约为 18mg/ml。

4. 药理学　扎那米韦是一种唾液酸衍生物，能抑制流感病毒的神经氨酸苷酶，影响病毒颗粒的聚集和释放。该药能有效抑制 A 型和 B 型流感病毒的复制。

口腔吸入本品 10mg 后，1 ~ 2h 内 4% ~ 17% 的药物被全身吸收，药物峰浓度范围 17 ~ 142ng/ml，药时曲线下面积为 111 ~ 1 364（ng·h）/ml。本品的血浆蛋白结合率低于 10%。药物以原形在 24h 内由肾排出，尚未检测到其代谢物。血清半衰期为 2.5 ~ 5.1h 不等。总消除率为 2.5 ~ 10.9L/h。

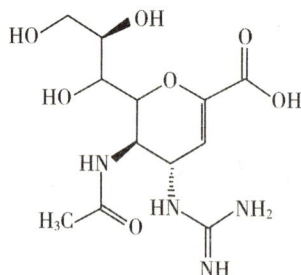

5. 适应证　用于治疗流感病毒感染以及季节性预防社区内 A 和 B 型流感。

6. 用法和用量　成年和 12 岁以上的青少年，每日 2 次，间隔约 12h。每日 10mg，分 2 次吸入，一次 5mg，经口吸入给药。连用 5d。随后数日两次的服药时间应尽可能保持一致，剂量间隔 12h。季节性预防社区内 A 和 B 型流感：成人，10mg，每天 1 次，28d，在流感爆发 5d 内开始治疗。

7. 不良反应　鼻部症状，头痛，头晕，胃肠功能紊乱，咳嗽，感染，皮疹，支气管炎。罕见变态反应，心律不齐，支气管痉挛，呼吸困难，面部水肿，惊厥和昏厥。过敏样反应包括口咽部水肿、严重皮疹和变态反应。如果发生或怀疑发生变态反应，应停用扎那米韦，并采取相应的治疗。

8. 禁忌证　对本药过敏者禁用。

9. 注意

（1）妊娠期妇女和哺乳妇慎用，儿童用量未确定。

（2）慢性呼吸系统疾病患者用药后发生支气管痉挛的风险较高。哮喘/COPD 患者应给予速效性支气管扩张剂，避免用于严重哮喘患者，在使用本药前先吸入支气管扩张剂。如果出现支气管痉挛或呼吸功能减退，应停药。

（3）有报道使用神经氨酸酶抑制剂（包括扎那米韦）的流感患者因发生谵妄和异常行为导致伤害，应密切监测。

10. 药物相互作用 吸入本药前 2 周内及后 48h 内不要接种减毒活流感疫苗。

11. 制剂 扎那米韦吸入粉雾剂：每个泡囊含扎那米韦（5mg）和乳糖（20mg）的混合粉末。

12. 贮法 密闭，室温，干燥处保存。

七、阿巴卡韦（Abacavir）

1. 其他名称 硫酸阿波卡韦，ZIACEN。

2. ATC 编码 J05AF06。

3. 性状 常用其硫酸盐，为白色至类白色固体。溶解度约 77mg/ml（23℃）。

4. 药理学 为核苷酸类抗反转录酶药物。在细胞内转化为有活性的三磷酸化合物而抑制反转录酶，对抗底物 dGTP，并掺入病毒 DNA，而使病毒的延长终止。

口服吸收迅速，片剂的绝对生物利用度约 83%。口服 300mg，每日 2 次时，其血浆血药峰浓度为 (3.0 ± 0.89) μg/ml。食物对药物吸收影响不大。血浆蛋白结合率约 50%，表观分布容积为 0.86L/kg，主要分布于血管外部位。主要由醇脱氢酶代谢为无活性的羧基化合物，对 P450 无抑制作用。大部分由尿、少量由粪（16%）排泄，$t_{1/2}$ 为 1.5~2.0h，静脉注射后的消除率为每小时 0.8L/kg。

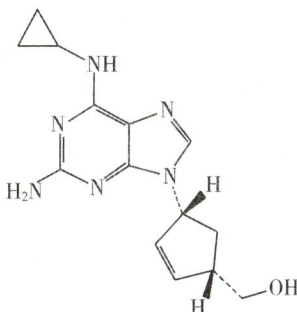

5. 适应证 本品常与其他药物联合用于艾滋病治疗。

6. 用法和用量 与其他抗反转录酶药物合用。成人：一次 300mg，一日 2 次。3 月龄至 16 岁儿童：一次 8mg/kg，一日 2 次。

7. 不良反应 可见变态反应，为多器官全身反应，表现为发热、皮肤瘙痒、乏力、恶心、呕吐、腹泻、腹痛或不适、昏睡、肌痛、关节痛、水肿、气短和感觉异常等，尚可检出淋巴结病黏膜溃疡或皮疹。实验室检查可有氨基转移酶、肌酸磷酸激酶、肌酐升高和淋巴细胞减少。严重者也可伴有肝衰竭、肾衰竭、低血压，甚至死亡。

8. 禁忌证 对本药过敏者禁用。中、重度肝功能损害及终末期肾病患者避免使用。

9. 注意

（1）65 岁以上老年患者慎用。

（2）妊娠期妇女和哺乳期妇女需权衡利弊。

10. 药物相互作用

（1）与乙醇同用可致本品的 AUC 增加 41%、$t_{1/2}$ 延长 26%。

（2）与利巴韦林合用，可致乳酸性酸中毒。

（3）与大多数抗 HIV 药有协同作用。

11. 制剂 片剂：300mg（以盐基计）。口服液：20mg/ml。

八、阿糖腺苷（Vidarabine）

本品为嘌呤核苷，可自链霉菌 Streptomyces antibioticus 的培养液中提取或合成制备。国外产品为本品的混悬液，国内产品为本品的单磷酸酯溶液。

1. 其他名称 Vira - A。

2. ATC 编码 J05AB03。

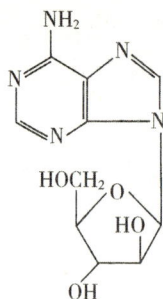

3. 性状　为白色结晶状粉末，极微溶解于水（0.45mg/ml，25℃）。本品单磷酸酯的溶解度为100mg/ml。

4. 药理学　静脉滴注后，在体内迅速去氨成为阿拉伯糖次黄嘌呤，并迅速分布进入一些组织中。按10mg/kg剂量缓慢静脉滴注给药，阿拉伯糖次黄嘌呤的血浆峰值为3～6μg/ml，阿糖腺苷则为0.2～0.4μg/ml。阿拉伯糖次黄嘌呤可透过脑膜，脑脊液与血浆中的浓度比为1∶3。每日用量的41%～53%，主要以阿拉伯糖次黄嘌呤的形式自尿排泄，母体化合物只有1%～3%。肾功能不全者，阿拉伯糖次黄嘌呤在体内蓄积，其血浆浓度可为正常人的几倍。阿拉伯糖次黄嘌呤的平均 $t_{1/2}$ 为3.3h。

5. 适应证　有抗单纯疱疹病毒 HSV_1 和 HSV_2 作用，用以治疗单纯疱疹病毒性脑炎，也用于治疗免疫抑制患者的带状疱疹和水痘感染。但对巨细胞病毒则无效。本品的单磷酸酯有抑制乙肝病毒复制的作用。

6. 用法和用量　单纯疱疹病毒性脑炎：1日量为15mg/kg，按200mg药物、500ml输液（预热至35～40℃）的比率配液，作连续静脉滴注，1个疗程为10d。

带状疱疹：10mg/kg，连用5d，用法同上。

7. 不良反应　消化道反应，如恶心、呕吐、厌食、腹泻等较常见。中枢系统反应，如震颤、眩晕、幻觉、共济失调、精神变态等，偶见。尚有氨基转移酶升高、血胆红素升高、血红蛋白减少、血细胞比容下降、白细胞减少等反应。用量超过规定时，出现的反应较严重。

8. 禁忌证　对本品过敏者、妊娠期妇女及哺乳期妇女禁用。

9. 注意

（1）肝、肾功能不全者慎用。

（2）大量液体伴随本品进入体内，应注意水、电解质平衡。

（3）配得的输液不可冷藏以免析出结晶。

（4）本品不可静脉推注或快速滴注。美国已禁用本药的注射制剂。

10. 药物相互作用

（1）别嘌醇有黄嘌呤氧化酶抑制作用，使阿拉伯糖次黄嘌呤的消除减慢而蓄积，可致较严重的神经系统毒性反应。

（2）与干扰素合用，可加重不良反应。

11. 制剂　注射液（混悬液）：200mg（1ml）；1 000mg（5ml）。加入输液中滴注用。

注射用单磷酸阿糖腺苷：每瓶200mg。

九、利巴韦林（Ribavirin）

1. 其他名称　三氮唑核苷，病毒唑，VIRAZOLE。

2. ATC编码　J05AB04。

3. 性状　为白色结晶性粉末，无臭，无味，溶于水（142mg/ml），微溶于乙醇、氯仿、乙醚等。

4. 药理学　为一种强的单磷酸次黄嘌呤核苷（IMP）脱氢酶抑制剂，抑制IMP，从而阻碍病毒核酸的合成。具广谱抗病毒性能，对多种病毒如呼吸道合胞病毒、流感病毒、单纯疱疹病毒等有抑制作用。对流感（由流感病毒A和B引起）、腺病毒肺炎、甲型肝炎、疱疹、麻疹等有防治作用，但临床评价不一。国内临床已证实对流行性出血热有效，对早期患者疗效明显，有降低病死率，减轻肾损害，降低出血倾向，改善全身症状等作用。

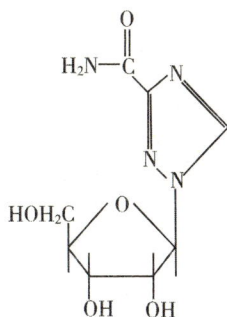

5. 适应证　用于呼吸道合胞病毒引起的病毒性肺炎与支气管炎，皮肤疱疹病毒感染。

6. 用法和用量　口服：1 日 0.8～1.0g，分 3～4 次服用。肌内注射或静脉滴注：1 日 10～15mg/kg，分 2 次。静脉滴注宜缓慢。

用于早期出血热，每日 1g，加入输液 500～1 000ml 中静脉滴注，连续应用 3～5d。

滴鼻：用于防治流感，用 0.5% 溶液（以等渗氯化钠溶液配制），每小时 1 次。

滴眼：治疗疱疹感染，浓度 0.1%，1 日数次。

7. 不良反应　最主要的毒性是溶血性贫血，大剂量应用（包括滴鼻在内）可致心脏损害，对有呼吸道疾患者（慢性阻塞性肺病或哮喘者）可致呼吸困难、胸痛等。全身不良反应有：疲倦、头痛、虚弱、乏力、胸痛、发热、寒战、流感症状等；神经系统症状有眩晕；消化系统症状有食欲减退，胃部不适、恶心、呕吐、轻度腹泻、便秘、消化不良等；肌肉骨骼系统症状有肌肉痛、关节痛；精神系统症状有失眠、情绪化、易激惹、抑郁、注意力障碍、神经质等；呼吸系统症状有呼吸困难、鼻炎等；皮肤附件系统出现脱发、皮疹、瘙痒等。另外，还观察到味觉异常、听力异常表现。

8. 禁忌证　对本品过敏者、妊娠期妇女禁用。禁用于有自身免疫性肝炎患者。

9. 注意

（1）活动性结核患者、严重或不稳定型心脏病不宜使用。

（2）严重贫血患者、肝肾功能异常者慎用。

10. 药物相互作用

（1）利巴韦林可抑制齐多夫定转变成活性型的磷酸齐多夫定，同用时有拮抗作用。

（2）与核苷类似物、去羟肌苷合用，可引发致命或非致命的乳酸性酸中毒。

11. 制剂　片剂：每片 50mg；100mg。颗粒剂：每袋 50mg；100mg。注射液：100mg（1ml）；250mg（2ml）。

12. 贮法　避光、密闭保存。

十、齐多夫定（Zidovudine）

本品为 3′-叠氮-3′-去氧胸腺嘧啶，由人工合成制造。

1. 其他名称　叠氮胸苷，Azidothymidine，AZT。

2. ATC 编码　J05AF01。

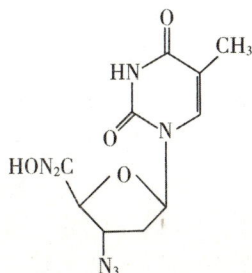

3. 性状　为白色或类白色结晶性粉末，无臭。

4. 药理学　与病毒的 DNA 聚合酶结合，中止 DNA 链的增长，从而阻抑病毒的复制。对人的 α - DNA 聚合酶的影响小而不抑制人体细胞增殖。

口服吸收迅速。服用胶囊，经过首过作用，生物利用度为 52% ~75%。应用 2.5mg/kg 静脉滴注 1h 或口服 5mg/kg 后，血药浓度可达 4 ~6μmol/L（1.1 ~1.6mg/L）；给药后 4h，脑脊液浓度可达血浆浓度的 50% ~60%。V_d = 1.6L/kg，蛋白结合率约 34% ~38%。本品主要在肝脏内葡萄糖醛酸化为非活性物 GAZT。口服 $t_{1/2}$ 为 1h，静脉滴注 $t_{1/2}$ 为 1.1h。约有 14% 药物通过肾小球滤过和肾小管主动渗透排泄入尿；代谢物有 74% 也由尿排出。

5. 适应证　用于治疗获得性免疫缺陷综合征（AIDS）。患者有并发症（卡氏肺囊虫病或其他感染）时尚需应用对症的其他药物联合治疗。

6. 用法和用量　成人常用量：1 次 200mg，每 4h1 次，按时间给药。有贫血的患者：可按 1 次 100mg 给药。

7. 不良反应　有骨髓抑制作用，可引起意外感染、疾病痊愈延缓和牙龈出血等。可改变味觉，引起唇、舌肿胀和口腔溃疡。遇有发生喉痛、发热、寒战、皮肤灰白色、不正常出血、异常疲倦和衰弱等情况。肝功能不全者易引起毒性反应。

8. 禁忌证　对本品过敏者、中性粒细胞计数小于 7.5×10^8/L 或血红蛋白小于 7.5g/dl 者禁用。

9. 注意

（1）骨髓抑制患者、有肝病危险因素者、肌病及肌炎患者长期使用本药时应慎用。

（2）在用药期间要进行定期血液检查。嘱咐患者在使用牙刷、牙签时要防止出血。叶酸和维生素 B_{12} 缺乏者更易引起血常规变化。

（3）进食高脂食物，可降低本药的口服生物利用度。

10. 药物相互作用

（1）对乙酰氨基酚、阿司匹林、苯二氮䓬类、西咪替丁、保泰松、吗啡、磺胺药等都抑制本品的葡萄糖醛酸化，而降低消除率，应避免联用。

（2）与阿昔洛韦（无环鸟苷）联用可引起神经系统毒性，如昏睡、疲劳等。

（3）丙磺舒抑制本品的葡萄糖醛酸化，并减少肾排泄，可引起中毒危险。

11. 制剂　胶囊剂：每粒 100mg。

十一、拉米夫定（Lamivudine）

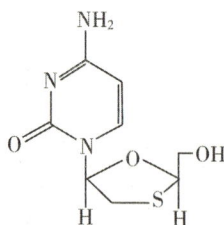

1. 其他名称　贺普丁，雷米夫定，EPIVIR，HEPTOVIR。

2. ATC 编码　J05AF05。

3. 性状　为白色或类白色结晶，2℃ 时水中溶解度约 7%。

4. 药理学　本品可选择性地抑制 HBV 复制。其作用方式通过在肝细胞内转化为活性的拉米夫定三磷酸酯，竞争性地抑制 HBV - DNA 聚合酶，同时终止 DNA 链的延长，从而抑制病毒 DNA 的复制。

口服吸收迅速，1h 血浆药物峰浓度可达 1.1 ~1.5μg/ml，绝对生物利用度为 80% ~85%，食物可延缓本品的吸收，但不影响生物利用度。体内分布广泛，V_d 为 1.3 ~1.5L/kg，血浆蛋白结合率为 35% ~50%，可通过血脑屏障进入脑脊液。口服后 24h 内，约 90% 以原形经肾排泄，5% ~10% 被代谢为反式亚砜代谢产物并从尿中排出。消除半衰期为 5 ~7h，肾功能不全可影响本品的消除，肌酐清除率小于

30ml/min 时应慎用。

5. 适应证　用于乙型肝炎病毒所致的慢性乙型肝炎，与其他抗反转录病毒药联用于治疗人类免疫缺陷病毒感染。

6. 用法和用量　成人：慢性乙型肝炎，1 日 1 次，100mg 口服；HIV 感染，推荐剂量一次 150mg，一日 2 次，或一次 300mg，一日 1 次。

7. 不良反应　常见的不良反应有上呼吸道感染样症状、头痛、恶心、身体不适、腹痛和腹泻、贫血、纯红细胞再生障碍、血小板减少。可出现重症肝炎、高血糖及关节痛、肌痛，皮肤过敏反应等。

8. 禁忌证　对拉米夫定过敏者及妊娠期妇女禁用。

9. 注意

（1）哺乳期妇女慎用，严重肝肿大、乳酸性酸中毒者慎用。

（2）尚无针对 16 岁以下患者的疗效和安全性资料。

（3）肌酐清除率 <30ml/min 的患者不宜使用。

（4）用药期间应定期做肝、肾功能检查及全血细胞计数。

10. 药物相互作用

（1）与齐多夫定合用，可使后者血药浓度增加 13%，血药峰浓度升高约 28%，但生物利用度无显著变化。

（2）不宜与扎西他滨合用，由于本药可抑制扎西他滨在细胞内的磷酸化。

11. 制剂　片剂：每片 100mg；150mg。

12. 贮法　避光、密闭，在 30℃ 以下干燥处保存。

十二、阿德福韦（Adefovir）

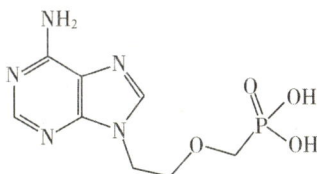

1. 其他名称　阿德福韦酯，贺维力，代丁，HEPSERA，PREVEON。

2. ATC 编码　J05AF08。

3. 性状　为几乎白色的结晶性粉末，熔点大于 250℃，$pKa_1 2.0$，$pKa_2 6.8$。

4. 药理学　本品是单磷酸腺苷的无环磷酸化核苷类似物，在细胞激酶磷酸化作用下形成具有抗病毒活性的阿德福韦二磷酸盐。它通过与自然底物脱氧腺苷三磷酸竞争和整合到病毒 DNA 后引起 DNA 链延长终止两种方式，抑制 HBV–DNA 多聚酶，使病毒的复制受到抑制。有较强的抗 HIV、HBV 及疱疹病毒的作用。

本品口服生物利用度约为 12%，其前体药物阿德福韦酯口服生物利用度约为 59%，分布容积为 0.4L/kg，蛋白结合率约 4%。药物在体内很少经肝脏代谢，主要以原形经肾随尿液排泄。口服阿德福韦酯，24h 后 45% 以阿德福韦原形药物经尿排出。消除半衰期为 7.48h。静脉注射阿德福韦 3mg/kg，24h 后 98% 的原形药物随尿液排出。同样剂量经皮下给药，24h 后 100% 以原形药物尿中排出。

5. 适应证　用于乙型肝炎病毒感染，人类免疫缺陷病毒感染。

6. 用法和用量　成人口服：慢性乙型肝炎，一日 1 次，每次 10mg；HIV 感染，一日 1 次，每次 125mg，1 个疗程 12 周。静脉滴注：HIV 感染，每次 1~3mg/kg，每日 1 次或每周 3 次。每次给药时间不少于 30min。皮下注射剂量同静脉滴注。

7. 不良反应　常见不良反应有轻度血红蛋白升高，疲乏，头痛，胃肠道不适如恶心、腹胀、腹泻以及消化不良等。偶见丙氨酸氨基转移酶、天门冬氨酸氨基转移酶升高。罕见肝衰竭，个别患者停药后出现肝炎严重恶化。有报道患者在用药期间引发肾毒性。此外，还可出现瘙痒、皮疹、咽炎、鼻窦炎及咳嗽加重等反应。

8. 禁忌证　对本品过敏者禁用。

9. 注意

（1）妊娠和哺乳期妇女慎用；儿童用药的安全性尚未确定。

（2）肾功能不全者、先天性肉毒碱缺乏者慎用。

（3）肾功能不全时应调整剂量，肌酐清除率小于 10ml/min，不推荐使用；肌酐清除率 10~20ml/min，每 72h 口服 10mg；肌酐清除率 20~50ml/min，每 48h 口服 10mg。血液透析患者，每隔 7d 口服 10mg。

10. 药物相互作用

（1）与其他可能影响肾功能的药物，如环孢素、他克莫司、氨基苷类药物、万古霉素、非甾体抗炎药等合用，可能引起肾功能损害。

（2）与布洛芬合用，可使本药的口服生物利用度增加。

11. 制剂　阿德福韦酯片（胶囊）：每片（粒）10mg。

12. 贮法　密封，25℃以下干燥处贮存。

十三、恩替卡韦（Entecavir）

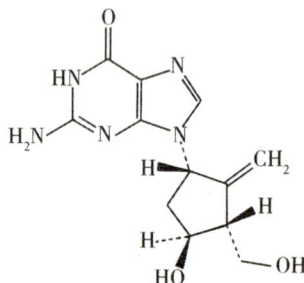

1. 其他名称　博路定，ETV，BARACLUDE。

2. ATC 编码　J05AF10。

3. 药理学　本品为鸟嘌呤核苷类似物，在体内通过磷酸化形成有活性的三磷酸盐，与 HBV 多聚酶竞争细胞内的三磷酸脱氧鸟嘌呤核苷，从而抑制 HBV DNA 的复制。本品对 HBV DNA 的选择性强，对人 DNA 多聚酶选择性弱，影响相对较小。

口服吸收迅速，0.5~1.0h 达到峰浓度。每日 1 次连续给药 6~10d 后达稳态浓度。食物对本品的吸收有影响，应空腹服用。其表观分布容积超过全身体液容积，广泛分布于各组织，可穿透血脑屏障进入脑和脑脊液，也可穿透胎盘进入胎儿体内。动物实验显示，可从大鼠乳汁分泌。血浆蛋白结合率为 13%。27%~38% 通过葡萄糖苷化，生成葡萄糖醛酸苷形式代谢，对细胞色素 P450 酶系统无影响。本品主要以原形药物经肾脏排泄，为口服剂量的 62%~73%，原形药消除半衰期为 128~149h，活性代谢物细胞内半衰期为 15h。

4. 适应证　用于病毒复制活跃，血清转氨酶 ALT 持续升高或肝脏组织学显示有活动性病变的慢性成人乙型肝炎的治疗。

5. 用法和用量　口服，每天 1 次，每次 0.5mg。拉米夫定治疗时发生病毒血症或出现拉米夫定耐药突变的患者，推荐剂量为每天 1 次，每次 1mg。空腹服用。

6. 不良反应　常见的不良反应有头痛、疲劳、眩晕、恶心、呕吐、腹痛、腹泻、嗜睡、失眠、风疹及 ALT 升高。另外，对清蛋白、淀粉酶、肌酐、空腹血糖、血小板及脂酶等实验室指标可能有影响。

7. 禁忌证　对本品过敏者禁用。

8. 注意

（1）目前尚无 16 岁以下患儿使用本品的相关数据。

（2）接受肝移植者、脂肪性肝肿大者、肾功能损害者及乳酸性酸中毒者慎用。

（3）肾功能不全、老年患者，应根据肌酐清除率调整用药剂量。血液透析或腹膜透析的患者，应调整剂量。

（4）用药期间及停止治疗后的几个月内，应严密监测肝功能。

9. 药物相互作用

（1）与阿德福韦、拉米夫定合用，未见明显的药物相互作用。

（2）与其他经肾清除或对肾功能有影响的药物合用，可能影响后两者的血药浓度，应密切监测不良反应。

10. 制剂　片剂：每片 0.5mg。

11. 贮法　密闭、阴凉干燥处保存。

十四、替比夫定（Telbivudine）

1. 其他名称　汰比夫定，素比伏，Sebivo。

2. ATC 编码　J05AF11。

3. 性状　为白色略带极微黄色的粉末，易溶于水，微溶于乙醇。本品片剂中含辅料有：胶态二氧化硅、硬脂酸镁、微晶纤维素、交联聚维酮、羧甲淀粉钠、二氧化钛、聚乙二醇、滑石粉和羟丙甲纤维素。

4. 药理学　替比夫定是一种合成的胸腺嘧啶核苷类似物，可抑制乙型肝炎病毒脱氧核糖核酸（HBV DNA）聚合酶的活性。可被细胞激酶磷酸化，转化为具有活性的三磷酸盐形式，通过与 HBV DNA 聚合酶的天然底物——胸腺嘧啶 – 5′ – 三磷酸盐竞争，抑制该酶活性，导致 HBV DNA 链合成终止，从而抑制 HBV 复制。

口服一次 600mg，血药浓度在给药后 1～4h（中位数 2h）达到峰值为（3.69±1.25）μg/ml，曲线下面积是（26.1±7.2）μg·h/ml，5～7d 后达到稳态，蓄积量约为 1.5 倍，这说明其有效蓄积半衰期大约为 15h。在体外与人血浆蛋白的结合率较低（3.30%），广泛分布于全身各组织内。主要排泄机制为被动扩散，以原形通过尿液排泄。

5. 适应证　用于有病毒复制证据以及有血清转氨酶（ALT 或 AST）持续升高或肝组织活动性病变证据的慢性乙型肝炎成人患者。

6. 用法和用量　成人和青少年（大于等于 16 岁）推荐剂量为 600mg，每日一次口服，餐前或餐后均可，不受进食影响。

7. 不良反应　常见不良反应为虚弱、头痛、腹痛、恶心、（胃肠）气胀、腹泻和消化不良。本品可能造成患者血肌酸激酶升高，部分患者有横纹肌溶解倾向，偶见重症肌无力。

8. 禁忌证　对替比夫定及本品的其他任何成分过敏的患者禁用。

9. 注意

（1）尚无 16 岁以下患儿使用本品的相关数据。

（2）有肌病倾向者、妊娠期妇女及哺乳期妇女慎用。

（3）肾功能不全、老年患者，应根据肌酐消除消除率调整用药剂量。

（4）用药期间及停止治疗后的几个月内，应严密监测肝功能，因为停止乙肝治疗后可能会发生肝炎急性加重。

10. 药物相互作用

（1）替比夫定与可能改变肾功能的药物合用，可能影响替比夫定的血浆浓度。

（2）与聚乙二醇干扰素 α – 2a 合用会增加发生周围神经病变的风险。

（3）有与拉米夫定合用后出现中性粒细胞减少的报道。

11. 制剂　片剂：每片 600mg。

12. 贮法　密闭、阴凉处保存。

十五、聚乙二醇干扰素 α-2a（Peginterferon alfa-2a）

1. 其他名称　派罗欣，PEGASYS。

2. ATC 编码　L03AB11。

3. 药理学　本品为聚乙二醇与重组干扰素 α-2a 结合形成的长效干扰素。干扰素与细胞表面的特异性受体结合，触发细胞内复杂的信号传递途径并迅速激活基因转录，调节多种生物效应，包括抑制感染细胞内的病毒复制，抑制细胞增殖，并具有免疫调节作用。

健康成人单次皮下注射 180μg 后，可在 3~6h 内检测到血药浓度，24~48h 达到峰值的 80%，血药浓度可维持 72~96h。其绝对生物利用度为 84%，与干扰素 α-2a 相似。本品主要分布在血液和细胞外液，肝、肾和骨髓中也有分布，静脉注射后稳态分布容积为 6~14L。与普通干扰素 α-2a 相比，消除率低 100 倍。静脉给药后 $t_{1/2}$ 约为 60h，皮下注射延长至 80h。慢性丙型肝炎患者，每周给药 1 次，连续 5~8 周后，产生蓄积，其血药浓度可达单次给药的 2~3 倍，但 8 周后无进一步蓄积。用药 48 周后血药浓度峰谷比为 1.5~2.0，并可在一周内维持较稳定的水平。

4. 适应证　用于肝硬化代偿期或无肝硬化的慢性乙型或丙型肝炎的治疗。

5. 用法和用量　皮下注射，推荐剂量为一次 180μg，每周 1 次，共用 48 周。发生中度和重度不良反应的患者应调整剂量，初始剂量一般减至 135μg，有些病例需减至 90μg 或 45μg。随不良反应的减轻，逐渐增加或恢复至常规剂量。

6. 不良反应　常见的有疲劳、发热、寒战、疼痛、恶心、腹泻、腹痛、肌痛、关节痛、头痛、头晕、失眠、抑郁、脱发及瘙痒等；偶见呕吐、口干、牙龈出血、口腔溃疡，肌肉痉挛、震颤、乏力、焦虑、嗜睡、多汗、甲状腺功能减退，咽痛、咳嗽、视物不清，皮疹、光敏反应，潮热及流感样症状；罕见肝功能异常、脂肪肝、行为异常、糖尿病、自身免疫现象、消化性溃疡、角膜溃疡、心律不齐、肺炎、肺栓塞、肌炎及脑出血等。

7. 禁忌证　对干扰素 α、大肠杆菌产物或聚乙二醇过敏者、自身免疫性肝炎、严重肝功能不全和严重心脏病史者禁用。

8. 注意

（1）尚无 18 岁以下患者用药安全性和有效性的资料；妊娠和哺乳期妇女应慎用。

（2）患有自身免疫性疾病、牛皮癣、既往有心脏病史、精神病史、结肠炎、胰腺炎、病毒感染性疾病、糖尿病及肾功能不全者慎用。

（3）中性粒细胞低于 0.75×10^9 时，应调整剂量；低于 0.5×10^9 时，应暂时停药，恢复至 1×10^9/L 以上时，可重新治疗，以每次 135μg 剂量开始。血小板计数低于 5×10^{10}/L 时，每次剂量应减至 135μg，当低于 2.5×10^{10}/L 时，应考虑停药。

（4）肝功能不全，ALT 持续升高，剂量应减至每次 135μg，减量后仍升高或伴有胆红素升高，或发生肝功能失代偿时，应考虑停药。

9. 药物相互作用

（1）与茶碱合用，由于抑制细胞色素 P450 1A2 的活性，可能引起茶碱中毒。

（2）与利巴韦林联用治疗慢性丙型肝炎，与拉米夫定联用治疗慢性乙型肝炎。

10. 制剂　注射液：每支 180μg（1ml）；135μg（1ml）。

11. 贮法　避光，在 2~8℃冰箱内存放。

十六、奈韦拉平（Nevirapine）

1. 其他名称　艾极，艾韦宁，维乐命，VIRAMUNE。

2. ATC 编码　J05AG01。

3. 性状　为白色至类白色结晶性粉末。

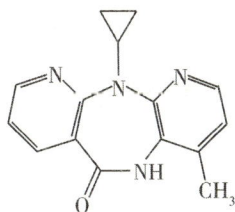

4. 药理学　为非核苷酸抗反转录酶药物。可抑制有关 DNA 聚合酶活性，对人体细胞正常酶无作用。通过与 HIV－1 的反转录酶直接结合，破坏该酶的催化位点来阻断 RNA 依赖和 DNA 依赖的 DNA 聚合酶的活性，从而阻断 HIV 的复制。

口服迅速吸收，绝对生物利用度超过 90%。给药后 2～4h 达血药浓度峰值。体内分布广泛，可通过血－脑脊液屏障及胎盘屏障，可进入乳汁。血浆蛋白结合率 50%～60%。经肝药酶 P450 代谢后，80% 以上的代谢物经尿液排泄，10% 经粪便排泄。消除半衰期平均为 40h。

5. 适应证　常与其他药物联合应用于治疗Ⅰ型 HIV 感染。单独用本品则病毒可迅速产生耐药性。

6. 用法和用量　成人：先导期剂量，每日一次 200mg，用药 14d（以减少皮疹发生）；以后每日 2 次，每次 200mg。儿童：2 个月～8 岁，每日一次 4mg/kg，用药 14d，以后每日 2 次，每次 7mg/kg；8 岁以上者，每日一次 4mg/kg，用药 14d，以后每日 2 次，每次 4mg/kg。所有患者的用量每日不超过 400mg。

7. 不良反应　本品可致严重皮肤反应，包括 Stevens－Johnson 综合征、中毒型表皮坏死，以皮疹为特点的变态反应和器官衰竭，发生时应立即停药。本品尚可致肝坏死。胃肠道反应常见恶心、呕吐、腹痛、腹泻等症状。血液系统有嗜酸性粒细胞增多、粒细胞缺乏的报道。对中枢神经和肌肉骨骼系统也有影响，出现疲劳、头痛、抑郁及肌肉关节痛等症状。

8. 禁忌证　对本药过敏者禁用。

9. 注意

（1）本品主要在肝代谢，并由肾排泄，肝、肾功能低下者慎用。

（2）用药期间应监测肝功能。

10. 药物相互作用

（1）与齐多夫定、去羟肌苷、司他夫定、拉米夫定、沙奎那韦和茚地那韦联用对 HIV－1 具有协同作用。

（2）本品可诱导 P450 3A 代谢酶，可使酮康唑、美沙酮等的血药浓度降低。与利福平类药物合用时应监测血药浓度。

（3）与西咪替丁、大环内酯类药物同用，可明显抑制本药羟化代谢，使本药血药浓度升高。

11. 制剂　片剂（胶囊剂）：每片（粒）200mg。

12. 贮法　密闭、干燥处保存。

十七、司他夫定（Stavudine）

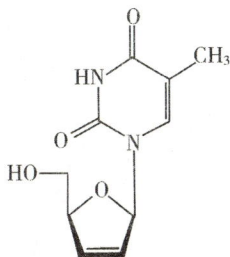

1. 其他名称　司坦夫定，赛瑞特，ZERIT。

2. ATC 编码　J05AF04。

3. 药理学　本品为合成的胸苷类似物，在体内转化为三磷酸司他夫定而抑制 HIV 病毒的反转录酶，从而抑制病毒 DNA 合成。

本品口服吸收迅速，1h 后血药浓度达峰值。成人口服生物利用度（86.4±18.2）%，儿童口服生物利用度为（76.9±31.7%），与血浆蛋白结合很少。其体内代谢尚不明，约有 40% 经肾清除，消除半衰期为 0.9~1.6h，肾功能降低时消除半衰期相应延长。

4. 适应证　用于治疗 I 型 HIV 感染。

5. 用法和用量　成人：体重≥60kg 者，口服一次 40mg，一日 2 次（相隔 12h）；体重<60kg 者，一次 30mg，一日 2 次。儿童：体重≥30kg 者，按成人剂量；体重<30kg 者，一次 1mg/kg，一日 2 次。肾功能低下者，需根据其肌酐清除率调整剂量。

6. 不良反应　部分患者出现外周神经病变，表现为手足麻木、刺痛感。可能发生乳酸性酸中毒、脂肪变性中毒肝肿大（氨基转移酶可不升高）、胰腺炎，联合用药时更易发生。其他不良反应有头痛、失眠、神经炎、焦虑以及腹泻、恶心、呕吐等。可见贫血、白细胞缺乏和血小板减少、肌肉痛、运动无力等。

7. 禁忌证　对本药过敏者禁用。

8. 注意

（1）有外周神经病变危险因素的患者、肝肾功能不全患者、胰腺炎病史患者慎用。

（2）用药期间监测血常规、凝血因子时间、肝肾功能。

（3）治疗中发生如手足麻木刺痛症状，应立即停药。症状消退后可考虑再次用药，如再发生上述症状，则应完全停止用药。

9. 药物相互作用

（1）与去羟肌苷或羟基脲联用时，乳酸酸中毒、胰腺炎及严重脂肪肝发生风险可能增加。

（2）与利巴韦林合用，曾引起致死性或非致死性乳酸酸中毒。

（3）禁止与齐多夫定联用，后者可竞争性抑制本药的细胞内磷酸化，导致本药失效。

10. 制剂　胶囊剂：每粒 20mg；30mg；40mg。

11. 贮法　避光、密闭保存。

十八、利托那韦（Ritonavir）

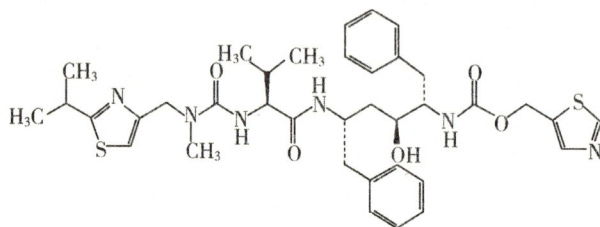

1. 其他名称　利托那韦钠，爱治威，Norvir。

2. ATC 编码　J05AE03。

3. 药理学　本品系合成的 HIV-1 和 HIV-2 蛋白酶抑制药。通过抑制 HIV 蛋白酶，使其不能合成 gag-pol 多蛋白质前体，而生成不具感染性的未成熟的 HIV 颗粒。作用于 HIV 复制的晚期。由于作用的靶酶不同，因此本品与反转录酶抑制药之间无交叉耐药性。

口服吸收良好，动物实验得出其生物利用度 60%~80%。食物可影响其吸收。在禁食和非禁食状态下，口服溶液剂 600mg，达峰时间分别约 2h 和 4h。进食时服用可提高生物利用度 15%。分布容积约 0.4L/kg，蛋白结合率为 98%~99%。主要经肝脏代谢，其主要代谢产物具有抗病毒活性。$t_{1/2}$ 3~4h，儿童的稳态消除率比成人快 1.5 倍。本品主要通过粪便和尿液排泄，分别为 86.4% 和 11.3%。

4. 适应证　单独使用或与其他反转录酶抑制药联合用于治疗 HIV 感染。

5. 用法和用量　口服：成人初始剂量一次 300mg，一日 2 次，之后每 2~3d 每次用量增加 100mg，直至达推荐剂量每次 600mg，一日 2 次。2 岁以上儿童，初始剂量一次 250mg/m²，一日 2 次，之后每

2~3 日每次用量增加 50mg/m²，直至达推荐剂量每次 400mg/m²，一日 2 次。最大剂量不超过每次 600mg，一日 2 次。

6. 不良反应　最常见的不良反应有疲乏、胃肠道症状、神经功能失调等，还可见荨麻疹、轻度皮疹、支气管痉挛和血管神经性水肿等变态反应，也有癫痫发作、体内脂肪重新分布或堆积的报道。

7. 禁忌证　对本品过敏者禁用。

8. 注意

（1）有肝脏疾病或肝功能异常者、A 型和 B 型血友病患者、糖尿病和高血糖症患者及妊娠、哺乳期妇女慎用。

（2）用药期间应监测血常规、肝功能、血脂等指标。

（3）本品对 CYP 3A4 酶和 CYP 2D6 酶有抑制作用。

9. 药物相互作用

（1）与齐多夫定或去羟肌苷合用，可加强抗 HIV－1 的作用。

（2）与氟康唑合用，可使本品生物利用度增加。

（3）本品可使茚地那韦血药浓度升高。

（4）许多药物与本药合用，由于肝药酶抑制作用，可引起毒性作用增强。

10. 制剂　软胶囊：每粒 100mg。

11. 贮法　于 2~8℃保存。

十九、膦甲酸钠（Foscarnet Sodium）

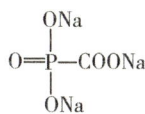

$$O{=}\overset{\displaystyle ONa}{\underset{\displaystyle ONa}{P}}{-}COONa$$

本品为合成的抗病毒药，其同系物膦乙酸钠（Fosfonet Sodium）和膦丙酸钠（Sodium Phosphonopropionate）均具抗病毒活性，以本品为最强。临床应用本品的六水合物。

1. 其他名称　膦甲酸，可耐，PFA。

2. ATC 编码　J05AD01。

3. 药理学　本品为无机焦磷酸盐的有机同系物。在体外有抑制疱疹病毒 DNA 聚合酶的作用，包括细胞肥大病毒、单纯疱疹病毒 HSV₁ 和 HSV₂、人疱疹病毒 HHV－6、EB 病毒（EBV）和水痘带状疱疹病毒（VZV）。

本品的血浆蛋白结合率为 14%~17%。按（57±6）mg/kg 量滴注，每日 3 次，第 1 日 C_{max} 为 573（213~1 305）μmol/L，C_{max} 为 78（33~139）μmol/L。连用 2 周后 C_{max} 变化不大，C_{max} 则为 110（43~148）μmol/L。平均血浆清除率为（130±44）ml/min 或（178±48）ml/min。

4. 适应证　主要用于免疫缺陷者（如艾滋病患者）发生的巨细胞病毒性视网膜炎的治疗，也可用于对阿昔洛韦耐药的免疫缺陷者（如 HIV 感染患者）的皮肤黏膜单纯疱疹病毒感染或带状疱疹病毒感染。

5. 用法和用量　静脉滴注：初始剂量 60mg/kg，每 8h 1 次，至少需 1h 恒速滴入，用 2~3 周；剂量、给药间隔、连续应用时间须根据患者的肾功能与用药耐受程度予以调节。维持量为每日 90~120mg/kg，静脉滴注 2h。

6. 不良反应　可引起多系统的不良反应，较常见的有发热、乏力、寒战、衰弱、不适、疼痛、感染、毒血症；头痛、感觉异常、头昏、肌不随意收缩、感觉减退、神经病、癫痫发作；厌食、恶心、腹泻、呕吐、腹痛；贫血、粒细胞减少、白细胞减少；盐电解质失衡（包括低血钾、低血钙、低血镁、低磷酸盐血症或高磷酸盐血症）；抑郁、精神错乱、焦虑；咳嗽、呼吸困难；皮疹、多汗；肾功能改变；视觉异常等（以上发生率在 5% 以上）。

7. 注意

（1）妊娠期妇女、哺乳期妇女及儿童均应慎用。

（2）肾功能不全者，按肌酐消除消除率减量。

8. 制剂　注射液：每瓶600mg（250ml）；1 200mg（500ml）。

9. 贮法　避光，密闭保存。

二十、去羟肌苷（Didanosine）

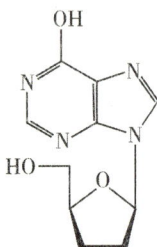

1. 其他名称　DDI，MECAVIR，VIDEX，RONVIR。

2. ATC编码　J05AF02。

3. 性状　为白色结晶性粉末。水中溶解度27.3mg/ml（25℃时pH值为6）。在pH值大于3的溶液中迅速溶解。

4. 药理学　为HIV反转录酶抑制剂，在体内生成三磷酸双脱氧腺苷而起作用，掺入病毒DNA，而使病毒的延长终止。

空腹口服吸收良好，生物利用度成人为42%，儿童为29%。血药浓度达峰时间为0.25~1.50h。饭后服用其血药峰浓度和AUC均下降55%。血浆蛋白结合率低。在体内部分被代谢，自尿液回收约18%。$t_{1/2}$成人约1.5h，儿童约0.8h。

5. 适应证　用于Ⅰ型HIV感染，常与其他抗反转录酶药物联合应用（鸡尾酒疗法）。

6. 用法和用量　成人：体重≥60kg者，一次200mg，一日2次，或一日400mg，一次顿服；体重<60kg者，一次125mg，一日2次，或一日250mg，一次顿服。儿童：120mg/m²，一日2次，或一日250mg，一次顿服。肾功能低下者应按肌酐清除率调节剂量。饭前30min服，片剂应充分咀嚼或溶于1小杯水中，搅拌混匀后服用。

7. 不良反应　在推荐剂量或低于推荐剂量时约9%的用药患者发生胰腺炎，约34%的患者出现外周神经病变。此外，约1/3用药者有头痛和腹泻，出现恶心、呕吐、腹痛、失眠、药疹、瘙痒等。患者可呈现忧郁、疼痛、便秘、口炎、味觉障碍、肌痛、关节炎、肝酶异常以及乳酸性酸中毒、脂肪变性、视网膜病变、视神经炎等。

8. 禁忌证　对本品过敏者禁用。

9. 注意

（1）确诊或可疑胰腺炎、周围神经病变患者、肝肾功能损害者慎用。

（2）苯丙酮尿症患者、摄钠量受限的患者慎用（因片剂中含有苯丙氨酸36.5mg和缓冲剂中含钠1 380mg、含镁8.6mg）。

（3）肝功能低下者用药时应加强监护。

10. 药物相互作用

（1）与利巴韦林合用，可引起乳酸性酸中毒。

（2）与司坦夫定合用，有导致致命性胰腺炎和肝毒性的危险。

（3）与茚地那韦合用，可减少后者的吸收，降低其生物利用度及疗效。

（4）许多药物与本药合用，可引起毒性作用增强，应注意。

11. 制剂　片剂：50mg；100mg。

12. 贮法 密闭，干燥处保存。

二十一、茚地那韦（Indinavir）

1. 其他名称 佳息患，Crixivan。

2. ATC 编码 J05AE02。

3. 性状 本品为硬胶囊剂，内容物为白色或类白色粉末。硫酸茚地那韦易吸湿，极易溶于水和乙醇。

4. 药理学 硫酸茚地那韦是一种人免疫缺陷病毒（HIV）蛋白酶抑制剂。HIV 蛋白酶是在传染性 HIV 中发现的使病毒聚合蛋白前体裂解成单个功能蛋白的一种酶。茚地那韦可与该蛋白酶的活性部位结合并使抑制其活性。这种抑制作用阻断了病毒聚合蛋白裂解，导致不成熟的非传染性病毒颗粒形成。

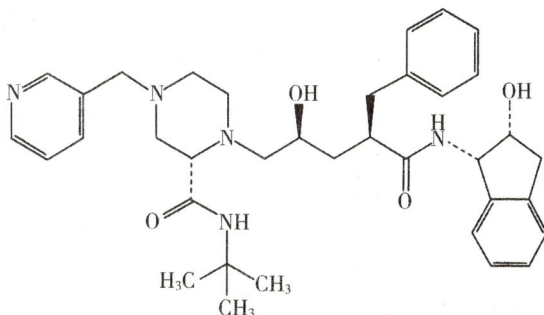

5. 适应证 和其他抗反转录病毒药物联合使用，用于治疗成人及儿童 HIV－1 感染。

6. 用法和用量 推荐的开始剂量为 800mg，每 8h 口服 1 次。与利福布汀联合治疗建议将利福布汀的剂量减半，而本药剂量增加至每 8h1g。与酮康唑合用，本药的剂量应减少至每 8h600mg。肝功能不全患者剂量应减至每 8h600mg。3 岁以上（可口服胶囊的儿童）：本品的推荐剂量为每 8h 口服 500mg/m²。儿童剂量不能超过成人剂量（即每 8h800mg）。

7. 不良反应 可见虚弱、疲劳、眩晕、头痛、感觉迟钝、失眠、味觉异常。胃肠道反应，皮肤干燥、瘙痒、药疹等皮肤过敏反应。肾结石，肝、肾功能异常。血友病患者的自发出血增加，急性溶血性贫血。引起血糖升高或糖尿病加重、血清三酰甘油增高。

8. 禁忌证 对本品过敏者、3 岁以下儿童禁用。

9. 注意

（1）肝功能不全患者、妊娠及哺乳期妇女慎用。

（2）患者应注意摄取足够的水量，建议患者在 24h 期间至少饮用 1.5L 液体。如果出现肾结石的症状和体征，可考虑暂停或中断治疗。如发生急性溶血性贫血，应实施相应的治疗，包括中断使用本药。

（3）本品不可与食物一起服用，宜在餐前 1h 或餐后 2h 用水送服。

10. 药物相互作用

（1）不能与特非那定、西沙比利、阿司咪唑、三唑仑、咪达唑仑、匹莫齐特或麦角衍生物同时服用。本品抑制 CYP3A4 而引起上述药物血浆浓度增高，可能会导致严重的甚至危及生命的不良反应。

（2）如果茚地那韦与去羟肌苷合用，应在空腹时至少间隔 1h 分开服用。

（3）对 CYP3A4 诱导作用弱于利福平的其他药物，如苯巴比妥、苯妥英、卡马西平和地塞米松，与茚地那韦合用时应谨慎，可能降低茚地那韦的血浆浓度。

11. 制剂 茚地那韦胶囊：每粒：200mg。

12. 贮法 遮光、密闭，干燥处保存。

二十二、金刚烷胺（Amantadine）

1. 其他名称 三环癸胺、三环葵胺、盐酸金刚烷胺。

2. ATC 编码 N04BB01。

3. 性状　本品为白色结晶或结晶性粉末；无臭，味苦。本品在水或乙醇中易溶，在氯仿中溶解。

4. 药理学　在临床上能有效地预防和治疗各种 A 型流感病毒的感染。在流感流行期采用本品作预防药，保护率可达 50%～79%，对已发病者，如在 48h 内给药，能有效地治疗由 A 型流感病毒引起的呼吸道症状。金刚烷胺的抗病毒谱较窄，主要用于亚洲 A 型流感的预防，对 B 型流感病毒、风疹病毒、麻疹病毒、流行性腮腺炎病毒及单纯疱疹病毒感染均无效。

口服吸收快而完全，2～4h 血药浓度达峰值，每日服药者在 2～3d 内可达稳态浓度。本品可通过胎盘及血脑屏障。半衰期（$t_{1/2}$）为 11～15h。口服后主要由肾脏排泄，90% 以上以原形经肾随尿排出，部分可被动重吸收，在酸性尿中排泄率增加，少量由乳汁排泄。总消除率（CL）16.5L/h。老年人肾清除率下降。

5. 适应证　用于亚洲 A－Ⅱ型流感感染发热患者。尚用于震颤麻痹。

6. 用法和用量　流感 A 病毒感染：成人：每日 200mg，分 1～2 次服用；儿童：新生儿与 1 岁内婴儿不用；1 岁～9 岁，每日 4.4～8.8mg/kg，1～2 次/d，每日最大剂量不超过 150mg；9 岁～12 岁，100～200mg/d。用于震颤麻痹。

7. 不良反应　用于预防流感时剂量较小，不良反应少见，当用于震颤麻痹时，如剂量较大，能引起眩晕、易激动、失眠、共济失调等不良反应。

8. 禁忌证　对本品过敏者禁用、妊娠期妇女和哺乳妇禁用。

9. 注意

（1）肾功能不全，肝病，癫痫，以及精神患者慎用。

（2）用量过大可致中枢症状。服药期间避免驾车和操纵机器。

10. 药物相互作用

（1）中枢神经兴奋药与本品同用时，可加强中枢神经的兴奋，严重者可引起惊厥或心律失常等不良反应。

（2）本品不宜与乙醇同用，后者会加强中枢神经系统的不良作用，如头昏、头重脚轻、昏厥、精神错乱及循环障碍。

（3）其他抗震颤麻痹药、抗胆碱药、抗组胺药、吩噻嗪类或三环类抗抑郁药与本品合用，可加强阿托品样不良反应，特别在有精神错乱、幻觉及噩梦的患者，需调整这些药物或本品的用量。

11. 制剂　片（胶囊）剂：0.1g。

12. 贮法　密闭，干燥处保存。

（代先慧）

第九节　抗结核药

抗结核病药（tuberculostatic）根据其作用特点分为两类。

对结核杆菌有杀灭作用的药物：链霉素、阿米卡星、异烟肼、利福平、吡嗪酰胺、环丙沙星、左氧氟沙星等。阿米卡星对结核杆菌有较强抗菌活性，与链霉素无交叉耐药，对链霉素耐药者可用阿米卡星代替。异烟肼是抗结核病的老药，耐药率高。吡嗪酰胺对处于酸性环境中生长缓慢的结核杆菌作用最强，并可渗入吞噬细胞和结核杆菌体内，延缓结核杆菌产生耐药性。第三代氟喹诺酮类药物中有不少具有较强的抗结核分枝杆菌活性，对非结核分枝杆菌（鸟胞分枝杆菌复合群除外）亦有作用，氟喹诺酮类药物可渗入巨噬细胞，能较好地发挥细胞内杀菌作用。由于结核分枝杆菌对氟喹诺酮产生自发突变率很低，与其他抗结核药之间无交叉耐药性，这类药物已成为耐药结核病的主要选用对象。

对结核杆菌有抑制作用的药物：乙胺丁醇、对氨基水杨酸钠等均为抑菌剂，与其他抗结核药联用有协同作用且可延缓耐药菌株的产生。

抗结核药物复合制剂一般是两药或三药复合，有杀菌剂与抑菌剂、杀菌剂与增效剂等多种形式。部分复合制剂的药效仅仅是单药累加效应，目的是提高患者的依从性；另一部分则不仅提高了依从性，也起到了增进药物疗效的作用。帕司烟肼是以特殊方法将 INH 与 PAS 分子化学结合，较同剂量 INH 的效果高 5 倍，亦明显高于以物理方式混合的 INH 加 PAS，而且毒性低、耐受性良好、容易服用、耐药发生率低。用于耐药结核病和轻型儿童结核病。

结核病化学治疗的原则：①早期用药，药物易渗入，对药物的敏感性高，用药效果好。②联合用药，3 ~ 4 种药物联合应用，可增强疗效、减轻毒性和耐药性产生。至少联合用药 2 种杀菌剂或未曾用过的敏感抗结核药。③规律用药，严格遵照化疗方案所规定的品种、剂量、给药次数及间隔时间，以保持稳定有效的血药浓度。④用药疗程足够，用药疗程应维持 6 ~ 8 个月，并定期复查，防止复发和耐药。⑤注意用法，抗结核病药物在短时间内达到最高有效浓度比长时间维持低浓度疗效好，因此，可采用每天总量或多日总量一次给药的方法。⑥用药期间定期检查肝、肾功能，及时调整药物或剂量。

一、异烟肼（Isoniazid）

1. 其他名称　雷米封，INH，RIMIFON。

2. 药理学　对结核杆菌有良好的抗菌作用，疗效较好，用量较小，毒性相对较低，易为患者所接受。异烟肼的口服吸收率为 90%；服后 1 ~ 2h 血清药物浓度可达峰；V_d 为（0.61 ±0.11）L/kg，蛋白结合率甚低。本品在体内主要通过乙酰化，同时有部分水解而代谢。由于遗传差异，人群可分为快乙酰化者与慢乙酰化者。他们的半衰期有显著差异，快乙酰化者的平均 $t_{1/2}$ 为 1.1h。慢乙酰化者则为 3h。本品易通过血脑屏障。

3. 适应证　主要用于各型肺结核的进展期、溶解播散期、吸收好转期，尚可用于结核性脑膜炎和其他肺外结核等。本品常需和其他抗结核病药联合应用，以增强疗效和克服耐药菌。此外，对痢疾、百日咳、麦粒肿等也有一定疗效。

4. 用法和用量　口服：成人 1 次 0.3g，1 次顿服；对急性粟粒性肺结核或结核性脑膜炎，1 次 0.2 ~ 0.3g，1 日 3 次。静脉注射或静脉滴注：对较重度浸润结核，肺外活动结核等，1 次 0.3 ~ 0.6g，加 5% 葡萄糖注射液或等渗氯化钠注射液 20 ~ 40ml，缓慢推注；或加入输液 250 ~ 500ml 中静脉滴注。

百日咳：1 日按 10 ~ 15mg/kg，分为 3 次服。

睑腺炎：1 日按 4 ~ 10mg/kg，分为 3 次服。

局部（胸腔内注射治疗局灶性结核等）：一次 50 ~ 200mg。

5. 不良反应　不良反应有胃肠道症状（如食欲不振、恶心、呕吐、腹痛、便秘等）；血液系统症状（贫血、白细胞减少、嗜酸性粒细胞增多，引起血痰、咯血、鼻出血、眼底出血等）；肝损害；过敏（皮疹或其他）；内分泌失调（男子女性化乳房、泌乳、月经不调、阳痿等）；中枢症状（头痛、失眠、疲倦、记忆力减退、精神兴奋、易怒、欣快感、反射亢进、幻觉、抽搐、排尿困难、昏迷等）；周围神经炎（表现为肌肉痉挛、四肢感觉异常、视神经炎、视神经萎缩等）。上述反应大多在大剂量或长期应用时发生。慢乙酰化者较易引起血液系统、内分泌系统和神经精神系统的反应，而快乙酰化者则较易引起肝脏损害。

6. 禁忌证　对本品过敏者、肝功能不全者、精神病患者、癫痫患者禁用。

7. 注意

（1）肝功能不全者、有精神病和癫痫病史者、妊娠期妇女慎用。

（2）维生素 B_6 可防治神经系统反应的发生，每日用量 10 ~ 20mg，分 1 ~ 2 次服，但不应作为一种常规来普遍应用。遇异烟肼急性中毒时，大剂量维生素 B_6 可对抗，并需进行其他对症治疗。

（3）1 日 300mg 1 次顿服或按 1 周 2 次，1 次 0.6 ~ 0.8g 的给药方法可提高疗效并减少不良反应的发生率。

（4）用药期间注意检查肝功能。

8. 药物相互作用

（1）可加强香豆素类抗凝血药、某些抗癫痫药、降压药、抗胆碱药、三环抗抑郁药等的作用，合用时须注意。

（2）与利福平合用，有协同抗结核杆菌作用，肝毒性可能增强。

（3）阿司匹林乙酰化作用较强，可使异烟肼部分乙酰化，减少吸收和排泄，疗效降低。

（4）抗酸药尤其是氢氧化铝可抑制本品的吸收，不宜同服。

9. 制剂　片剂：每片 0.05g；0.1g；0.3g。注射液：每支 0.1g（2ml）。

10. 贮法　遮光、密封保存。

二、对氨基水杨酸钠（Sodium Aminosalicylate）

1. 其他名称　对氨柳酸钠，Sociium Para–aminosalicylate，PAS–Na。

2. ATC 编码　J04AA02。

3. 性状　为白色或类白色结晶或结晶性粉末；无臭，味甜带咸。在水中易溶，在乙醇中略溶，在乙醚中不溶。其 2% 水溶液的 pH 值为 6.5～8.5。游离酸 pKa1.8（–NH$_2$）和 3.6（–COOH）。本品水溶液不稳定，遇热可分解，遇光迅速变色。

4. 药理学　与结核菌的对氨基苯甲酸合成起抑制作用，因而可抑制其生长。口服吸收良好，V$_d$ 为 0.23L/kg。约有 50% 药物在体内乙酰化，80% 药物（包括代谢物）由尿排出。肾功能不全时应注意。t$_{1/2}$ 为 0.5～1.5h。

5. 适应证　本品很少单独应用，常配合异烟肼、链霉素等应用，以增强疗效并避免细菌产生耐药性。也可用于甲状腺功能亢进症。对于甲状腺功能亢进并发结核患者较适用，在用碘剂无效而影响手术时，可短期服本品为手术创造条件。本品尚有较强的降血脂作用。

6. 用法和用量　口服：每次 2～3g，1 日 8～12g，饭后服。小儿每日 200～300mg/kg，分 4 次服。静脉滴注：每日 4～12g（先从小剂量开始），以等渗氯化钠注射液或 5% 葡萄糖液溶解后，配成 3%～4% 浓度滴注。小儿每日 200～300mg/kg。胸腔内注射：每次 10%～20% 溶液 10～20ml（用等渗氯化钠注射液溶解）。甲状腺功能亢进手术前：1 日 8～12g，分 4 次服，同时服用 B 族维生素、维生素 C。服药时间不可过长，以防毒性反应出现。

7. 不良反应　恶心、呕吐、食欲不振、腹泻、腹痛较多见，饭后服或与碳酸氢钠同服可减轻症状。偶见皮疹、剥脱性皮炎、药热、结晶尿、蛋白尿、白细胞减少，男性性欲减低、皮肤干燥、颈前部肿胀、体重加重（甲状腺肿，黏液水肿）；眼或皮肤黄染、肝损害（黄疸、肝炎）；背痛、苍白（溶血性贫血，由于 G6PD 缺乏）；发热、头痛、咽痛、乏力等。

8. 禁忌证　对本品及其他水杨酸类药过敏者禁用。

9. 注意

（1）肝肾功能减退者、充血性心力衰竭、胃溃疡、葡萄糖–6–磷酸脱氢酶（G6PD）缺乏症患者慎用。

（2）氨基水杨酸类可由乳汁中排泄，哺乳期妇女须权衡利弊后选用。

（3）进餐、餐后服用减少对胃的刺激。

（4）静脉滴注一般用于结核性脑膜炎等严重病例，应在避光下（在滴瓶外面用黑纸包上）在 5h 内滴完，变色后不可再用。

10. 药物相互作用

（1）忌与水杨酸类同服，以免胃肠道反应加重及导致胃溃疡。肠溶片可减轻胃肠道反应。

（2）能干扰利福平的吸收，故与之同用时，两者给药时间最好间隔 6～8h。

（3）本品可增强抗凝药（香豆素或茚满二酮衍生物）的作用，因此在用对氨基水杨酸类时或用后，口服抗凝药的剂量应适当调整。

（4）与乙硫异烟胺合用时可增加不良反应。

11. 制剂　片剂：每片 0.5g。注射用对氨基水杨酸钠：每瓶 2g；4g；6g。

12. 贮法　遮光，密封保存。

三、利福平（Rifampicin）

1. **其他名称**　甲哌利福霉素，RIFAMPIN，RFP。

2. **ATC 编码**　J04AB02。

3. **性状**　为鲜红或暗红色结晶性粉末；无臭，无味。在氯仿中易溶，在甲醇中溶解，在水中几乎不溶。其 1% 水混悬液的 pH 值为 4～6.5。本品遇光易变质，水溶液易氧化损失效价。

4. **药理学**　对结核杆菌和其他分枝杆菌（包括麻风杆菌等），在宿主细胞内、外均有明显的杀菌作用。对脑膜炎球菌、流感嗜血杆菌、金黄色葡萄球菌、表皮链球菌、肺炎军团菌等也有一定的抗菌作用。对某些病毒、衣原体也有效。

口服吸收可达 90%～95%，于 1～2h 血药浓度达峰。本品易渗入机体组织、体液（包括脑脊液）中。口服常用剂量后，有效浓度约可维持 6h。V_d 约为 1.6L/kg。在肝中代谢，主要代谢物仍具有抗菌活性。体内药物多自胆汁中排泄，约 1/3 药物由尿排泄，尿中药物浓度可达治疗水平。$t_{1/2}$ 为 2～5h。本品有酶促作用，反复用药后，药物代谢（包括首关效应）加强，约在 2 星期后，$t_{1/2}$ 可缩短为 2h。

5. **适应证**　主要应用于肺结核和其他结核病，也可用于麻风病的治疗。此外也可考虑用于耐甲氧西林金黄色葡萄球菌（MRSA）所致的感染。抗结核治疗时应与其他抗结核药联合应用。

6. **用法和用量**　肺结核及其他结核病：成人，口服，1 次 0.45～0.60g，1 日 1 次，于早饭前服，1 个疗程半年左右；1～12 岁儿童 1 次量为 10mg/kg，1 日 2 次；新生儿 1 次 5mg/kg，1 日 2 次。

其他感染：1 日量 0.6～1.0g，分 2～3 次给予，饭前 1h 服用。

沙眼及结膜炎：用 0.1% 滴眼剂，1 日 4～6 次。治疗沙眼的 1 个疗程为 6 周。

7. **不良反应**　可致恶心、呕吐、食欲不振、腹泻、胃痛、腹胀等胃肠道反应，还可致白细胞减少、血小板减少、嗜酸性粒细胞增多、肝功能受损、脱发、头痛、疲倦、蛋白尿、血尿、肌病、心律失常、低血钙等反应。还可引起多种变态反应，如药物热、皮疹、急性肾衰竭、胰腺炎、剥脱性皮炎和休克等，在某些情况下尚可发生溶血性贫血。

8. **禁忌证**　对本品过敏者、严重肝功能不全者、胆管阻塞者、妊娠早期妇女禁用。

9. **注意**

（1）肝功能不全者、婴儿、3 个月以上妊娠期妇女慎用。

（2）用药期间应检查肝功能。

（3）服药后尿、唾液、汗液等排泄物均可显橘红色。

（4）食物可阻碍本品吸收，宜空腹服药。

10. **药物相互作用**

（1）与异烟肼联合使用，对结核杆菌有协同的抗菌作用。但肝毒性也加强，应加以注意。与对氨基水杨酸钠合用也可加强肝毒性。

（2）与乙胺丁醇合用有加强视力损害的可能。

（3）有酶促作用，可使双香豆素类抗凝血药、口服降糖药、洋地黄类、皮质激素、氨苯砜等药物加速代谢而降效。长期服用本品，可降低口服避孕药的作用而导致避孕失败。

11. **制剂**　片（胶囊）剂：每片（粒）0.15g；0.3g；0.45g；0.6g。口服混悬液：20mg/ml。复方制剂：RIMACTAZIDE（含利福平及异烟肼）；RIMATAZIDE + Z（含利福平、异烟肼及吡嗪酰胺）。

12. **贮法**　密封，在干燥阴暗处保存。

四、利福定（Rifandin）

本品为半合成的利福霉素，利福平分子哌嗪基上的甲基为异丁基取代即为本品（化学结构见利福平项下）。

1. **其他名称**　异丁哌利福霉素。

2. **性状**　为砖红色结晶性粉末，无臭，味微苦，极微溶于水，微溶于甲醇，易溶于氯仿。

3. 药理学　抗菌谱与利福平相似，对结核杆菌、麻风杆菌有良好的抗菌活性，其用量为利福平的 1/3 时，可获得近似或较高的疗效。对金黄色葡萄球菌有良好作用，对部分大肠杆菌也有一定抗菌活性。此外，对沙眼病毒也有抑制作用。

口服吸收良好，2 ~ 4h 血药浓度达峰。体内分布广，以肝脏和胆汁中为最高，其余依次为肾、肺、心、脾，在脑组织中含量甚微。

4. 适应证　用于各型肺结核和其他结核病，包括对多种抗结核药物已产生耐药性患者，亦用于麻风病及敏感菌感染性皮肤病等。

5. 用法和用量　成人每日 150 ~ 200mg，早晨空腹一次服用。儿童按 3 ~ 4mg/kg，一次服用。治疗肺结核病的疗程为半年 ~ 1 年。眼部感染采取局部用药（滴眼剂浓度 0.05%）。

6. 不良反应　对消化道有刺激，可引起恶心、呕吐、腹泻等不良反应。曾有报道称可引起男子乳房女性化。

7. 禁忌证　对本品过敏者禁用。

8. 注意　本品的外文名为 Rifandin。国外，类似名称 Rifadin 系利福平的一种商品名（美国 Merrell Dow 药厂），注意区别。

（1）肝、肾功能不全者、妊娠期妇女应慎用。

（2）用药期间，应定期做血、尿常规和肝、肾功能检查。

（3）治疗肺结核时，应与其他抗结核药物合并使用，以防止耐药菌的产生，并增加疗效。

9. 药物相互作用

（1）与利福平显示交叉耐药性，故本品不适于利福平治疗无效的病例。本品的抗菌作用强，但因复发率较高而趋于少用。

（2）本品与乙胺丁醇、氨硫尿、异烟肼、链霉素、对氨基水杨酸等以及四环素类、磺胺类均有协同作用，而无交叉耐药。

10. 制剂　胶囊：每粒 75mg；150mg。

11. 贮法　避光干燥处保存。

五、利福喷丁（Rifapentine）

本品为半合成的利福霉素类抗生素（化学结构见利福平项下）。

1. 其他名称　环戊哌利福霉素，环戊去甲利福平，明佳欣，利福喷汀。

2. ATC 编码　J04AB05。

3. 性状　为砖红色或暗红色结晶性粉末，无臭，无味，在氯仿或甲醇中易溶，乙醇或丙酮中略溶，乙醚或水中几不溶。

4. 药理学　抗菌谱性质与利福平相同，对结核杆菌、麻风杆菌、金黄色葡萄球菌、某些病毒、衣原体等微生物有抗菌作用，其抗结核杆菌的作用比利福平强 2 ~ 10 倍。

空腹一次服本品（细晶）400mg，血药峰浓度约为 16.8μg/ml；在 4 ~ 12h 间可保持 15.35 ~ 16.89μg/ml.；48h 尚有 5.4μg/ml。尿药浓度，在 12 ~ 24h 间为 16.52 ~ 37.98μg/ml。体内分布，以肺、肝、肾脏中较多，在骨组织和脑组织中也有相当浓度。本品主要以原形及代谢物形式自粪便排泄。$t_{1/2}$ 平均为 18h。

5. 适应证　主要用于治疗结核病（常与其他抗结核药联合应用）。

6. 用法和用量　1 次 600mg，每周只用 1 次（其作用约相当于利福平 600mg，每日 1 次）。必要时可按上量，每周 2 次。

7. 不良反应　本品不良反应比利福平轻微，少数病例可出现白细胞、血小板减少；丙氨酸氨基转移酶升高；皮疹、头昏、失眠等。胃肠道反应较少，与其他利福霉素有交叉过敏反应。

8. 禁忌证　对本品过敏者、肝功能严重不全、黄疸患者及妊娠期妇女禁用。

9. 注意

（1）酒精中毒、肝功能损害者慎用。

（2）必须空腹给药，饱食后服药或并用制酸药，则其生物利用度明显降低。

（3）本品粗晶的生物利用度低（仅为细晶的 1/4 ~ 1/3）。

（4）服用本品后，大小便、唾液、痰液、泪液等可呈橙红色。

10. 药物相互作用

（1）服药期间饮酒，可导致肝毒性增加。

（2）对氨基水杨酸盐可影响本品的吸收，导致其血药浓度减低，如必须联合应用时，两者服用间隔至少 6h。

（3）苯巴比妥类药可能会影响本品的吸收，不宜与本品同时服用。

（4）本品与口服抗凝药同时应用时会降低后者的抗凝效果。

（5）本品与异烟肼合用可致肝毒性发生危险增加，尤其是原有肝功能损害者和异烟肼快乙酰化患者。

（6）本品与乙硫异烟胺合用可加重其不良反应。

11. 制剂　片（胶囊）剂：每片（粒）150mg；300mg。

12. 贮法　密封、避光干燥处保存。

六、利福霉素钠（Rifamycin Sodium）

本品系从地中海链霉菌（Streptomyces mediterranei）产生的利福霉素 B 经转化而得的一种半合成利福霉素类抗生素。

1. 其他名称　利福霉素 SV。

2. ATC 编码　J04AB03。

3. 性状　为砖红色粉末，几无臭，味微苦。溶解于水，易溶于无水乙醇、甲醇、丙酮中，溶于氯仿，几不溶于乙醚。5% 水溶液的 pH 值为 6.5 ~ 7.5。本品遇光易分解变色。

4. 药理学　对金黄色葡萄球菌（包括耐青霉素和耐新青霉素株）、结核杆菌有较强的抗菌作用。对常见革兰阴性菌的作用弱。口服吸收差。注射后体内分布以肝脏和胆汁内为最高，在肾、肺、心、脾中也可达治疗浓度。与其他类抗生素或抗结核药之间未发现交叉耐药性。

5. 适应证　用于不能口服用药的结核患者和耐甲氧西林金黄色葡萄球菌（MRSA）感染，以及难治性军团菌病。

6. 用法和用量　肌肉注射：成人 1 次 250mg，每 8 ~ 12h 1 次。静脉注射（缓慢注射）：1 次 500mg，1 日 2 ~ 3 次；小儿 1 日量 10 ~ 30mg/kg。此外亦可稀释至一定浓度局部应用或雾化吸入。重症患者宜先静脉滴注，待病情好转后改肌肉注射。用于治疗肾盂肾炎时，每日剂量在 750mg 以上。对于严重感染，开始剂量可酌增到 1 日 1 000mg。

7. 不良反应　本品的不良反应参见利福平。肌肉注射可引起局部疼痛，有时可引起硬结、肿块。静脉注射后可出现巩膜或皮肤黄染。本品偶引起耳鸣、听力下降。

8. 禁忌证　对本品过敏者、有肝病或肝损害者禁用。

9. 注意

（1）妊娠期妇女及哺乳期妇女慎用。

（2）肝功能不全、胆管梗阻、慢性酒精中毒者应用本品应适当减量。

（3）本品不宜与其他药物混合使用，以免药物析出。

（4）用药期间应监测肝功能。用药后患者尿液呈红色，属于正常现象。

（5）静脉滴注速度宜缓慢，每次静脉滴注时间应在 1h 以上。

10. 药物相互作用

（1）与 β - 内酰胺类抗生素合用对金黄色葡萄球菌（包括耐甲氧西林金黄色葡萄球菌）、铜绿假单胞菌具有协同作用。

（2）与氨基苷类抗生素合用时具协同作用。

11. 制剂　注射用利福霉素钠：每瓶 250mg。注射液：每支 0.25g（5ml）（供静脉滴注用）；0.125g（2ml）（供肌肉注射用）。

12. 贮法　遮光，保存于阴暗干燥处。

七、链霉素

本品由灰色链霉菌（Streptomyces griseus）所产生。

1. 其他名称　硫酸链霉素。

2. ATC 编码　J01GA01。

3. 性状　常用其硫酸盐，为白色或类白色粉末；无臭或几无臭，味略苦；有引湿性。在水中易溶，在乙醇或氯仿中不溶。其 20% 水溶液的 pH 值为 4.5～7.0。水溶液较稳定；遇强酸、强碱、脲或其他羰基化合物、半胱氨酸或其他巯基化合物易灭活。

4. 药理学　对布氏杆菌、土拉伦杆菌、鼠疫杆菌、小螺菌、肉芽肿荚膜杆菌、结核杆菌等有良好的抗菌作用。虽然一些肠道需氧革兰阴性杆菌，如沙门菌、痢疾杆菌、克雷伯杆菌、大肠杆菌、肠杆菌属等也包括在本品的抗菌谱中，但由于耐药菌株广泛存在而不能应用于这些微生物感染疾病。

肌肉注射 0.5g 或 1g 后，30min 血药浓度达高峰，分别为 15～20μg/ml 或 30～40μg/ml。有效血药浓度约可维持 12h。本品的蛋白结合率约为 35%，是氨基苷类中最高者。注射后 24h 内，有 30%～90% 的药物自尿中原形排出。本品的半衰期随年龄而延长，青年人 $t_{1/2}$ 为 2～3h，40 岁以上者可延长到 9h 或更高。无尿者的 $t_{1/2}$ 为 50～100h。

本品可渗入腹腔和胸腔积液、结核性脓腔，透过胎盘进入羊水和胎儿循环中，但不易透过血脑屏障。

5. 适应证　主要用于结核杆菌感染，也用于布氏杆菌病、鼠疫以及其他敏感菌所致的感染。

6. 用法和用量　口服不吸收，只对肠道感染有效，现已少用。系统治疗需肌内注射，一般应用 1 次 0.5g，1 日 2 次，或 1 次 0.75g，1 日 1 次，1～2 周为 1 个疗程。用于结核病，1 日剂量为 0.75～1.00g，1 次或分成 2 次肌肉注射。儿童一般 1 日 15～25mg/kg，分 2 次给予；结核病治疗则 1 日 20mg/kg，隔日用药。新生儿 1 日 10～20mg/kg。

用于治疗结核病时，常与异烟肼或其他抗结核药联合应用，以避免耐药菌株的产生。

7. 不良反应　血尿、排尿次数减少或尿量减少、食欲减退、口渴等肾毒性症状，少数可产生血液中尿素氮及肌酐值增高。影响前庭功能时可有步履不稳、眩晕等症状；影响听神经出现听力减退、耳鸣、耳部饱满感。部分患者可出现面部或四肢麻木、针刺感等周围神经炎症状。偶可发生视力减退（视神经炎），嗜睡、软弱无力、呼吸困难等神经肌肉阻滞症状。偶可出现皮疹、瘙痒、红肿及过敏性休克。少数患者停药后仍可发生听力减退、耳鸣、耳部饱满感等耳毒性症状。

8. 禁忌证　对链霉素或其他氨基苷类过敏的患者禁用。

9. 注意

（1）肾功能损害、第 8 对脑神经损害、重症肌无力或帕金森病及失水患者应慎用。儿童应慎用，尤其是早产儿和新生儿。

（2）用前应做皮肤试验，与其他氨基苷类交叉过敏。本品皮试的阳性率低，与临床上发生变态反应的符合率也不高，不应过于信赖。

（3）用药期间应定期检查肾功能和听力。

（4）引起过敏性出血性紫癜，应即停药，并给予大量维生素 C 治疗。

10. 药物相互作用

（1）与青霉素类药联用对草绿色链球菌、肠球菌有协同抗菌作用，但不能置于同一容器中，易发生配伍禁忌。

（2）具有肾毒性及耳毒性药物均不宜与本品合用或先后应用，如其他氨基苷类、卷曲霉素、顺铂、依他尼酸、呋塞米或万古霉素（或去甲万古霉素）、头孢噻吩或头孢唑林、多黏菌素类等。

11. 制剂　注射用硫酸链霉素：每瓶0.75g；1g；2g；5g。

12. 贮法　密闭，干燥处保存。

八、乙胺丁醇（Ethambutol）

1. ATC编码　J04AK02。

2. 性状　常用其盐酸盐，为白色结晶性粉末，无臭或几乎无臭，略有引湿性。在水中极易溶解，在乙醇中略溶，在氯仿中极微溶解，在乙醚中几乎不溶。水溶液呈右旋性，对热较稳定。

3. 药理学　对结核杆菌和其他分枝杆菌有较强的抑制作用。口服吸收约80%，血药浓度达峰时间2~4h，蛋白结合率约40%，在体内仅有10%左右的药物代谢成为非活性物，主要经肾排泄。与其他抗结核药间无交叉耐药性，但结核杆菌对本品也可缓慢产生耐药性。

4. 适应证　为二线抗结核药，可用于经其他抗结核药治疗无效的病例，应与其他抗结核药联合应用。以增强疗效并延缓细菌耐药性的产生。

5. 用法和用量　结核初治：1日15mg/kg，顿服；或每周3次，每次25~30mg/kg（不超过2.5g）；或每周2次，每次50mg/kg（不超过2.5g）。

结核复治：每次25mg/kg，每日1次顿服，连续60d，继而按每次15mg/kg，每日1次顿服。

非典型分枝杆菌感染：按每次15~25mg/kg，每日1次顿服。

6. 不良反应　多见视力模糊、眼痛、红绿色盲或视力减退、视野缩小（视神经炎每日按体重剂量25mg/kg以上时易发生），视力变化可为单侧或双侧。少见畏寒、关节肿痛（尤其大趾、踝、膝关节）、病变关节表面皮肤发热拉紧感（急性痛风、高尿酸血症）。罕见皮疹、发热、关节痛等变态反应；或麻木、针刺感、烧灼痛或手足软弱无力（周围神经炎）。

7. 禁忌证　对本药过敏者、酒精中毒者、糖尿病已发生眼底病变者、乳幼儿禁用。

8. 注意

（1）痛风、视神经炎、老年人及肾功能减退者慎用。13岁以下儿童尚缺乏应用经验需慎用。

（2）服用本品可使血尿酸浓度测定值增高，干扰检测结果，易引起痛风发作。

（3）治疗期间应检查眼部，视野、视力、红绿鉴别力等，在用药前、疗程中每日检查一次，尤其是疗程长，每日剂量超过15mg/kg的患者。

（4）单用时细菌可迅速产生耐药性，必须与其他抗结核药联合应用。本品用于曾接受抗结核药的患者时，应至少与一种药物合用。

（5）肾功能减退的患者应用时需减量。

9. 药物相互作用

（1）与乙硫异烟胺合用可增加不良反应。

（2）与氢氧化铝同用能减少本品的吸收。

（3）与神经毒性药物合用可增加本品神经毒性，如视神经炎或周围神经炎。

10. 制剂　片剂：每片0.25g。

九、乙硫异烟胺（Ethionamide）

1. 其他名称　硫异烟胺，Amidazine。

2. ATC编码　J04AD03。

3. 性状　亮黄色结晶性粉末，微有硫化物臭和二氧化硫味。几不溶于水，溶于乙醇（1：30）。水混悬液接近中性，遇光变色。

4. 药理学　对结核杆菌有抑菌作用，抗菌活性仅为异烟肼的十分之一。本品口服易吸收，体内分布广，可渗入全身体液（包括脑脊液），在体内全部代谢为无效物。对渗出性及浸润性干酪病变疗效较好。

5. 适应证　单独应用少，常与其他抗结核病药联合应用以增强疗效和避免病菌产生耐药性。

6. 用法和用量　1日量 0.5 ~ 0.8g，一次服用或分次服（以一次服效果为好），必要时也可从小剂量（0.3g/d）开始。

7. 不良反应　服药后有恶心、呕吐、腹痛、腹泻、厌食、胃部不适等症状，多于服药2 ~ 3周后发生，如不能耐受，可酌减剂量或暂停服药，待症状消失后继续服用。少数患者有糙皮病症状、精神抑郁、视力紊乱和头痛、末梢神经炎、经期紊乱、男子乳房女性化、脱发、关节痛、皮疹、痤疮等。20% ~ 30%患者可对肝功能有影响，引起氨基转移酶升高，并可发生黄疸，大剂量可引起体位性低血压。

8. 禁忌证　对本品过敏者、妊娠期妇女和12岁以下儿童禁用。

9. 注意

（1）糖尿病、严重肝功能减退时慎用。肝功能减退的患者应用本品时宜减量。

（2）用药期间每月应测肝功能一次。

（3）对诊断的干扰，可使丙氨酸氨基转移酶、门冬氨酸氨基转移酶测定值增高。

10. 药物相互作用

（1）如合用碳酸氢钠，或服肠溶片，可减轻反应。在发生呕吐时，可同时使用止吐药物。

（2）与环丝氨酸同服可使中枢神经系统反应发生率增加，尤其是全身抽搐症状。应当适当调整剂量，并严密监察中枢神经系统毒性症状。

（3）本品与其他抗结核药合用可能加重其不良反应。

（4）本品为维生素 B_6 拮抗剂，可增加其肾脏排泄。因此，接受乙硫异烟胺治疗的患者，维生素 B_6 的需要量可能增加。

11. 制剂　肠溶片：每片 0.1g。

十、丙硫异烟胺（Protionamide）

1. 其他名称　2 - 丙基硫代异烟酰胺。

2. ATC 编码　J04AD01。

3. 性状　本品为黄色结晶性粉末，特臭。在甲醇、乙醇或丙酮中溶解，乙醚中微溶，水中几乎不溶。熔点为 139 ~ 143℃。

4. 药理学　本品对结核分枝杆菌的作用取决于感染部位的药物浓度，低浓度时仅具有抑菌作用，高浓度具有杀菌作用。本品抑制结核杆菌分枝菌酸的合成。丙硫异烟胺与乙硫异烟胺有部分交叉耐药现象。

口服迅速吸收（80%以上），广泛分布于全身组织体液中，在各种组织中和脑脊液内浓度与同期血药浓度接近。丙硫异烟胺可穿过胎盘屏障。蛋白结合率约10%。服药后 1 ~ 3h 血药浓度可达峰值，有效血药浓度可持续6h，$t_{1/2}$ 约3h。主要在肝内代谢。经肾排泄，1%为原形，5%为有活性代谢物，其余均为无活性代谢产物。

5. 适应证　本品仅对分枝杆菌有效，与其他抗结核药联合用于结核病经一线药物（如链霉素、异烟肼、利福平和乙胺丁醇）治疗无效者。

6. 用法和用量　口服，成人常用量，与其他抗结核药合用，一次 250mg，一日 2 ~ 3 次。小儿常用量，与其他抗结核药合用，一次按体重口服 4 ~ 5mg/kg，一日 3 次。

7. 不良反应　可引起胃肠道反应：恶心、呕吐、食欲不振、腹胀、腹泻。个别病例有抑郁、视力障碍、头痛、周围神经炎、关节痛、皮疹、痤疮。可引起肝损害、转氨酶升高、黄疸，应定期查肝功能。个别病例可引起糖尿、急性风湿痛。妇女可有月经失调，男性乳房增大，大剂量可有体位性低血压，也可引起精神症状。

8. 禁忌证　对本品过敏者、对异烟肼、吡嗪酰胺、烟酸或其他化学结构相近的药物过敏者、妊娠期妇女及哺乳期妇女和 12 岁以下儿童禁用。

9. 注意

（1）糖尿病、严重肝功能减退者慎用。

（2）用药期间应定期测肝功能，出现视力减退或其他视神经炎症状时应立即进行眼部检查。

（3）对诊断的干扰，可使丙氨酸氨基转移酶、门冬氨酸氨基转移酶测定值增高。

10. 药物相互作用 参见乙硫异烟胺。

11. 制剂 丙硫异烟胺肠溶片：每片 0.1g。

12. 贮法 避光、密封保存。

十一、吡嗪酰胺（Pyrazinamide）

1. 其他名称 氨甲酰基吡嗪、吡嗪甲酰胺、异烟酰胺。

2. ATC 编码 J04AK01。

3. 性状 本品为白色或类白色结晶性粉末，无臭或几乎无臭，味微苦。本品在水中略溶，在乙醇中极微溶解。熔点为 188 ~ 192℃。

4. 药理学 本品只对结核杆菌有杀灭作用，对其他细菌无抗菌活性。其抗结核杆菌作用的强弱与环境的 pH 密切相关，pH 值 5.0 ~ 5.5 时，抗菌活性最强。pH 值 7 时抗菌作用明显减弱。本品与其他抗结核药物间无交叉耐药性，单独应用极易产生耐药性。作用机制可能是通过渗入到含结核杆菌的巨噬细胞内，转化为吡嗪酸而发挥抗菌作用。

口服吸收迅速，口服 1g，2h 后血药峰浓度可达 45mg/L，15h 后尚有 10mg/L 左右，顿服后的血药浓度较分次服用可维持较长时间。本品口服后广泛分布至全身组织中，易透过血脑屏障，在肝、肺、脑脊液中的药物浓度与同期血药浓度相近。本品主要在肝内代谢，服药后 24h 内由尿排出 4% ~ 14% 的原形药。本品的血浆蛋白结合率为 50%，半衰期约 9h。

5. 适应证 与其他抗结核药联合用于经一线抗结核药（如链霉素、异烟肼、利福平及乙胺丁醇）治疗无效的结核病。本品仅对分枝杆菌有效。

6. 用法和用量 口服。成人常用量，与其他抗结核药联合，每 6h 按体重 5.00 ~ 8.75mg/kg，或每 8h 按体重 6.7 ~ 11.7mg/kg 给予，最高每日 3g。治疗异烟肼耐药菌感染时可增加至每日 60mg/kg。

7. 不良反应 可引起食欲减退、发热、异常乏力或软弱、眼或皮肤黄染（肝毒性）。少见畏寒、关节肿痛（尤其大趾、髁、膝关节）或病变关节皮肤拉紧发热（急性痛风性关节痛）。用药期间血尿酸增高，可引起急性痛风发作，须进行血清尿酸测定。过敏反应如发热和皮疹，宜停药抗过敏治疗，个别患者对光敏感，皮肤暴露部位呈鲜红棕色，停药后可恢复。偶见贫血、诱发溃疡病发作、排尿困难等。不良反应发生与剂量、疗程有关。

8. 禁忌证 对本品过敏者、妊娠期妇女和 12 岁以下儿童禁用。

9. 注意

（1）糖尿病、痛风或严重肝功能减退者慎用。

（2）用药期间定期检查肝功能。

（3）对诊断的干扰，可使丙氨酸氨基转移酶、门冬氨酸氨基转移酶测定值增高。

10. 药物相互作用

（1）与别嘌醇、秋水仙碱、丙磺舒、磺吡酮合用，吡嗪酰胺可增加血尿酸浓度从而降低上述药物对痛风的疗效。合用时应调整剂量以便控制高尿酸血症和痛风。

（2）与乙硫异烟胺合用时可增强不良反应。与异烟肼、利福平合用有协同作用，并可延缓耐药性的产生。

11. 制剂 吡嗪酰胺肠溶片：每片 0.25g；0.5g。

（黄俊谦）

参考文献

［1］颜青，夏培元，杨帆，吕晓菊．临床药物治疗学－感染性疾病［M］．北京：人民卫生出版社，2017.

［2］杨东亮，唐红．感染性疾病［M］．北京：人民卫生出版社，2016.

［3］倪语星，张祎博，糜琛蓉．医院感染防控与管理［M］．北京：科学出版社，2016.

［4］熊薇，赖晓全，徐敏．医院感染预防与控制指南［M］．北京：科学出版社，2017.

［5］胡必杰，索瑶，陈文森，高晓东．SIFIC医院感染防控用品使用指引［M］．上海：上海科学技术出版社，2014.

［6］孟威宏，侯晓娜．临床医院感染防控与质量管理规范［M］．沈阳：辽宁科学技术出版社，2014.

［7］秦小平．实用医院感染管理指南［M］．北京：人民军医出版社，2014.

［8］张凤云．医院感染管理［M］．北京：中国医药科技出版社，2014.

［9］姜平，姜丽华．传染科临床护理［M］．北京：中国协和医科大学出版社，2016.

［10］王绍锋．感染性疾病护理［M］．北京：科学出版社，2018.

［11］陈吉刚．感染性疾病、皮肤病诊疗技术［M］．北京：科学出版社，2018.

［12］陈永平．感染性疾病学［M］．北京：科学出版社，2017.

［13］贺雄．重点感染性疾病识别与防制［M］．北京：科学出版社，2017.

［14］牟壮博．常见感染性疾病诊疗［M］．北京：人民卫生出版社，2017.

［15］尚秀娟．现代感染性疾病学［M］．长春：吉林科学技术出版社，2017.

［16］陈艳成．感染性疾病学［M］．重庆：重庆大学出版社，2016.

［17］汪能平．医院感染性疾病诊断［M］．北京：人民卫生出版社，2014.

［18］李兰娟，王宇明．感染性疾病学［M］．北京：人民卫生出版社，2015.

［19］汪能平．医院感染性疾病诊断［M］．北京：人民卫生出版社，2016.

［20］赵美清．病毒性肝炎防治［M］．北京：科学出版社，2017.

［21］王家珑，李绍白．肝脏病学［M］．北京：人民卫生出版社，2013.

［22］李兰娟，王宇明．感染性疾病学［M］．北京：人民卫生出版社，2015.

［23］瞿介明．肺部感染疾病鉴别与案例剖析［M］．北京：人民卫生出版社，2016.

［24］王勤英，黄利华．感染性疾病学［M］．北京：中国医药科技出版社，2016.